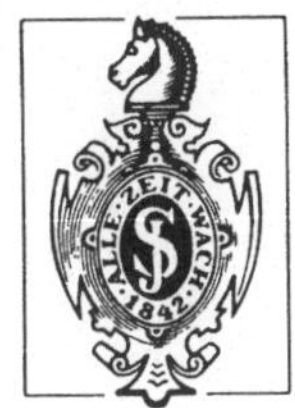

Aktuelle Therapieprinzipien in Kardiologie und Angiologie
Herausgeber: G. Bönner

G. Bönner   E. Fritschka (Hrsg.)

Kalziumantagonisten in Klinik und Praxis

Springer-Verlag

Berlin Heidelberg New York
London Paris Tokyo
Hong Kong Barcelona
Budapest

Reihenherausgeber:
Priv.-Doz. Dr. med. G. Bönner
Klinik II und Poliklinik für
Innere Medizin der Universität Köln
Klinikum Köln-Merheim
Ostmerheimer Straße 200
D-5000 Köln 91

Bandherausgeber:
Priv.-Doz. Dr. med. G. Bönner
Klinik II und Poliklinik für
Innere Medizin der Universität Köln
Klinikum Köln-Merheim
Ostmerheimer Straße 200
D-5000 Köln 91

Priv.-Doz. Dr. med. E. Fritschka
Medizinische Klinik und Poliklinik
Abt. für Nieren- und Hochdruckkrankheiten,
Universitätsklinikum Essen
Hufelandstraße 55
D-4300 Essen 1

ISBN-13:978-3-540-52133-4   e-ISBN-13:978-3-642-75411-1
DOI: 10.1007/978-3-642-75411-1

2119/3140/543210 – Gedruckt auf säurefreiem Papier

Vorwort

Die Kalziumantagonisten haben sich in den letzten Jahren rasch einen Platz in der Behandlung der Hypertonie und der koronaren Herzkrankheit gesichert. Von der Deutschen Liga zur Bekämpfung des hohen Blutdruckes wurden sie in den letzten Therapieempfehlungen als Mittel der ersten Wahl in der Mono- und Kombinationstherapie aufgeführt. Dieser Aufschwung beruht ohne Zweifel auf der sicheren Wirkung der Kalziumantagonisten bei relativ seltenen subjektiven und objektiven Nebenwirkungen, wie es z.B. die Ergebnisse der kürzlich beendeten VERDI-Studie zeigten. Zusätzlich werden seit Auswertung der INTACT-Studie und der DAVIT-II-Studie große Hoffnungen in die sog. protektiven Effekte der Kalziumantagonisten gesetzt. Hierzu zählen die Verzögerung der Atheroskleroseentwicklung (INTACT) ebenso wie die Reduktion der Postinfarkt-Mortalität (DAVIT II).

Das vorliegende Buch soll den Leser über diese neuen Entwicklungen informieren, die neu zugelassenen Kalziumantagonisten vorstellen und die heute gültigen Therapierichtlinien für den Umgang mit Kalziumantagonisten aufzeigen. Zur Schnellinformation im Praxisalltag werden jedem Kapitel die wichtigsten Informationen in einem „Überblick für die Praxis" stichwortartig vorangestellt. Das den Kapiteln jeweils nachgestellte Literaturverzeichnis soll andererseits jedem interessierten Leser eine Vertiefung der Problematik ermöglichen. So hoffen die Herausgeber, einen breiten Kreis von Kollegen anzusprechen und ausreichend Information und eventuell auch ein wenig Hilfe für den täglichen Umgang mit Kalziumantagonisten anzubieten.

Köln, im Mai 1991

Gerd Bönner
Emanuel Fritschka

Inhaltsverzeichnis

Autorenverzeichnis

Bönner, G., Priv.-Doz. Dr. med.
  Klinik II und Poliklinik für Innere Medizin
  der Universität Köln, Klinikum Köln-Merheim
  Ostmerheimer Straße 200, 5000 Köln 91

Claus, M., Dr. med.
  Medizinische Klinik und Poliklinik,
  Abt. für Nieren- und Hochdruckkrankheiten, Universitätsklinikum Essen,
  Hufelandstraße 55, 4300 Essen 1

Fritschka, E., Priv.-Doz. Dr. med.
  Medizinische Klinik und Poliklinik,
  Abt. für Nieren- und Hochdruckkrankheiten, Universitätsklinikum Essen,
  Hufelandstraße 55, 4300 Essen 1

Haller, H., Dr. med.
  Medizinische Klinik, Klinikum Steglitz,
  Hindenburgdamm 30, 1000 Berlin 45

Kiowski, W., Priv.-Doz. Dr. med.
  Department für innere Medizin, Abt. für experimentelle Forschung,
  Kantonshospital Basel,
  Petersgraben 4, CH-4031 Basel

Philipp, Th., Prof. Dr. med.
  Medizinische Klinik und Poliklinik,
  Abt. für Nieren- und Hochdruckkrankheiten, Universitätsklinikum Essen,
  Hufelandstraße 55, 4300 Essen 1

Wehr, M., Prof. Dr. med.
  Medizinische Klinik und Poliklinik,
  Abt. für Kardiologie, Universitätsklinikum Essen,
  Hufelandstraße 55, 4300 Essen 1

Einführung

G. Bönner

Die Kalziumantagonisten haben in den letzten 3 Jahrzehnten eine rasante Entwicklung durchgemacht und sind heute nicht aus der Therapie der Herz-Kreislauf-Erkrankungen wegzudenken. Obwohl schon um die Jahrhundertwende die Bedeutung des Kalziums für die Herz- und Muskelarbeit beschrieben wurde, sind erst 1960 Prenylamin und 1962 Verapamil als kalziumhemmende Substanzen entdeckt worden. Fleckenstein et al. belegten 1964 erstmals den kalziumantagonistischen Effekt dieser Substanzen. Danach setzte dann eine rasche Entwicklung ein, die bald zur Einführung dieser Substanzen in die Therapie der Hypertonie und der koronaren Herzkrankheit führte. Die Entdeckung des Nifedipins folgte 1969 und die des Diltiazems 1971. Die kardioprotektive Wirkung der Kalziumantagonisten wurde 1968 erstmals von Fleckenstein et al. anhand von experimentellen Daten postuliert. Die Umsetzung dieser Befunde in die Klinik ließ dann lange auf sich warten. Erste Hinweise, daß die in den Tierversuchen beobachtete kardio- bzw. vasoprotektive Wirkung der Kalziumantagonisten auch für den Koronarpatienten von Bedeutung sein kann, ergaben sich aus den Ergebnissen der 1990 abgeschlossenen INTACT-Studie. In dieser Studie traten bei Patienten mit koronarer Eingefäßerkrankung unter der Nifedipintherapie deutlich weniger neue atherosklerotische Plaques in der linken Koronararterie auf als bei den Patienten in der parallel untersuchten Placebogruppe. An diese Ergebnisse knüpft sich nun die Hoffnung, daß mit den Kalziumantagonisten eine Verbesserung in der Therapie der Koronar- und Hypertoniepatienten im Sinne einer besseren Primär- und Sekundärprävention erreicht werden kann. Langfristige Studien werden in den nächsten Jahren aber noch zeigen müssen, ob diese Hoffnungen berechtigt waren und Kalziumantagonisten die Lebensqualität und Lebenserwartung dieser Patienten spürbar verbessern konnten.

Kalziumantagonisten sind charakterisiert durch die Hemmung des langsamen Ca^{2+}-Einstroms in die Zellen über sog. depolarisationsgesteuerte Kalziumkanäle. Ihr pharmakologischer Effekt gleicht letztlich einem intrazellulären Kalziummangel.

Nach den Richtlinien der WHO, publiziert im American Journal of Cardiology 1987, werden die Kalziumantagonisten in selektive Antagonisten (Klasse-A-Antagonisten) und nichtselektive Antagonisten (Klasse-B-Antagonisten) eingeteilt. Jede dieser beiden Klassen von Antagonisten wird in 3 Typen untergliedert. Die Einteilung sieht folgendermaßen aus:

Klasse A, Typ I	(Verapamiltyp): Verapamil, Gallopamil, Tiapamil;
Typ II	(Nifedipintyp): Nifedipin, Nitrendipin, Nisoldipin, Nimodipin, Nicardipin, Felodipin, Isradipin, Amlodipin, Nilvadipin u. a.;
Typ III	(Diltiazemtyp): Diltiazem.
Klasse B, Typ IV	(Flunarizintyp): Flunarizin, Cinnarizin, Lidoflacin;
Typ V	(Prenylamintyp): Prenylamin, Fendilin;
Typ VI	(andere): Perhexilin, Etafenon, Cyclandelat, Caroverin, Bepridil u. a.

Die Klasse-B-Antagonisten haben, bis auf wenige Ausnahmen heute, aufgrund der überragenden Rolle der Klasse-A-Antagonisten erheblich an Bedeutung verloren. Flunarizin wird heute noch gezielt bei zerebralen Durchblutungsstörungen eingesetzt, da es sich aufgrund besonderer Wirkmechanismen (Hemmung des pathologischen, diffusen transmembranösen Ca^{2+}-Einstroms unter Ischämie und Blockade von Histamin-1-Rezeptoren) als vorteilhaft bei zerebraler Ischämie erwiesen hat. Perhexilin und andere Kalziumantagonisten der frühen Periode wurden wegen allzu häufigen bzw. schweren Nebenwirkungen in den letzten Jahren zunehmend weniger bzw. nicht mehr verordnet.

Die Klasse-A-Antagonisten haben heute die dominante Stellung in der Behandlung kardialer und hypertensiver Krankheiten eingenommen. Aus diesem Grund wird dieser Gruppe im weiteren Verlauf das alleinige Augenmerk geschenkt. Alle Vertreter dieser Kalziumantagonistenklasse wirken an der Zellmembran und hemmen den langsamen Ca^{2+}-Einstrom. Nifedipin bindet an der Außenseite der

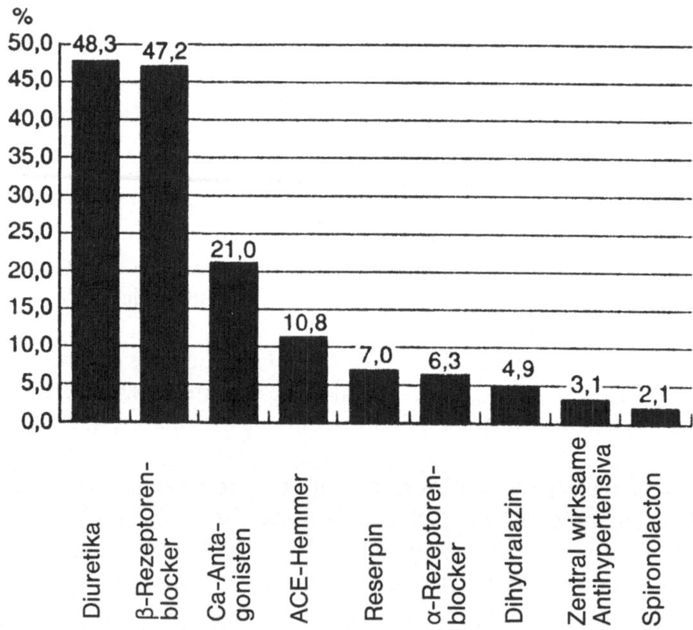

Abb. 1. Prozentuale Verteilung der Verordnungen von Antihypertensiva in einer Praxis bei 286 Hypertonikern eines Kalenderjahres. (Nach Schuback G (1989) Fortschr Med 107:41–45)

Membran und wirkt am geschlossenen Kalziumkanal, somit unabhängig von der Zahl der Depolarisationen. Verapamil, das innen an der Zellmembran bindet, und Diltiazem hemmen hingegen den offenen Kalziumkanal und sind daher in ihrer Wirkung von der Aktivierung der Kanäle bei einer Depolarisation und der Häufigkeit der Depolarisationen (z. B. bei Tachykardie mehr als bei Bradykardie) abhängig. Durch diese leicht differierenden Wirkmechanismen erklären sich im wesentlichen auch die unterschiedlichen klinischen Indikationsgebiete (s. nachfolgende Übersicht) der Klasse-A-Antagonisten sowie deren verschiedene Nebenwirkungsprofile (s. Beitrag Bönner). Ein bedeutendes Indikationsgebiet für alle Kalziumantagonisten, wenn auch mit abgestufter Bedeutung, ist die arterielle Hypertonie. Und gerade hier haben sich die Kalziumantagonisten aufgrund ihres großen Wirkspektrums, ihrer therapeutischen Sicherheit und ihrer vaso- und kardioprotektiven Potenz besonders rasch bewährt und liegen trotz ihrer kurzen Entwicklungsgeschichte heute schon auf Platz 3 der Verordnungen (Abb. 1). Die Hauptindikationen für Kalziumantagonisten der Klasse A (WHO) sind:

Typ I	(Verapamiltyp):	supraventrikuläre Tachykardien,
		Hypertonie,
		hypertrophe obstruktive Kardiomyopathie
		(koronare Herzkrankheit).
Typ II	(Nifedipintyp):	Hypertonie,
		koronare Herzkrankheit,
		Raynaud-Syndrom,
		Migräne.
Typ III	(Diltiazemtyp):	koronare Herzkrankheit,
		(Hypertonie),
		(supraventrikuläre Tachykardien).

Auch in der Behandlung der koronaren Herzkrankheit gehören die Kalziumantagonisten inzwischen zur Standardtherapie, so daß sich in den letzten Jahren eine klassische Trias in der Behandlung der ischämischen Herzkrankheit etabliert hat – Nitrate, Kalziumantagonisten und β-Blocker. Die Wahl der Reihenfolge und der Kombinationen kann individuell für jeden Patienten abgestimmt werden, was besagt, daß die Kalziumantagonisten auch hier, ähnlich wie bei der arteriellen Hypertonie, bereits als Mittel der ersten Wahl anerkannt sind (s. Beitrag Kiowski). Dies gilt sicher ganz besonders für die große Gruppe von Patienten mit Hypertonie und koronarer Herzkrankheit. Welche Kalziumantagonisten hierzu zur Verfügung stehen und wie sie eingesetzt werden können, wird nun in den folgenden Kapiteln besprochen werden. Zuvor folgen aber noch einmal, gewissermaßen als Grundlage, einige Informationen zur Klinik des intrazellulären Kalziumstoffwechsels.

2 Klinik des zellulären Kalziumstoffwechsels
Überblick für die Praxis

1. Bedeutung des zytosolischen Kalziums

Die zytosolische Kalziumkonzentration nimmt eine Schlüsselstellung ein bei der Transformation einer extrazellulären hormonellen Stimulation des Gewebes in eine physiologische Antwort der Zelle. Die Signalvermittlung basiert auf Schwankungen des zytosolischen Kalziums um einen kurzfristig konstant gehaltenen Basalwert. Für diese zelluläre Homöostase ist eine genaue Regulation der intrazellulären Kalziumkonzentration von entscheidender Bedeutung. Für diese Aufgabe stehen verschiedene zelluläre Regulationsmechanismen zur Verfügung wie z. B. die Ca-ATPase oder der Natrium-Kalzium-Austauschmechanismus. Kurzfristige Veränderungen der intrazellulären Konzentration von freien Kalziumionen, d. h. der der zytosolischen Kalziumkonzentration, können von diesen Regulationsmechanismen kompensiert werden. Kommt es jedoch zu ausgeprägteren Veränderungen dieses Gleichgewichts, wie z. B. bei der zellulären Ischämie, oder werden Transportprozesse chronisch gestört, wie z. B. durch eine Reduktion der Aktivität der Ca-ATPase oder eine Steigerung des Natrium-Kalzium-Austauschmechanismus, wie er bei Hypertonie diskutiert wird, kommt es zur akuten Überladung der Zelle mit Kalziumionen oder zu einem chronischen Anstieg der zytosolischen Kalziumkonzentration.

2. Folgen eines erhöhten zytosolischen Kalziums

Der Anstieg der zytosolischen Kalziumkonzentration führt dann zur Aktivierung der nachfolgenden intrazellulären Messengersysteme, v. a. von Calmodulin und der calmodulinabhängigen Proteinkinase sowie der Proteinkinase C. Dies resultiert zuerst in einer Steigerung der zellulären Aktivität, beispielsweise in einer gesteigerten Kontraktilität der glatten Gefäßmuskulatur oder in einer Zunahme der Inotropie am Herzmuskel. Eine zunehmende Aktivierung dieser Prozesse bewirkt dann chronische Veränderungen wie eine zelluläre Hypertrophie, z. B. eine Hypertrophie der glatten Gefäßmuskelzellen und eine Herzhypertrophie, und kann beim Auftreten weiterer hormoneller Stimuli wie Wachstumsfaktoren letztlich auch zur Proliferation der Zellen führen. Auf der zellulären Ebene kann somit die Störung der Kalziumhomöostase ein Bindeglied herstellen zwischen den 3 Risikofaktoren kardiovaskulärer Erkrankungen: Hypertonie, Atherosklerose und Herzhypertrophie. Eine akute Überladung der Zelle mit Kalziumionen, wie sie z. B. bei oder besonders nach akuter Ischämie auftritt, kann zum Zelluntergang und zur Nekrose führen.

3. *Kalziumantagonisten als Therapiemaßnahme*

Das therapeutische Prinzip der Kalziumantagonisten ist es, einen vermehrten Kalziumeinstrom unter pathophysiologischen Bedingungen zu begrenzen. Je ausgeprägter der relative Anteil der kalziumabhängigen Second-messenger-Systeme an der Auslösung der pathologischen zellulären Reaktion ist, desto größer ist die mögliche therapeutische Wirksamkeit der Kalziumantagonisten. Bei der Universalität des Kalzium-messenger-Systems hängt die therapeutische Wirksamkeit der Kalziumantagonisten bei den einzelnen Erkrankungen, neben Affinität und Spezifität, v. a. auch von ihrer Gewebeselektivität ab. Dies gilt in besonderem Maße für die glatten Gefäßmuskelzellen und die Myokardzellen.

Klinik des zellulären Kalziumstoffwechsels

H. Haller

Verteilung der intrazellulären Kalziumionen

Das Kalziumion ist ein universeller intrazellulärer Botenstoff, der in fast allen Zellsystemen als wichtiger „second messenger" dient. Eine große Anzahl von Hormonen, Neurotransmittern, sowie von parakrinen und autokrinen Substanzen erzielt ihre spezifische Wirkung im Erfolgsorgan durch eine Veränderung der intrazellulären Kalziumkonzentration im Zytosol. Die zytosolische Kalziumkonzentration in der Zelle in Ruhe beträgt, je nach Zellart 50–200 nmol/l. Auf der Außenseite der Zellmembran ist die Konzentration an ionisiertem freien Kalzium wesentlich höher und beträgt 1 mmol/l. Damit besteht ein 5000- bis 10000facher Konzentrationsgradient für Kalziumionen über die Plasmamembran der Zelle (Rasmussen 1986a, b).

Unmittelbar nach Stimulation der Zelle steigt die zytosolische Kalziumkonzentration auf Werte um 1 µmol/l an. Untersuchungen an Einzelzellen haben gezeigt, daß dieser rasche Anstieg der Kalziumkonzentration im gesamten Zytosol stattfindet. Dieses initiale Kalziumsignal im Zytosol sinkt rasch, innerhalb von Minuten, ab und wird wieder auf die basalen Werte reguliert. Für diese Gegenregulation verfügt die Zelle über eine ganze Reihe von Kalziumtransportmechanismen, an erster Stelle membrangebundene Kalziumpumpen, wie die energieabhängige Kalzium-ATPase (Ca-ATPase), aber auch gekoppelte Transportsysteme wie der Natrium-Kalzium-Gegentransport (Rasmussen 1986a, b). Diese Transportmechanismen schützen die Zelle auch kontinuierlich gegen eine drohende Kalziumüberladung aus dem Extrazellulärraum. Die intrazelluläre Kalziumhomöostase bewegt sich so immer zwischen der Gefahr einer (toxischen) Kalziumüberladung einerseits und der Verwendung von (kontrollierten) Schwankungen der zytosolischen Kalziumkonzentration als intrazelluläres Signal andererseits. Die Zelle besitzt für diese Aufgabe, über die Kalziumtransportmechanismen der Zellmembran hinaus, verschiedene intrazelluläre Kalziumspeicher, die zur intrazellulären Kalziumhomöostase beitragen.

Abbildung 1 zeigt eine schematische Übersicht der Kalziumtransportmechanismen und der Kalziumkonzentrationen in den verschiedenen Zellorganellen. Die Kalziumkonzentration im Zytosol beträgt, wie schon erwähnt, ungefähr 100–200 nmol/l. Aus Gründen der Einfachheit ist die Kalziumkonzentration im Zytosol einheitlich dargestellt, obwohl zahlreiche Kalziumgradienten bestehen, die durch die intrazellulären Transportprozesse und die Bindung von Kalziumionen an Proteine und Membranen bestehen (Exton 1985). Die für die intrazelluläre Kalziumregulation wichtigen Organellen sind 1) das endoplasmatische Retikulum

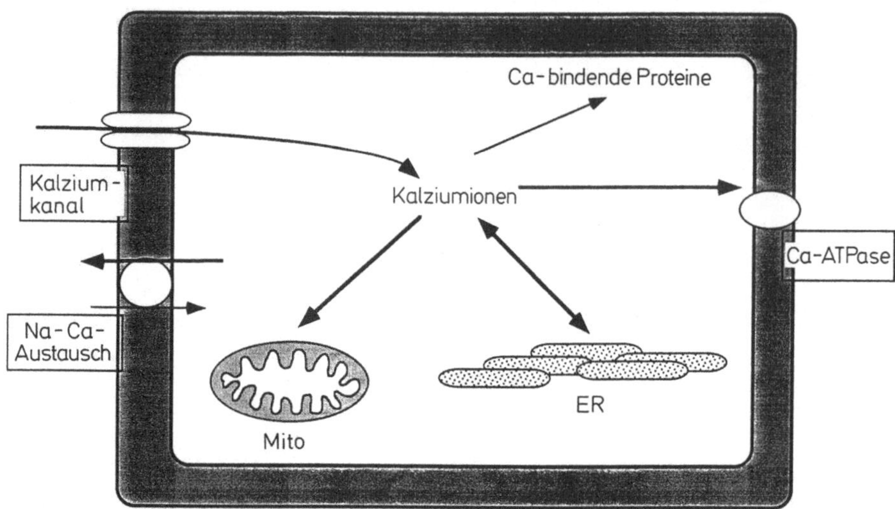

Abb. 1. Schematische Darstellung der intrazellulären Verteilung der Kalziumionen und der wichtigsten Kalziumtransport- und Puffersysteme. Kalziumionen fließen durch rezeptor- und spannungsabhängige Kalziumkanäle in die Zelle ein. Der größte Teil der eingeströmten Kalziumionen wird durch die membrangebundene Ca-ATPase wieder über die Zellmembran in den Extrazellulärraum gepumpt. In Herzmuskelzellen und neuronalen Zellen spielt der Natrium-Kalzium-Gegentransport eine bedeutende Rolle, um intrazelluläre Kalziumionen über die Zellmembran auszutauschen.

Intrazelluläre Kalziumionen werden 1) im endoplasmatischen Retikulum, 2) in den Mitochondrien und 3) durch kalziumbindende Proteine gespeichert und abgepuffert. Zwischen endoplasmatischem Retikulum *(ER)* und Zytosol besteht ein dynamisches Gleichgewicht mit rascher Freisetzung von Kalziumionen nach hormoneller Stimulation und Wiederaufnahme. Ob es sich bei diesem Austausch zwischen ER und Zytosol um einen einzelnen Pool (Kalziosomen) handelt oder ob mehrere endoplasmatische Speicher daran beteiligt sind, ist noch Gegenstand der Diskussion. Fließen zu viele Kalziumionen über einen längeren Zeitraum in das Zytosol, werden diese in den Mitochondrien *(Mito)* gespeichert. Außerdem dienen verschiedene kalziumbindende Proteine zur Speicherung und Pufferung von zytosolischen Kalziumionen

(ER) bzw. die Kalziosomen[1] (Volpe et al. 1988) und 2) die Mitochondrien (Carafoli 1987). Beide dienen zur Aufnahme bzw. Abgabe von Kalziumionen aus dem Zytosol mittels energieabhängiger Transportwege. Die Kalziosomen stellen hauptsächlich eine Quelle zur raschen Ausschüttung von Kalziumionen in das Zytosol nach hormoneller Stimulation der Zelle dar. Kalziumionen werden anschließend ebenfalls rasch wieder aus dem Zytosol in diese Speicher aufgenommen. Rasche Verschiebungen der zytosolischen Kalziumkonzentration erfolgen

---

[1] Die Kalziumkonzentration scheint im endoplasmatischen Retikulum nicht gleichmäßig, sondern kompartimentalisiert zu sein. Diese Kompartments sind von Volpe et al. (1988) charakterisiert und als „Kalziosomen" bezeichnet worden. Wie die Kalziumkonzentration in diesen Kalziosomen reguliert ist und ob diese Inositoltriphosphat binden, ist noch nicht eindeutig geklärt (s. unten). Es scheint außerdem wahrscheinlich, daß unterschiedlich regulierte Speicher innerhalb des ER vorhanden sind.

somit über das ER der Zelle. Die kalziumspeichernde Kapazität des ER ist jedoch begrenzt; dies führt dazu, daß bei einem anhaltenden Einstrom von Kalziumionen in die Zelle es zu einer raschen Erschöpfung seiner Kapazität und zu einer Kalziumüberladung des endoplasmatischen Retikulums kommt. Die Kalziumionen fließen in diesem Fall in die Mitochondrien ab. Diese weisen im Unterschied zum ER eine hohe kalziumspeichernde Kapazität auf (Carafoli 1987). Unter physiologischen Bedingungen tragen diese jedoch nur wenig zur intrazellulären Kalziumregulation bei, da ihre Affinität für Kalziumionen niedrig ist. Nur bei lang anhaltender Nettoaufnahme von Kalziumionen in die Zelle (wie z. B. bei pathologischer Stimulation der Zelle oder während einer Ischämie, s. unten) kommt es zu einer Akkumulation von Kalziumionen in der mitochondrialen Matrix in Form von nichtionisch gebundenem komplexiertem Kalzium. Im Gegensatz zu den Kalziosomen werden Kalziumionen, welche in den Mitochondrien gelagert sind, nicht zur raschen Freisetzung benutzt, sondern langsam wieder aus der Zelle transportiert.

Für den Transport von Kalziumionen über Membranen und um die rasche Verschiebung von Kalziumionen aus dem Zytosol zu gewährleisten, verfügt die Zelle über eine ganze Reihe von Kalziumtransportsystemen (Carafoli 1987). Der wichtigste Mechanismus, welcher bisher in allen Zellen gefunden worden ist, ist die membrangebundene Ca-ATPase. Diese Kalziumpumpe besitzt eine hohe Affinität (K_m < 1µmol) bei niedriger Kapazität für den Kalziumauswärtstransport (Vicenzi et al. 1980). Sie ist in hohen Konzentrationen in den Zellmembranen vorhanden.

Der Natrium-Kalzium-Gegentransport ist v. a. in Neuronen und Herzzellen ein funktionell wichtiger Transportmechanismus zur raschen Verschiebung von Kalziumionen in den Extrazellulärraum (Carafoli 1987). Welche Rolle der Natrium-Kalzium-Gegentransport in der glatten Muskulatur spielt, ist z. Z. noch umstritten. Das endoplasmatische (sarkoplasmatische) Retikulum besitzt ebenfalls eine Ca-ATPase mit einer hohen Affinität für Kalziumionen (K_m = 0,1–1 µmol). Außerdem besitzt das endoplasmatische Retikulum einen separaten Kalziumeffluxmechanismus, der zur raschen Freisetzung von Kalziumionen nach hormoneller Stimulation dient. Diese Freisetzung wird über die Bildung von Inositoltriphosphat (IP_3) reguliert (Berridge 1984).

Die Aufnahme von Kalziumionen in die Mitochondrien erfolgt über einen energieabhängigen Kalzium-H-Ionen-Austausch. Die Affinität dieses Systems für Kalziumionen ist niedrig (K_m = ungefähr 10µmol), so daß es nur bei relativ hohen zytosolischen Kalziumkonzentrationen eine regulatorische Rolle zu spielen scheint (Carafoli 1987).

Alle Zellen besitzen darüber hinaus im Zytosol verschiedenen kalziumbindende Proteine und andere Substanzen, die dazu beitragen, die zytosolische Kalziumkonzentration zu puffern und starke Schwankungen der Kalziumkonzentration zu verhindern.

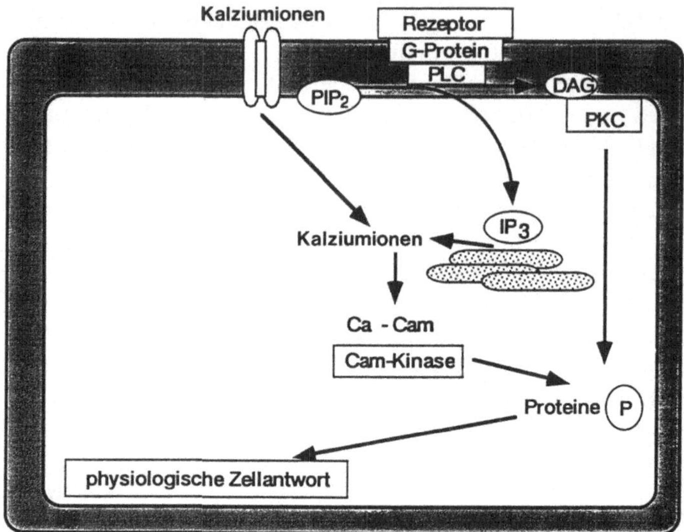

Abb. 2. Kalzium als initialer "second messenger" der Zellaktivierung. Nach der Bindung eines Hormons an seinen spezifischen Rezeptor kommt es über die Aktivierung von G-Proteinen zur Stimulation der Phospholipase C *(PLC)* in der Zellmembran. Dieses Enzym katalysiert die Hydrolyse von Phosphatidylinositolphosphaten und führt zur Spaltung von Phosphatitylinositol-4,5-diphosphat *(PIP₂)* in Diacylglycerin *(DAG)* und Inositoltriphosphat *(IP₃)*. Letztere Substanz vermittelt durch Bindung an das endoplasmatische Retikulum die Freisetzung von Kalziumionen aus intrazellulären Speichern. Die dadurch hervorgerufene Erhöhung der zytosolischen Kalziumkonzentration resultiert in der Aktivierung von Calmodulin *(Cam)* und nachgeschalteten, calmodulinabhängigen Kinasen *(Cam-Kinase)*. DAG stimuliert, zusammen mit Kalziumionen, die Proteinkinase C *(PKC)*. Diese Kinasen führen dann über die Phosphorylierung von Proteinen *(P)* zur physiologischen Zellantwort, d. h. zu Sekretion, Kontraktion und Proliferation

Regulation der intrazellulären Kalziumkonzentration

Intrazelluläre Kalziumfreisetzung und Kalziumeinstrom

Alle Agonisten, die ihre zelluläre Wirkung über eine intrazelluläre Erhöhung der Kalziumkonzentration entfalten, führen dies

1. durch die Freisetzung von Kalziumionen aus intrazellulären Speichern, d. h. aus dem endoplasmatischen Retikulum, und
2. durch die Öffnung von Kalziumkanälen der Plasmamembran herbei.

Nach der Bindung eines Hormons an seinen Rezeptor kommt es über die Wirkung von rezeptorgekoppelten G-Proteinen zur Aktivierung einer Phospholipase in der Zellmembran (Abb. 2). Diese Phospholipase C (PLC) hydrolysiert die Spaltung von Inositolphosphaten. Aus Phosphatidylinositol-4,5-diphosphat (PIP₂) wird durch die Wirkung der Phospholipase C (PLC) rasch Inositoltriphosphat (IP₃) gebildet. Dieses diffundiert in Zytosol und setzt innerhalb von Sekunden Kalziumionen aus dem ER in das Zytosol frei (Berridge 1984). Die genaue Lokalisation des IP$_3$-sensitiven Kalziumspeichers in der Zelle ist noch unklar. Es handelt sich entweder um einen Teil des endoplasmatischen Retikulums selbst oder um die sog. Kalziosomen, die eng mit dem endoplasmatischen Retikulum assoziiert scheinen (Volpe et al. 1988). IP$_3$ selbst wirkt durch Bindung an einen spezifischen Rezeptor, welcher einen Kalziumkanal im endoplasmatischen Retikulum öffnet (Berridge 1984). Die Freisetzung von Kalziumionen kann außerdem, wie in Skelettmuskel- und Herzmuskelzellen, durch elektrische Kopplung des sarkoplasmatischen Retikulums an die Depolarisation der Plasmamembran erfolgen (Ikemoto et al. 1984).

Die zweite Quelle, die für den Anstieg der zytosolischen Kalziumkonzentration verantwortlich ist, ist der Einstrom von Kalziumionen aus dem Extrazellulärraum. Extrazelluläre Kalziumionen fließen entweder über spannungsabhängige und/ oder sog. rezeptoroperierte Kalziumkanäle in die Zelle ein (Hofmann et al. 1987). Spannungsabhängige Kalziumkanäle zeigen, je nach Zelltyp und Agonist, eine Reihe verschiedener Antworttypen. In neuronalen Zellen z. B. führt eine sehr kurze Membrandepolarisierung zu einer transienten Öffnung des spannungsab- hängigen Kalziumkanals, und der darauffolgende rasche Kalziumeinstrom verur- sacht eine kurzzeitige Aktivierung der Zelle mit Freisetzung von Transmittersub- stanz. In den Glomerulosazellen der Nebenniere hingegen kann die durch eine Hyperkaliämie verursachte Membrandepolarisation zu einer längerdauernden Öffnung des Kalziumkanals führen (Rasmussen 1989). Im Falle der Wirkung von Glukose auf β-Zellen des Pankreas kommt es zu einer Regenerierung des Kalzium- stromes durch einen anderen Typ von spannungsabhängigem Kalziumkanal (Ras- mussen 1989).

Obwohl eine ganze Reihe von Agonisten durch rezeptoroperierte Kalziumka- näle ihre Wirkung ausübt, sind unsere Kenntnisse über diesen Kanaltyp (bzw. diese Kanaltypen) begrenzt. Entsprechend ihrer Definition öffnen sich diese Kanäle nach der Bindung des Agonisten an den Rezeptor, ohne daß eine Verände- rung des Membranpotentials und/oder eine Aktivierung der Phospholipase C stattfindet. In glatten Muskelzellen ist ein rezeptoroperierter Kanal beschrieben worden, der in direkter Verbindung mit dem Rezeptor zu stehen scheint und ohne Zwischenschaltung von anderen Mechanismen nach der Rezeptorbindung des Hormons geöffnet wird (Benham 1987). Andere rezeptoroperierte Kalziumka- näle scheinen möglicherweise durch an den Rezeptor gekoppelte G-Proteine reguliert zu werden. In Herzmuskelzellen stimuliert das sog. G$_S$-Protein die Akti- vität eines rezeptorgekoppelten Kalziumkanals. In Nebennierenzellen beeinflußt Angiotensin II einen langsam inaktivierenden Kalziumstrom ohne Membranpo- tentialveränderungen, und in GH$_3$-Hypophysenzellen beeinflußt GRH ebenfalls direkt einen Kalziumkanal vom „L-Typ" (Hofmann et al. 1987). Die Beziehung zwischen den G-Proteinen und dem Kalziumkanal stellt sich zum jetzigen Zeit- punkt so dar, daß die Untereinheit G$_0$ eine inhibitorische Wirkung auf spannungs- unabhängige Kalziumkanäle ausübt, während G$_I$ oder G$_S$ eine stimulierende Rolle zu spielen scheinen.

Die Kalziumkanäle können außerdem durch Phosphorylierung reguliert wer- den (Reuter 1987). Eine wichtige Rolle scheint dabei die Phosphorylierung des Kanalproteins auf der Innenseite der Membran durch die Proteinkinase C zu spielen. Die spezifische Aktivierung der Proteinkinase C durch Phorbolester führt in manchen Zellen zu einem verstärkten Kalziumeinstrom, z. B. in glatte Muskelzellen, in Neutrophilen oder in Hypophysenzellen. Spannungsabhängige Kalziumkanäle können andererseits durch Phosphorylierung mittels Proteinkinase C inhibiert werden (Fish et al. 1988). In Herzmuskelzellen gibt es darüber hinaus einen indirekten Anhalt dafür, daß Kalziumkanäle zuerst phosphoryliert werden müssen, bevor sie durch ein G-Protein stimuliert werden können. Der Phosphorylierungszustand des Kalziumkanals besitzt so für die Regulation eine entscheidende Bedeutung. Da die Proteinkinase C durch den initialen Kalziumeinstrom aktiviert wird, ergibt sich aus der anschließenden Wirkung von Proteinkinase C auf den Kalziumkanal eine komplexe Interaktion von stimulierenden und inhibierenden Faktoren, welche die Intensität und die Dauer des Kalziumeinstroms nach Rezeptorstimulation beeinflussen können.

Der zeitliche Verlauf der Veränderungen der intrazellulären Konzentration von freien Kalziumionen nach Stimulation mit einem Agonisten ist in Abb. 3 dargestellt. Als Beispiel ist die Stimulation von glatten Gefäßmuskelzellen durch Vasopressin (Abb. 3a) bzw. Platelet-derived-growth-Faktor (PDGF; Abb. 3b) dargestellt. Wie bereits beschrieben, setzt sich der initiale Anstieg der zytosolischen Kalziumkonzentration nach der Bindung des Agonisten an seinen Rezeptor sowohl aus der Freisetzung von Kalziumionen aus intrazellulären Speichern als auch durch Einstrom von Kalziumionen aus dem Extrazellulärraum via membrangebundene Kalziumkanäle zusammen. Die jeweilige Zusammensetzung des Kalziumsignals ist für verschiedene Zelltypen und Agonisten unterschiedlich. Wird der Einstrom von Kalziumionen aus dem Extrazellulärraum durch Kalziumantagonisten gehemmt, zeigt sich, daß das vasopressininduzierte Kalziumsignal nur wenig verändert ist, d. h. der initiale Anstieg der Kalziumkonzentration kommt v. a. durch die intrazelluläre Freisetzung von Kalziumionen zustande, während der PDGF-vermittelte Anstieg der Kalziumkonzentration durch eine Blockade des Kalziumkanals weitgehend blockiert werden kann (Abb. 3b).

Abb. 3a, b. Intrazelluläre Konzentration von freien Kalziumionen in glatten Muskelzellen nach Stimulation mit Arginin-Vasopressin (Arg-Vasopressin; a) bzw. Platelet-derived-growth-Factor *(PDGF; b)*. Die Versuche zeigen die unterschiedliche Wirkung eines Kalziumantagonisten (Nitrendipin) auf die initiale Kalziummobilisation und die Plateauphase der intrazellulären Kalziumkonzentration.

Unmittelbar nach Zugabe des Hormons kommt es zum raschen Anstieg der intrazellulären Konzentration von freien Kalziumionen von ungefähr 150 nmol/l auf Werte zwischen 400 und 700 nmol/l. Dieser „Kalziumpeak" kommt durch die Freisetzung von Kalziumionen aus dem endoplasmatischen Retikulum sowie durch den Einstrom von Kalziumionen aus dem Extrazellulärraum zustande. Nach Inkubation mit einem Kalziumantagonisten zeigt sich, daß der PDGF-induzierte Kalziumpeak deutlich reduziert ist, d. h. PDGF führt initial v. a. zu einem Einstrom von Kalziumionen über die Zellmembran und nur zu einem kleineren Teil zur Freisetzung von Kalziumionen aus den intrazellulären Speichern. Im Fall der vasopressininduzierten Kalziumfreisetzung beeinflußt die Inkubation mit einem Kalziumantagonisten den initialen „Kalziumpeak" nur wenig, d. h. dieser „Kalziumpeak" kommt v. a. durch intrazelluläre Freisetzung von Kalzium zustande.

Arg-Vasopressin
Kalzium-
konzentration
[nmol / l]
600
500
400
300
200
2
5
min

[nmol / l]
+Nitrendipin
600
500
400
300
200
2
5
min

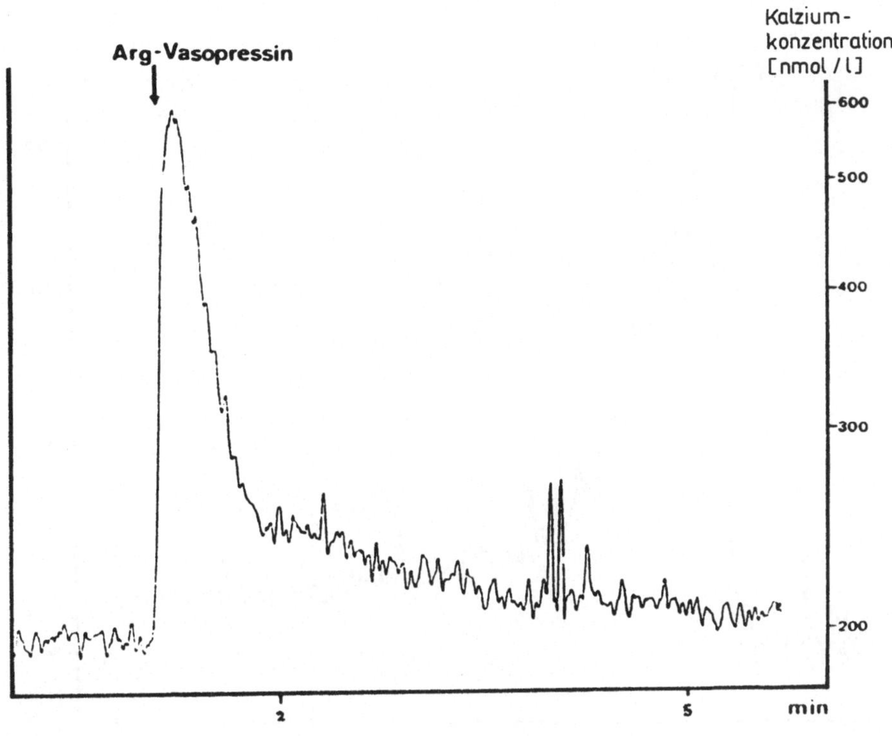

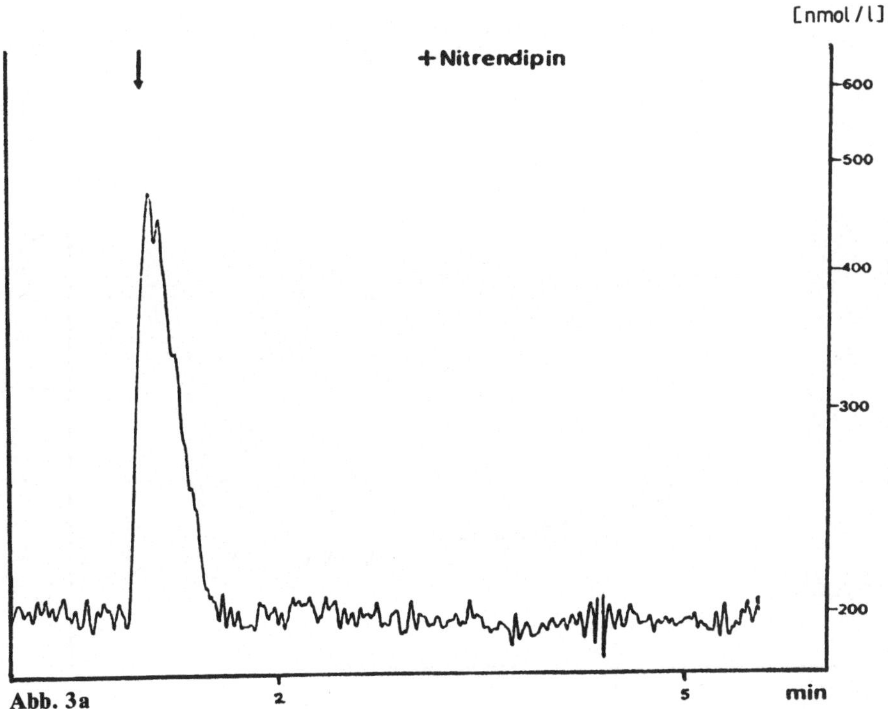

Abb. 3a

Kalzium-
konzentration
[nmol/l]
PDGF
300
250
200
150
2
5
min

+ Nitrendipin
[nmol/l]
300
250
200
150
2
5
min

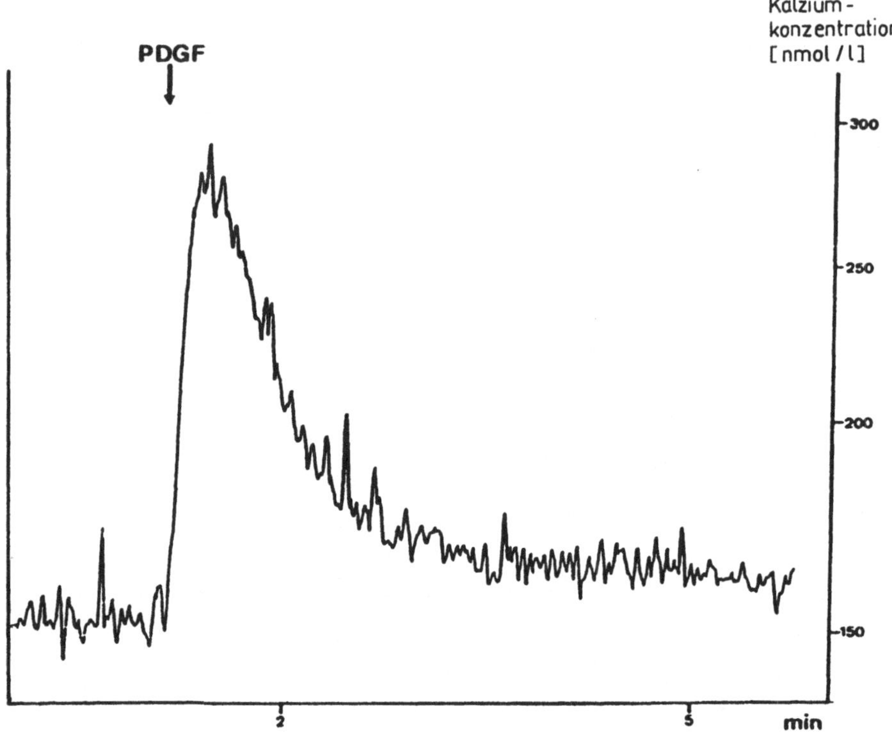

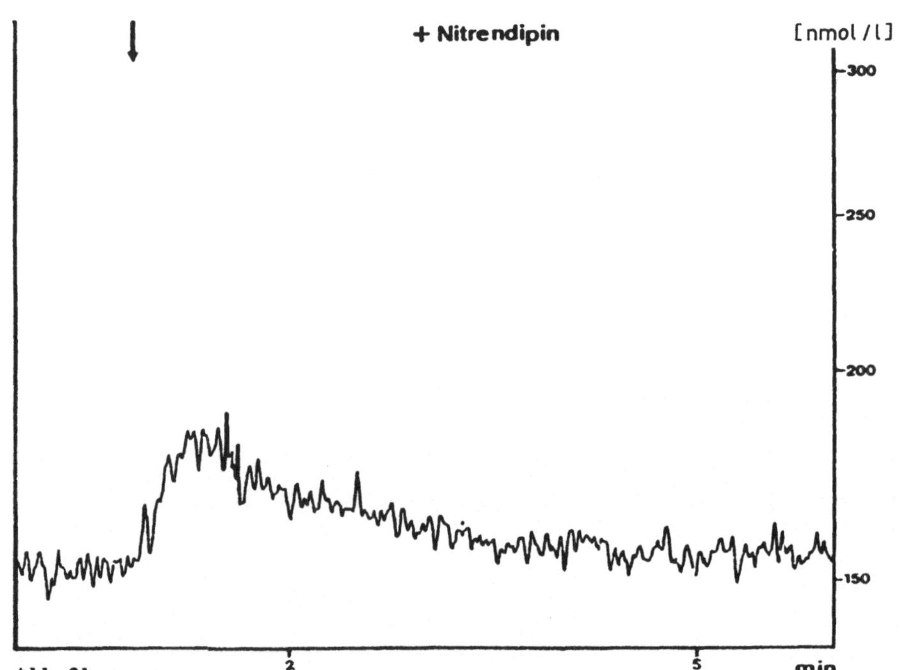

Abb. 3b

Der initiale Anstieg der zytosolischen Kalziumkonzentration wird rasch gegenreguliert. Diese Gegenregulation geschieht einmal durch Wiederaufnahme von Kalziumionen in die Speicher des endoplasmatischen Retikulums und zweitens durch die Aktivierung der membrangebundenen Kalziumpumpe (Ca-ATPase). Die Ca-ATPase wird durch den Anstieg der zytosolischen Kalziumkonzentration und durch die Aktivierung von Calmodulin direkt stimuliert (Carafoli 1987). Diese Stimulation geschieht innerhalb weniger Sekunden nach Anstieg der zytosolischen Kalziumkonzentration. Im weiteren Verlauf der Zellstimulation fällt deshalb die zytosolische Kalziumkonzentration wieder deutlich ab. Sie bleibt jedoch weiterhin gegenüber der basalen zytosolischen Kalziumkonzentration leicht erhöht (s. auch Abb. 3). In verschiedenen Zellsystemen ist gezeigt worden, daß es in dieser zweiten Phase der Stimulation zu einem konstanten Einstrom von Kalziumionen aus dem Extrazellulärraum kommt (Rasmussen 1986a, b). Allerdings unterscheidet sich der Kalziumeinstrom in dieser zweiten Phase von dem initialen Kalziumeinstrom, da es nicht zu einer generaliserten Erhöhung der zytosolischen Kalziumkonzentration kommt. Die Kalziumionen scheinen in einem definierten Bereich des Zytosols kompartimentalisiert zu sein.

Ein Teil dieser einströmenden Kalziumionen wird auch für die Wiederauffüllung der Kalziumspeicher des ER verwendet. Während die Freisetzung der Kalziumionen aus den intrazellulären Speichern durch IP$_3$ in den letzten Jahren viel untersucht worden und in weiten Teilen aufgeklärt worden ist, bleibt noch unklar, wie die intrazellulären Speicher wieder aufgefüllt werden. Ein kleiner Teil der freigesetzten Kalziumionen scheint unmittelbar nach der Freisetzung wieder aus dem Zytosol in das endoplasmatische Retikulum aufgenommen zu werden. Der größere Teil der Kalziumionen stammt jedoch aus dem Extrazellulärraum. Unter Umgehung des Zytosols scheint es zu einem direkten Einstrom von extrazellulären Kalziumionen das ER zu kommen (Putney 1986). Dabei reguliert möglicherweise der Füllungszustand der ER-Speicher selbst den direkten Kalziumeinstrom (Irvine et al. 1988).

Zirkulation von Kalziumionen über die Zellmembran

Untersuchungen an glatten Muskelzellen, Mesangiumzellen und Nebennierenzellen haben gezeigt, daß man zwei unterschiedliche Phasen der Regulation der zellulären Kalziumkonzentration nach hormoneller Stimulation unterscheiden kann (Rasmussen 1989). Der initiale Anstieg der Kalziumkonzentration kommt durch den kombinierten Kalziumeinstrom und durch die Freisetzung aus intrazellulären Speichern zustande und wird durch die Aktivierung der membrangebundenen Ca-ATPase rasch gegenreguliert. Im weiteren Verlauf der hormonellen Stimulation bleibt der gesamte Kalziumgehalt der Zelle unverändert. Während der Dauer der Rezeptorbindung des Agonisten kommt es jedoch weiterhin über membrangebundene Kalziumkanäle zu einem ständigen Einstrom von Kalziumionen aus dem Extrazellulärraum. Dieser konstante Kalziumeinstrom in die Zelle erfordert, bei gleichbleibendem Gesamtgehalt der Zelle, einen entsprechenden Kalziumausstrom.

Diese feinregulierte Balance zwischen Kalziumein- und -ausstrom findet in einem definierten Bereich in der Nähe der Zellmembran statt. Im Zytosol zeigt sich nur eine leichte Veränderung der Kalziumkonzentration. Die leichte Erhöhung der zytosolischen Kalziumkonzentration, die mit fluoreszierenden, kalziumspezifischen Kalziumindikatoren wie fura2 gemessen werden kann (Abb. 3), reflektiert vermutlich diesen Anstieg der Kalziumkonzentration in einem definierten Bereich nahe der Plasmamembran.

Der Anstieg der Kalziumkonzentration in diesem submembranösen Kompartiment ist mit einer Aktivierung von membrangebundenen Kinasen, besonders der Proteinkinase C, in Zusammenhang gebracht worden. Die Proteinkinase C scheint für die Fortdauer und Aufrechterhaltung der physiologischen Zellantwort von Bedeutung zu sein. Das zeitliche Muster des Kalziumsignals ist so eng mit der räumlichen Verteilung der zytosolischen Kalziumionen während der Zellstimulation verbunden. Sowohl während der initialen Phase als auch während der Aufrechterhaltung der zellulären Reaktion lösen die erhöhten Kalziumkonzentrationen spezifische weitere intrazelluläre Reaktionen aus, die zur physiologischen Zellantwort führen. Dieser zeitliche Ablauf der Kalziumantwort auf einen externen Reiz ist je nach Zellart unterschiedlich.

Physiologische Bedeutung

Bedeutung der intrazellulären Kalziumionen in Myokardzellen

In Ruhe weist das Zytosol der Herzmuskelzelle eine geringe Kalziumkonzentration ($\sim$ 100nM) auf. Die Plasmamembran ist im Ruhezustand polarisiert mit einem transmembranen Potential von $-80 - -100$ mV. Nach Depolarisation der Plasmamembran kommt es während der Plateauphase des Aktionspotentials zu einem langsamen Einwärtsstrom, der hauptsächlich durch den Einstrom von Kalziumionen aus dem Extrazellulärraum in das Zytosol verursacht wird. Die Depolarisation betrifft jedoch nicht nur die Plasmamembran, sondern setzt sich auch über das T-System in das sarkoplasmatische Retikulum (SR) fort (McDonald 1984). Dort werden aus den intrazellulären Speichern während dieser Phase weitere Kalziumionen ins Zytosol freigesetzt. Diese aus dem SR freigesetzten Kalziumionen stellen den Hauptanteil an der Erhöhung der Kalziumkonzentration im Zytosol dar. Die erhöhte Kalziumkonzentration im Zytosol führt dann zur Anlagerung von Kalziumionen an Troponin C. Troponin C wird durch die Kalziumbindung in seiner Struktur verändert und verliert dadurch seine inhibierende Wirkung auf die Aktin-Myosin-Interaktion. Die Verschiebung von Aktin gegen Myosin und die Bildung von neuen Aktin-Myosin-Verbindungen führen zur Kontraktion der Herzmuskelzelle (Fabiato u. Fabiato 1982). Diese Neubildung von Verbindungen zwischen Aktin und den Myosinfilamenten laufen so lange ab, wie die zytosolische Kalziumkonzentration erhöht ist. Fällt die Kalziumkonzentration am Ende der Systole unter einen kritischen Wert ab, gewinnt Troponin C wieder seine inhibitorische Wirkung und verhindert die erneute Bildung von Aktin-Myosin-Verbindungen. Die Konzentration von ionisiertem Kalzium im Zytosol ist deshalb der bestimmende Faktor der inotropen Kraft des Herzens. Die meisten positiv inotrop wirkenden Substanzen wie Digitalisglykoside und Katecholamine üben ihre Wirkung durch eine direkte oder indirekte Erhöhung der zytosolischen Kalziumkonzentration während der Systole aus (Chapman 1983). Die negativ inotrope Wirkung einzelner Kalziumantagonisten resultiert andererseits vermutlich aus einer leichten Abnahme des Kalziumeinstroms während der Systole (Braunwald 1982).

Am Ende der Systole kommt der Abfall der zytosolischen Kalziumkonzentration durch die Wiederaufnahme von Kalziumionen in das sarkoplasmatische Retikulum und durch den Auswärtstransport von Kalziumionen über die Zellmembran in den Extrazellulärraum zustande. Beide Transportmechanismen werden durch die energieabhängige Ca-ATPase bewirkt. Der rhythmische Anstieg und Abfall der Kalziumkonzentration im Zytosol der Herzmuskelzelle spielt die entscheidende Rolle bei der rhythmischen Kontraktion und Relaxation des Herzmuskels.

Skelettmuskulatur

Die Kontraktion der quergestreiften Skelettmuskulatur verläuft analog zur Kontraktion der Myokardzellen. (Ebashi et al. 1978). Auch hierbei ist die zytosolische Kalziumkonzentration die entscheidende Größe bei der Bestimmung der isometrischen Kontraktion des Muskels. Eine konstante Erhöhung der zytosolischen Kalziumkonzentration, die für eine Kontraktion des Muskels über einen längeren Zeitraum notwendig ist, wird durch die konstante Stimulation des Muskels, d. h. durch rezeptorabhängige Kalziumfreisetzung ins Zytosol bei gleichzeitigem Auswärtstransport von Kalziumionen ermöglicht.

Intrazelluläre Kalziumionen und glatte Gefäßmuskulatur

Im Unterschied zu den kurzfristigen Kontraktionen der quergestreiften Muskulatur zeichnet sich die glatte Muskulatur durch langdauernde tonische Kontraktionen und langsame Rhythmen aus. Die kontraktile Antwort der glatten Muskulatur auf eine hormonelle Stimulation besteht aus zwei Komponenten. Die initiale Phase ist durch den raschen Anstieg der isometrischen Kraft, verbunden mit einem hohen O_2-Verbrauch zur Energiegewinnung charakterisiert. Während der Aufrechterhaltung der muskulären Spannung sinkt der Energieverbrauch drastisch ab. Beide Phasen der Kontraktion der glatten Muskulatur sind von der extrazellulären Kalziumkonzentration abhängig. Die intrazellulären Veränderungen sind jedoch im zeitlichen Ablauf deutlich unterschiedlich (Rasmussen et al. 1987; Abb. 4).

Nach Stimulation der glatten Muskulatur mit vasoaktiven Agonisten kommt es via Aktivierung von G-Proteinen und Phospholipase C zur Bildung von IP_3 mit nachfolgender Freisetzung von Kalziumionen aus den Speichern des sarkoplasmatischen Retikulums. Gleichzeitig findet, verbunden mit der Depolarisation der Plasmamembran, eine Öffnung von spannungsabhängigen Kalziumkanälen mit

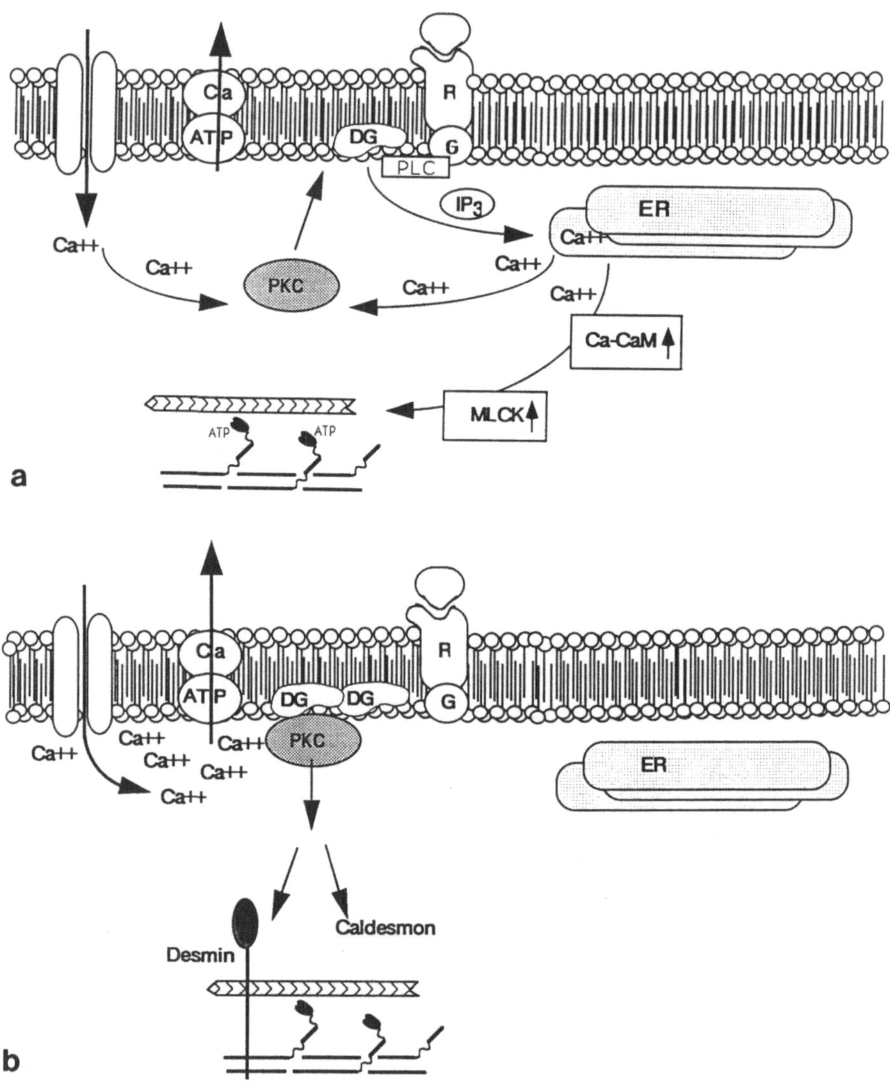

Einstrom von extrazellulären Kalziumionen statt. Der resultierende Anstieg der zytosolischen Kalziumkonzentration führt zur Bindung von Kalziumionen an Calmodulin. Dieses kalziumbindende Protein weist 4 Bindungsstellen für Kalziumionen auf. Sind alle Bindungsstellen mit Kalziumionen besetzt, werden durch Calmodulin calmodulinabhängige Kinasen aktiviert. Diese Kinasen führen zur Aktivierung einer weiteren Kinase, der sog. Myosin-light-chain-Kinase (MLCK), die zu einer Phosphorylierung der leichten Ketten des Myosins und zur Einleitung der Myosin-Aktin-Interaktion führt. Diese Kaskade von Ereignissen leitet die Kontraktion der glatten Muskulatur ein (Somlyo u. Himpens 1989; Abb. 4a).

Alle diese Vorgänge sind jedoch innerhalb von wenigen Minuten rückläufig. Die zytosolische Kalziumkonzentration nimmt ab, die Aktiverung der Kinasen und die Phosphorylierung der leichten Ketten des Myosins geht fast wieder auf Ruhewerte zurück (Silver u. Stull 1982).

Der Einstrom von extrazellulären Kalziumionen in das Zytosol bleibt jedoch auch während der weiteren Aufrechterhaltung der Kontraktion bestehen. Dieser Kalziumeinstrom erreicht jedoch nicht mehr das Innere der Zelle, sondern führt nur, wie schon erwähnt, zu einer Erhöhung der submembranösen Kalziumkonzentration (Abb. 4b). Diese Erhöhung führt dort ebenfalls zur Aktivierung von Proteinen, v. a. der membrangebundenen Proteinkinase C. Die Aktivierung dieser Kinase löst die Phosphorylierung weiterer Proteine aus, die die Information von der Zellmembran zu den kontraktilen Elementen des Zytoskeletts transportieren. Die Aufrechterhaltung der muskulären Spannung über einen längeren Zeitraum kommt dann v. a. durch eine Phosphorylierung von kontraktilen Strukturen des Zytoskeletts, wie Desmin und Caldesmon, zustande (Adam et al. 1989). Außerdem scheint die Phosphorylierung einer Reihe von weiteren zytosolischen Proteinen, deren Struktur noch nicht geklärt ist, an der Aufrechterhaltung der Muskelkontraktion beteiligt zu sein (Takuwa 1988).

Die Veränderung der intrazellulären Kalziumkonzentration ist für beide Phasen der muskulären Kontraktion von entscheidender Bedeutung. Deutlich unterschiedlich ist jedoch die räumliche Verteilung der Kalziumionen. Während bei der Einleitung der Muskelkontraktion die Freisetzung von Kalziumionen aus intrazellulären Speichern eine wesentliche Rolle spielt, ist es v. a. der Einstrom von Kalziumionen aus dem Extrazellulärraum über Kalziumkanäle, der die muskuläre Spannung über einen längeren Zeitraum aufrechterhält. Es ist deshalb verständlich, daß Kalziumantagonisten v. a. während der zweiten Phase der Kontraktion der glatten Muskulatur ihre inhibitorische Wirkung ausüben.

Abb. 4a, b. Zeitliche und räumliche Verteilung der zytosolischen Kalziumionen während der initialen **(a)** und der anhaltenden Stimulation **(b)** am Beispiel der glatten Gefäßmuskulatur. In der initialen Phase kommt es nach der Bindung von Agonisten an ihren Rezeptor *(R)* innerhalb von Sekunden zur Freisetzung von Kalziumionen aus dem endoplasmatischen Retikulum *(ER)* sowie zum Einstrom von Kalziumionen durch membrangebundene Kalziumkanäle. Die Freisetzung von Kalziumionen aus dem ER geschieht durch Inositoltriphosphat *(IP₃)*, welches durch Hydrolyse aus Inositolphosphaten gebildet wird. Diese Mechanismen führen zu einem generalisierten Anstieg der Kalziumkonzentration im gesamten Zytosol. Kalziumionen binden sich an Calmodulin *(Cam)* und aktivieren damit die calmodulinabhängige Myosin-Light-chain-Kinase *(MLCK)*, welche die Einleitung der Kontraktion über die Interaktion von Myosin und Aktin verursacht. Gleichzeitig induziert die hohe Kalziumkonzentration die Translokation der Proteinkinase C *(PKC)* and die Zellmembran.

Während der Aufrechterhaltung der zellulären Reaktion verändert sich die intrazelluläre Kalziumregulation. Kalziumionen strömen weiterhin über membrangebundene Kalziumkanäle in das Zytosol ein. Es kommt jedoch nur in einem definierten Bereich nahe der Plasmamembran zu einem Anstieg der Kalziumkonzentration. Dort werden Kalziumionen wieder über die Zellmembran (Ca-ATPase, *Ca ATP)* aus dem Zytosol gepumpt. Die Vermittlung des intrazellulären Signals erfolgt über die Proteinkinase C *(PKC)*, welche, vermutlich über eine Kaskade von intrazellulären Enzymen, zur Phosphorylierung von intermediären Filamenten und Caldesmon die Kontraktion aufrechterhält. *PLC* Phospholipase C, *DG* Diacylglycerin, *G* G-Protein

Kalziumionen und sekretorische Zellen

Die vorher geschilderten Vorgänge treffen im wesentlichen auch für die Regulation der Kalziumkonzentration in sekretorischen Zellen, wie z. B. in aldosteronproduzierenden Glomerulosazellen oder in hypophysären Zellen zu. In einigen Zellarten, z. B. in den insulinproduzierenden Zellen des Pankreas, ist die zytosolische Kalziumregulation jedoch noch wesentlich komplizierter gestaltet (s. dazu Rasmussen u. Zawalich 1989).

Pathophysiologie der intrazellulären Kalziumregulation

Die wichtige Rolle der zytosolischen Kalziumkonzentration bei der intrazellulären Signalübermittlung macht deutlich, daß schon kleine Schwankungen dieser Homöostase zu pathologischen Veränderungen der zellulären Funktion führen können. Wie schon eingangs erwähnt, beträgt der Kalziumgradient zwischen Zytosol und Extrazellulärraum über die Plasmamembran 1:10000. Die Zelle ist somit ständig durch einen unkontrollierten Einstrom von Kalziumionen bedroht. Eine Erhöhung der zytosolischen Kalziumkonzentration würde zuerst zu einer Zunahme und zu einer pathologischen Verlängerung der normalen Zellfunktionen wie Kontraktion und Sekretion führen. Eine weitere Überladung der Zelle mit Kalziumionen bedeutet in der Folge eine Überlastung der intrazellulären Speicher und die Aktivierung von zahlreichen Enzymsystemen, die zur Zerstörung von intrazellulären Strukturen führen können. Die massive Kalziumüberladung der Zelle führt schließlich zum Zelluntergang und zur Nekrose.

Pathophysiologie der intrazellulären Kalziumüberladung der Herzmuskelzelle (Ischämie)

Die feine Regulation der zytosolischen Kalziumkonzentration in der Herzmuskelzelle und deren Bedeutung für den Ablauf von Systole und Diastole ist im Abschn. „Bedeutung der intrazellulären Kalziumionen in Myokardzellen" dargestellt worden. Die dafür notwendigen Verschiebungen von Kalziumionen über die Zellmembran sind energieabhängig. Beim Auftreten einer Ischämie kommt es zu einer Einschränkung der für diese Transportsysteme notwendigen Energieversorgung.

Die erste Folge einer Unterversorgung des Gewebes mit O_2 ist ein Abfall der intrazellulären Konzentration von ATP. Durch den Zusammenbruch der O_2-abhängigen Energieversorgung kann dieser Energieträger nicht mehr in der Zelle aufgebaut werden. Von dieser „Energiekrise" wird zuerst die Natrium-Kalium-ATPase (Na-K-ATPase) betroffen, welche für die Aufrechterhaltung der Membranpolarisation notwendig ist. Hierdurch kommte es zu einem Abfall der Membranpolarisation mit resultierender Öffnung von spannungsabhängigen Kalziumkanälen. Die zytosolische Kalziumkonzentration steigt somit an. Gleichzeitig ist der Auswärtstransport und die Speicherung von Kalziumionen in die intrazellulä-

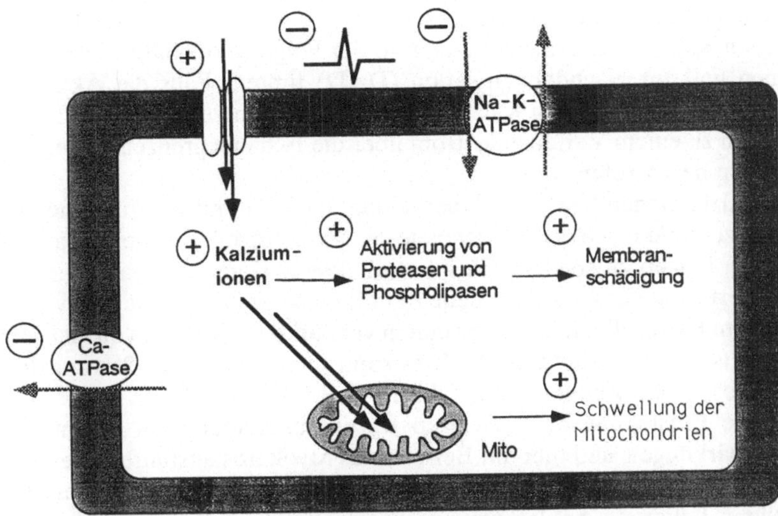

Abb. 5. Mechanismen der ischämieinduzierten zellulären Kalziumüberladung. Schon eine kurzfristige Ischämie führt, über den Verlust an energiereichem ATP und damit einer verminderten Funktion der Na-K-ATPase, zur Depolarisation der Zellmembran und vermehrtem Einstrom von Kalziumionen. Dieser Kalziumeinstrom kann kurzfristig durch eine vermehrte Kalziumaufnahme der Mitochondrien *(Mito)* kompensiert werden. Wird deren Kapazität überschritten, induziert der Kalziumanstieg im Zytosol verschiedene Lipasen und andere Enzyme, welche die Zellmembran zerstören und irreparable Schäden hervorrufen.

ren Kompartimente durch die ebenfalls energieabhängige Kalziumpumpe (Ca-ATPase) vermindert. Dadurch wird die zytosolische Kalziumkonzentration weiter erhöht. Die gesteigerte und verlängerte Kontraktilität des Herzmuskels führt zuerst zu einer diastolischen Relaxationsstörung. In der Folge scheint es zu einer Desensibilisierung der kontraktilen Elemente und damit zu einer Abnahme der Kontraktionskraft während der Systole zu kommen.

Am Anfang kann die erhöhte intrazelluläre Kalziumkonzentration durch Speicherung in den intrazellulären Organellen, v. a. in den Mitochondrien kompensiert werden. In der Folge, bei weiterer Zunahme der intrazellulären Kalziumüberladung, werden Proteasen und Phospholipasen aktiviert, welche die Integrität der Zellmembran angreifen. Die Speicherkapazität der Mitochondrien wird überschritten, diese schwellen massiv an und werden in ihrer Energieproduktion weiter eingeschränkt. Die Kalziumüberladung der Zelle ist somit verantwortlich für den wesentlichen Mechanismus der Zellzerstörung, d. h. Degradierung von Phospholipiden, Aktivierung von autolytischen Systemen und mitochondriale Dysfunktion (Abb. 5). Auch die zelluläre Azidose wird durch die erhöhte Kalziumkonzentration mit beeinflußt.

Eine Erhöhung der intrazellulären Kalziumkonzentration während einer Ischämie scheint außerdem für die Auslösung von Arrhythmien von wesentlicher Bedeutung zu sein (Clusin et al. 1983). Eine Erhöhung der zytosolischen Kalziumkonzentration könnte für die Auslösung von langsamen Antworten in bereits depolarisiertem Gewebe verantwortlich sein. Eine weitere Zunahme der zytosolischen Kalziumkonzentration kann in der Folge zu oszillatorischen Einwärtsströmen und zur Nachdepolarisation (DAD) führen. Falls die Aktivierung dieses Einwärtsstromes durch Kalziumionen anhält, kann eine beschleunigte Depolarisation zu einem Verletzungsstrom über die Ischämiegrenzen führen und Fibrillationen hervorrufen.

Kalziumionen bzw. eine Überladung der Zelle mit Kalziumionen scheinen so eine zentrale Rolle bei der Ischämie der Myokardzelle und deren pathophysiologischen Folgen zu spielen (Clusin et al. 1984). Kommt es nach der Ischämie zur Reperfusion des Gewebes, bedeutet dies eine weitere Anflutung von Kalziumionen im Extrazellulärraum und einem verstärkten Einstrom von Kalziumionen bei bereits vorgeschädigter Zelle. Dies kann zu einer weiteren Störung der Zellfunktion bzw. zum Zelluntergang führen (Braunwald u. Kloner 1985).

Die Entstehung der zellulären Kalziumüberladung bei Ischämie und deren Auswirkungen sind hier am Beispiel des Myokards ausführlich beschrieben worden. Diese Mechanismen treffen jedoch prinzipiell auch auf andere Gewebe wie Niere, Leber etc. bei Ischämie zu.

Kalzium und Hypertonie

Die intrazelluläre Kalziumkonzentration scheint bei Hypertonie in verschiedenen Zelltypen erhöht zu sein. Erhöhte Kalziumkonzentrationen in der glatten Gefäßmuskulatur spontan hypertensiver Ratten und anderer hypertensiver Tiermodelle wurden von verschiedenen Arbeitsgruppen beschrieben (Robinson 1984). Eine erhöhte zytosolische Kalziumkonzentration wurde auch in Thrombozyten und Lymphozyten von spontan hypertensiven Ratten gemessen.

Bei Patienten mit essentieller Hypertonie sind die glatten Gefäßmuskelzellen nicht direkt zugänglich. Es wurden deshalb verschiedene Untersuchungen an Blutzellen von hypertensiven Patienten durchgeführt. In Thrombozyten und Erythrozyten wurde von verschiedenen Arbeitsgruppen eine erhöhte zytosolische Kalziumkonzentration und eine erhöhte Stimulierbarkeit der intrazellulären Kalziumionen durch Agonisten beschrieben (Haller u. Philipp 1989).

Die Ursache der erhöhten intrazellulären Kalziumkonzentration in glatten Muskelzellen und Thrombozyten könnte erstens eine Erhöhung des Kalziumeinstroms bzw. eine vermehrte Freisetzung von Kalziumionen aus den intrazellulären Speichern, zweitens eine Störung der Funktion der energieabhängigen membrangebundenen Kalziumpumpe (Ca-ATPase) oder drittens eine Abnahme der Pufferung von intrazellulären Kalziumionen durch verringerte Bindung von Kalziumionen an Proteine sein. Alle 3 Mechanismen scheinen bei Hypertonie gestört zu sein (Postnov u. Orlov 1984). Die Aufnahme von Kalziumionen in die glatte Gefäßmuskulatur von spontan hypertensiven Ratten scheint erhöht zu sein. Allerdings ist bei Patch-clamp-Untersuchungen an isolierten Muskelzellen von spontan hypertensiven Tieren keine Erhöhung des Kalziumeinstroms über die L-Kanäle gefunden worden. Die Steigerung der initialen Kalziumfreisetzung in Muskelzellen von spontan hypertensiven Ratten scheint durch eine erhöhte Freisetzung von Kalziumionen aus intrazellulären Speichern zu erfolgen.

Verschiedene Arbeitsgruppen haben gezeigt, daß der Ausstrom von Kalziumionen, d. h. die Funktion der membrangebundenen Ca-ATPase bei hypertensiven Versuchtieren und Blutzellen von Patienten mit essentieller Hypertonie, gestört ist (Postnov u. Orlov 1984). Diese Verminderung des Kalziumauswärtstransports könnte für die Erhöhung der zytosolischen Kalziumkonzentration, besonders der zytosolischen Kalziumkonzentration im Bereich nahe der Plasmamembran, mit verantwortlich sein. Außerdem scheint die Bindung von Kalziumionen an die Innenseite der Plasmamembran gestört zu sein (Devynck et al. 1982).

Die Erhöhung der intrazellulären Konzentration von freien Kalziumionen bei essentieller Hypertonie hat verschiedene Auswirkungen auf die Kontraktion und Proliferation von glatten Muskelzellen. Schon kleine Anstiege der intrazellulären Konzentration von freien Kalziumionen können die nachfolgenden Informationssysteme der Zelle nachhaltig beeinflussen (s. oben). Über eine Aktivierung von Kinasen, v. a. der calmodulinabhängigen Kinase und der Proteinkinase C, wird die Kontraktilität der Zellen und die Ansprechbarkeit der Zellen auf exogene Hormone gesteigert. Während die Ansprechbarkeit, d. h. die rasche Zunahme der Kontraktilität, v. a. über die Aktivierung der calmodulinabhängigen Kinasen mit nachfolgender Phosphorylierung der leichten Ketten des Myosins erfolgt, scheint die Aufrechterhaltung der Muskelkontraktion über einen längeren Zeitraum, also die entscheidende pathophysiologische Veränderung bei Hypertonie, v. a. über die Proteinkinase C mit Phosphorylierung von Proteinen des Zytoskeletts vermittelt zu sein (Rasmussen et al. 1987).

Darüber hinaus kann eine Erhöhung der intrazellulären Konzentration von freien Kalziumionen mit der Hypertrophie und der Proliferation von glatten Gefäßmuskelzellen verbunden sein (Yamori et al. 1984).

Die Hypertrophie glatter Gefäßmuskelzellen ist eine wesentliche Veränderung in den Gefäßen von Patienten mit essentieller Hypertonie, die u. U. an der Entstehung des erhöhten Blutdrucks mitbeteiligt ist. Die Proliferation, v. a. die fokale Proliferation von glatten Gefäßmuskelzellen, ist außerdem eine der wesentlichen Veränderungen bei der Entstehung eines atherosklerotischen Plaques. Die Verknüpfung einer erhöhten intrazellulären Kalziumkonzentration mit erhöhter Kontraktilität einerseits und gesteigerter Proliferationsbereitschaft von Muskelzellen andererseits stellt eine Beziehung her zwischen der zellulären Störung der Regulation der Kalziumkonzentration und dem klinischen Zusammenhang von erhöhtem Blutdruck und Atherosklerose.

Zusammenfassung

Die zytosolische Kalziumkonzentration nimmt eine Schlüsselstellung bei der Vermittlung einer extrazellulären hormonellen Stimulation des Gewebes und der physiologischen Antwort der Zelle ein. Für die zelluläre Homöostase ist deshalb eine genaue Regulation der intrazellulären Kalziumkonzentration von entscheidender Bedeutung. Für diese Aufgabe stehen verschiedene zelluläre Regulationsmechanismen zur Verfügung. Kurzfristige Veränderungen der intrazellulären Konzentration von freien Kalziumionen, d.h. der zytosolischen Kalziumkonzentration, können von diesen Regulationsmechanismen kompensiert werden. Kommt es jedoch zu ausgeprägteren Veränderungen dieses Gleichgewichts, wie z.B. bei der zellulären Ischämie, oder werden Transportprozesse chronisch gestört, wie z.B. durch eine Reduktion der Aktivität der Ca-ATPase oder eine Steigerung des Natrium-Kalzium-Austauschmechanismus, wie er bei Hypertonie diskutiert wird, kommt es zur akuten Überladung der Zelle mit Kalziumionen und zu einem chronischen Anstieg der zytosolischen Kalziumkonzentration. Der Anstieg der zytosolischen Kalziumkonzentration führt dann zur Aktivierung der nachfolgenden intrazellulären Messengersysteme, v.a. von Calmodulin und der calmodulinabhängigen Proteinkinase sowie der Proteinkinase C. Diese Veränderungen resultieren in einer Steigerung der zellulären Aktivität, beispielsweise in einer gesteigerten Kontraktilität der glatten Gefäßmuskulatur oder in einer Zunahme der Inotropie am Herzmuskel. Eine zunehmende Aktivierung dieser Prozesse bewirkt dann möglicherweise chronische Veränderungen wie die zelluläre Hypertrophie, z.B. Hypertrophie der glatten Muskelzellen bei essentieller Hypotonie. Auf der zellulären Ebene kann somit die Störung der Kalziumhomöostase ein Bindeglied herstellen zwischen den 3 Risikofaktoren kardiovaskulärer Erkrankungen: Hypertonie, Atherosklerose und Herzhypertrophie.

Eine akute Überladung der Zelle, mit Kalziumionen, wie sie z.B. bei akuter Ischämie auftritt, kann zum Zelluntergang und zur Nekrose führen.

Das therapeutische Prinzip der Kalziumantagonisten ist es, diesen vermehrten Kalziumeinstrom unter pathophysiologischen Bedingungen zu begrenzen. Je ausgeprägter der relative Anteil der kalziumabhängigen Second-messenger-Systeme an der Auslösung der pathologischen zellulären Reaktion ist, desto größter ist die mögliche therapeutische Wirksamkeit der Kalziumantagonisten. Bei der Universalität des Kalzium-messenger-systems hängt die therapeutische Wirksamkeit der Kalziumantagonisten bei den einzelnen Erkrankungen, neben Affinität und Spezifität, v.a. von ihrer Gewebeselektivität ab.

Literatur

Adam LP, Haeberle JR, Hathaway DR (1989) Phosphorylation of caldesmon in arterial smooth muscle. J Biol Chem 264:7698–7703

Benham CD, Tsien RW (1987) A novel receptor-operated Ca^{2+} permeable channel activated by ATP in smooth muscle. Nature 328: 275–278

Berridge MJ (1984) Inositol trisphosphate and diacylglycerol as secound messengers. Biochem J 220:345–360

Bolton TB (1979) Mechanism of action of transmitters and other substances on smooth muscle. Physiol Rev 159:606–708

Braunwald E (1982) Mechanisms of action of calcium channel blocking agents. N Engl J Med 307:1618–1624

Braunwald E, Kloner RA (1985) Myocardial reperfusion: a double-edged sword? J Clin Invest 76:1713–1719

Carafoli E (1987) Intracellular calcium homeostasis. Ann Rev Biochem 56:395–433

Chapman RA (1983) Control of cardiac contractility at the cellular level. Am J Physiol 245:H535–H547

Clusin WT, Buchbinder M, Bristow MR, Harrison DC (1984) Evidence for a role of calcium in the genesis of early ischemic cardiac arrhythmias. In: H. OL (ed) Calcium antagonists and cardiovascular disease. Raven Press, New York, pp 293–302

Clusin WT, Buchbinder M, Harrison DC (1983) Calcium overload, "injury" current, and early ischaemic cardiac arrhythmias: a direct connection. Lancet I: 272–274

Devynck AM, Pernollet MG, Nunez FV, Montenay-Garestier T, Helene C, Meyer P (1982) Diffuse structural alterations in cell membranes of sponatneously hypertensive rats. Proc Natl Acad Sci USA 79:5057–5060

Ebashi E, Mikawa T, Hirata M, Noromura Y (1978) The regulatory role of calcium in muscle. Ann NY Acad Sci 307:451–461

Exton JH (1985) Role of calcium and phosphoinositides in the actions of certain hormones and neurotransmitters. J Clin Invest 75:1753–1757

Fabiato A, Fabiato F (1982) Calcium and cardiac excitation muscle. Mayo Clin Proc 57 [Suppl]:6–14

Fish G, Sperti WS, Colucci G et al. (1988) Phorbol ester increases the dihydropyridinesensitive calcium conductance in a vascular smooth muscle cell line. Circulat Res 62:1049–1054

Haller H, Philipp T (1989) Changes in intracellular free calcium in platelets upon antihypertensive treatment. Atherosclerosis Rev 19:189–204

Hofmann F, Nastainczyk W, Rohrkasten A, Schneider T, Steber M (1987) Regulation of the L-type calcium channel. Trends Pharmacol Sci 8:393–398

Ikemoto N, Antonin B, Kim DH (1984) Rapid calcium release from the isolated sarcoplasmic reticulum is triggered via the attached transverse tubular system. J Biol Chem 259:13151–13159

Irvine RF, Moor RM, Pollock WK, Smith WM, Wreggett KA (1988) Inositol phosphates: Profileration, metabolism and function. Philos Trans R Soc Lond [Biol] 320:281–298

McDonald TF (1984) Excitation-contraction coupling. In: Sperelakis N (ed) The physiology and the pathophysiology of the heart. Martinus Nijhoff, Boston, pp 187–207

Postnow YV, Orlov SN (1984) Cell membrane alterations as a source of primary hypertension. J Hypertens 2:1–6

Putney JW (1986) A model for receptor-regulated calcium entry. Cell Calcium. 7:1–12

Rasmussen H (1986a) The calcium messenger system. N Engl J Med 314(17):1094–1100

Rasmussen H (1986b) The calcium messenger system. N Engl J Med 314(18):1164–1170

Rasmussen H (1989) The messenger function of Ca^{a+}: from PTH action to smooth muscle contraction. Bone and Mineral 5:233–248

Rasmussen H, Takuwa Y, Park S (1987) Protein kinase C in the regulation of smooth muscle contraction. FASEB J 1:67–74

Rasmussen H. Zawalich W (1989) Control of insulin secretion: its elegance and complexity. N Engl J Med 321/3:1224–1228

Reuter H (1987) Modulation of ion channels by phosphorylation and second messengers. NIPS 2:168–171

Robinson BF (1984) Altered Calcium Handling as a cause of Primary Hypertension. J Hypertension 2:453–460

Silver PJ, Stull JT (1982) Regulation of myosin light chain and phosporylase phosphorylation in tracheal muscle. J Biol Chem 257:6145–6150

Somlyo A, Himpens B (1989) Cell calcium and its regulation in smooth muscle. FASEB J 3:2266–2276

Takuwa Y (1988) Protein phosphorylation changes in bovine carotid artery smooth muscle during contraction and relaxation. Mol Cell Endocrinol 60:71–86

Vincenzi FF, Hinds TR, Raess BU (1980) Calmodulin and the plasma membrane calcium pump. Ann NY Acad Sci 356:232–244

Volpe P, Krause KH, Hashimoto S et al. (1988) "Calciosome", a cytoplasmic organelle: the isositol 1,4,5-trisphosphate-sensitive Ca^{++} store of nonmuscle cells? Proc Natl Acad Sci USA 1988; 85:1091–1095

Yamori Y, Igawa T, Tagami M et al. (1984) Humoral trophic influence on cardiovascular structural changes in hypertension. Hypertension 11:198–207

3 Pharmakologie und antihypertensive Wirksamkeit der Kalziumantagonisten

Überblick für die Praxis

Pharmakokinetik

Für die Praxis stehen Kalziumantagonisten vom Dihydropyridin-, Verapamil- und Diltiazemtyp mit sehr unterschiedlichen pharmakokinetischen Eigenschaften zur Verfügung. Der Zeitpunkt der maximalen Plasmaspiegel nach oraler Einnahme reicht von 0,5–1 h bis zu 8–9 h. Die Plasmahalbwertszeiten liegen zwischen 2–3 h und 35–50 h. Einige Kalziumantagonisten liegen sowohl in rasch resorbierbarer als auch in retardierter Form vor.

Die pharmakokinetischen Parameter der wichtigsten Kalziumantagonisten sind in der nachfolgenden Tabelle zusammengefaßt.

Pharmakokinetik der Kalziumantagonisten
(Abkürzungen: t_{max} Zeit bis zum Erreichen der Plasma-Spitzenkonzentration, $t_{1/2}$ Halbwertszeit, *Vol* Verteilungsvolumen, *Cl* Clearance)

Substanz	Absorption [%]	Bioverfügbarkeit [%]	t_{max} [h]	$t_{1/2}$ [h]	Vol [l/kg KG]	Cl [l/h]	Proteinbindung [%]
Nifedipin (Kaps.)	95	65–75	0,5–1	2–3	2,2	42	95
Nifedipin (Tbl.)	–	–	1,6	5,4–10,8	–	33	–
Nitrendipin	90	10–30	1–2	7–11	6,6	48	98
Nisoldipin	95	8–9	0,4–1,7	10–12	5,9	50	99,7
Nicardipin	90–95	15–43	1,4	4–7	–	35	98–99
Nimodipin	95	3–10	0,5–1,5	2–3	0,9	60	95
Nilvadipin	–	14	1,7–2,4	11	3,9	70	98
Amlodipin	> 95	63	8–9	35–50	21	25	95
Isradipin	90–95	17	1,5–2	8,4	6,3	61	97
Felodipin	> 95	12–15	1–2,2	11–14	10	72	99
Verapamil	90	10–20	1–2	4–7	5,4	58	93
Verapamil-retard		9–27	4	–	–	–	–
Gallopamil	90	15	1–2	3–6	–	–	–
Tiapamil	95	15–70	–	1,3–3,5	1,4	–	80
Diltiazem	98	20–40	1–1,5	3–6	4,5	60	90
Diltiazem-retard	–	–	3–4	6–9	–	–	–

Blutdrucksenkende Wirkung

Unter klinischem Aspekt kann mit allen verfügbaren Kalziumantagonisten in der chronischen antihypertensiven Therapie eine in etwa gleich starke Blutdrucksenkung erzielt werden (Muller et al. 1984), wenn entsprechend dosiert wird. Einen Überblick über Blutdruckwirksamkeit und empfohlenen Dosisbereich der wichtigsten Kalziumantagonisten gibt die nachfolgende Tabelle. Dennoch gelten die Dihydropyridinderivate im Vergleich zu Diltiazem und Verapamil in der Praxis als stärker vasodilatierende Substanzen, wodurch sich auch die stärkere Beachtung dieser Substanzen bei der Behandlung der therapierefraktären Hypertonie und bei der Behandlung krisenhafter Blutdruckerhöhungen erklärt. Auf der anderen Seite ist bei Patienten mit Tachykardieneigung der negativ-chronotrope Effekt von Verapamil oder Diltiazem ein erwünschter Aspekt der Therapie.

Kombinationstherapie

In der Kombinationstherapie sind Kalziumantagonisten vom Dihydropyridintyp geeignet, den unter β-Blockern beobachteten Anstieg des peripheren Widerstandes zu kompensieren. Die Kombination von Kalziumantagonisten mit ACE-Hemmern gilt als besonders wirkstark. Da beide Substanzen eine natriuretische Wirkung aufweisen, erübrigt sich hierbei oft die Gabe eines Diuretikums (Guazzi et al. 1984). Kalziumantagonisten vom Dihydropyridintyp lassen sich darüber hinaus generell gut mit anderen Antihypertensiva kombinieren.

Für die Praxis ist von Bedeutung, daß einige Kalziumantagonisten bei der Behandlung der arteriellen Hypertonie nur 1- bis 2mal pro Tag verabreicht werden müssen, was der Compliance der Patienten in der Langzeittherapie zugute kommt.

Pharmakologie und antihypertensive Wirksamkeit der Kalziumantagonisten

E. Fritschka, M. Claus, Th. Philipp

Charakterisierung der Kalziumantagonisten

Die in der antihypertensiven Therapie gebräuchlichen Kalziumantagonisten stellen chemisch eine heterogene Gruppe dar und werden meist nach strukturellen Gesichtspunkten klassifiziert (Scriabine u. Kazda 1989). Verapamil, Methoxyverapamil (Gallopamil) und Tiapamil sind als Phenylalkylamine strukturell dem Papaverin ähnlich, während Diltiazem mit den Benzothiazepinen verwandt ist. Nifedipin und das neuere Nitrendipin sind Dihydropyridinderivate. Andere Dihydropyridinderivate sind Nisoldipin, Nicardipin, Niludipin, Nilvadipin, Amlodipin, Isradipin und Felodipin. Die Synthese der 3 Prototypen Verapamil, Diltiazem und Nifedipin wurde 1962 (Haas u. Härtfelder), 1971 (Sato et al.) bzw. 1972 (Vater et al.) publiziert. Die jeweiligen Strukturformeln finden sich im folgenden Text bei der Diskussion der Einzelsubstanzen.

Wirkprinzip

Gemeinsames Wirkprinzip der Kalziumantagonisten ist die Hemmung des extrazellulären Kalziumeinstroms in Herz- und Gefäßmuskelzellen, wobei jedoch charakteristische Unterschiede in der Verteilung der Angriffspunkte an myokardialen oder an Gefäßmuskelzellen bestehen. Für die antihypertensive Therapie ist besonders die Wirkung an der glatten Gefäßmuskelzelle von Bedeutung, da die chronische arterielle Hypertonie hämodynamisch durch die dauerhafte Erhöhung des peripheren Widerstandes charakterisiert ist. Dieser wird im wesentlichen von dem kalziumabhängigen Tonus von Muskelzellen der Widerstandsgefäße bestimmt. Nach neueren Überlegungen scheint eine Störung des Kalziumhaushaltes der Gefäßmuskelzellen von pathogenetischer Bedeutung bei der Pathogenese der essentiellen Hypertonie zu sein. In diesem Kapitel sollen die wichtigsten Kalziumantagonisten v. a. im Hinblick auf ihre pharmakologischen Eigenschaften und ihre antihypertensive Wirksamkeit besprochen werden.

Kalziumantagonisten binden an spezifische Rezeptoren am Kalziumkanal und stabilisieren den Kanal in einem Funktionszustand, der eine Öffnung des Kalziumkanals und damit eine Erhöhung der intrazellulären Kalziumkonzentration unmöglich macht (s. Beitrag Haller sowie Scriabine u. Kazda 1989). Weiterführende Literatur zum Wirkmechanismus von Kalziumantagonisten findet sich bei Triggle u. Janis (1989), Scriabine u. Kazda (1989), Striessing et al. (1990) sowie bei Ebata et al. (1990).

Charakteristische Eigenschaften einiger Kalziumantagonisten

Nifedipin und Analoga wie Nitrendipin und Nisoldipin haben auf Milligrammbasis eine stärkere vasodilatierende Wirkung als Verapamil und Diltiazem. Eine Übersicht über charakteristische klinisch relevante Unterschiede zwischen den bekanntesten Kalziumantagonisten gibt Tabelle 1.

Tabelle 1. Charakteristische Wirkungen einiger Kalziumantagonisten (+ Zunahme, − Abnahme, 0 keine Veränderung)

Wirkung	Nifedipin	Nitrendipin	Nisoldipin	Diltiazem	Verapamil
Unterarm-durchblutung	+ +	+ + +	+ + + +	+	+
Koronare Durchblutung	+ + +	+ +	+ + + +	+ +	+ +
Herzfrequenz	+	(+)	+	−	− −
AV-Überleitung	0	0	0	−	− −
Inotropie	0	0	0	−	− −

Vorteile der Kalziumantagonisten in der Hochdrucktherapie

Die Blutdrucksenkung unter Kalziumantagonisten nimmt mit dem Ausmaß der Hypertonie zu. Orthostatische Störungen sind jedoch selten, da nach Erreichen normotensiver Werte die blutdrucksenkende Wirkung der Kalziumantagonisten abnimmt. Die Vorteile der Kalziumantagonisten bei der Therapie der chronischen arteriellen Hypertonie sind:
- keine Orthostaseprobleme,
- Blutdrucksenkung proportional zum Ausgangsblutdruck,
- keine Natriumretention,
- unveränderte Hirn- und Nierendurchblutung,
- selten Sympathikusgegenregulation,
- Herzzeitvolumen unverändert oder erhöht,
- Koronardilatation,
- Regression der Linksherzhypertrophie,
- Stoffwechselneutralität,
- Senkung des Belastungshochdrucks,
- keine zentrale Nebenwirkung (Sedierung),
- Erhaltung des Baroreflexes (keine Dämpfung des Sympathikus).

Verapamil und − schwächer Diltiazem − haben zusätzlich eine negativ-chronotrope Wirkung. Die Verlängerung der AV-Überleitungszeit durch Verapamil kann bei der Behandlung supraventrikulärer Arrhythmien ausgenutzt werden. Die Kombination von Kalziumantagonisten mit β-Blockern oder ACE-Hemmern führt zu einer zusätzlichen Blutdrucksenkung und ersetzt oft eine Dreifachkombination. Der Wert einer Kombination von Kalziumantagonisten mit Diuretika ist umstritten.

Nebenwirkungen

Die charakteristischen Nebenwirkungen der Kalziumantagonisten sind überwiegend subjektiver Natur und betreffen Kopfschmerzen, Gesichtsröte, Palpitationen (Dihydropyridinderivate), Schwindelgefühl und Übelkeit. An objektiven Nebenwirkungen treten Knöchelödeme, Tachykardien (Dihydropyridinderivate), Bradykardien (Verapamil, Diltiazem) und selten Erhöhungen der alkalischen Phosphatase (u. a. Nitrendipin) auf.

Unter einer chronischen Therapie mit Kalziumantagonisten vom Dihydropyridintyp tritt meist keine ausgeprägte Steigerung der Herzfrequenz auf, was einer Adaptation des Baroreflexes zugeschrieben wird (Berdeaux 1989).

Einige Kalziumantagonisten, die sich in der Forschung befinden

Für eine Reihe von neueren Kalziumantagonisten liegen bisher nur vorläufige Ergebnisse vor. Unter den neueren Entwicklungen könnten die Chinoxalin- und Chinazolinonderivate als chemisch eigene Gruppe von Kalziumantagonisten mit vasodilatierender, negativ-inotroper und negativ-chronotroper Wirkung angeführt werden (Nayler 1990). Literaturhinweise für einige der neueren Derivate finden sich in Tabelle 2.

Pharmakokinetik

Die Pharmakokinetik der verschiedenen Kalziumantagonisten zeigt viele Ähnlichkeiten bezüglich der relativ niedrigen Bioverfügbarkeit aufgrund des ausgeprägten „First-pass-Effektes" sowie der vorwiegenden hepatischen Metabolisierung mit geringer Ausscheidung der Muttersubstanz im Urin und der hohen Proteinbindung (Follath u. Taescher 1988). Der Einfluß des Lebensalters auf die Pharmakokinetik und Pharmakodynamik von Kalziumantagonisten wird für die jeweiligen Verbindungen unterschiedlich beurteilt und ist Gegenstand weiterer Untersuchungen (Swift 1990).

Interaktionen

Einige Kalziumantagonisten können zu einer, klinisch wohl meist nicht relevanten Erhöhung der Plasmadigoxinspiegel führen, während der Plasmadigitoxinspiegel nicht beeinflußt wird (Kirch et al. 1984).

Klinisch relevante Interaktionen

An klinisch relevanten Interaktionen wurden für *Nifedipin* Erhöhungen des Plasmatheophyllinspiegels (Harrod 1987) und des -phenytoinspiegels (Ahmad 1984), für *Verapamil* Erhöhungen des Plasmatheophyllinspiegels (Harrod 1987), des

Tabelle 2. Einige Kalziumantagonisten, die z. Z. noch erforscht werden

Substanz	Literatur
1. Dihydropyridinderivate	
Mepirodipin (ein Dihydropyridinstereoisomer)	Motomura u. Hashimoto (1990)
Niguldipin (mit α_1-adrenolytischer Wirkung)	Graziadei et al. (1989)
Oxodipin	Waner et al. (1990)
Benidipin	Maier-Lenz et al. (1988), Ishii (1989)
CD-349	Nomura et al. (1989)
CS-905	Oizumi et al. (1989)
CV-4093	Nagaoka et al. (1989), Morimoto et al. (1989)
Manidipin	Nagaoka u. Shibota (1989)
PN 200–110 (Isradipin)	Morris et al. (1988), Meyer et al. (1990), Yamada et al. (1990)
PY 108–068 (Darodipin)	Hof et al. (1982)
Sandoz 202 791	Hering et al. (1989)
S-312	Ninomiya et al. (1989)
8363-S	Wynsen et al. (1987)
KW-3049	Terada et al. (1987)
2. Phenylalkylamine	
Anipamil	MacLeod et al. (1989), Tabrizchi et al. (1989), Denniss et al. (1990)
Devapamil (Desmethoxyverapamil, D 888)	Erdmann u. Luttgau (1989)
RO 11-2933 (Tiapamilanalog)	Alaoui Jamali et al. (1989)
3. Benzothiazepine	
SQ 31,765 (ein Benzazepin)	Grover et al. (1989)
TA 3090 (8-Chlordiltiazem)	Bevan et al. (1989)
4. Chinoxalin- und Chinazolinonderivate	
Caroverin	Nayler (1990)
MCI	Hosono u. Taira (1987)

Weiterführende Literatur zu neueren Entwicklungen von Kalziumantagonisten findet sich u. a. bei Ohtsuka et al. (1989), Alker et al. (1990), Triggle u. Rampe (1989) sowie Wood (1989).

-carbamazepinspiegels (MacPhee et al. 1986), des -phenytoinspiegels (Ahmad 1984) und des -chinidinspiegels (Maisel et al. 1985), für *Diltiazem* ein erhöhter Plasmatheophyllinspiegel (Nafziger et al. 1989) und eine verstärkte Neurotoxizität von Carbamazepin (Kroemer 1986) berichtet. Eine intravenöse Kombination von Chinidin mit Verapamil kann zu relevanten Hypotensionen führen (Rosing und Epstein 1982). Rifampicin bewirkt durch Enzyminduktion einen rascheren Abbau von Verapamil (Rahn et al. 1985; Barbarasch et al. 1988).

Positive hämodynamische Interaktionen wurden aufgrund experimenteller Untersuchungen zwischen Diltiazem und Amrinon postuliert (Dagher et al. 1989).

Obwohl wiederholt positive Interaktionen von einigen Kalziumantagonisten (Diltiazem, Verapamil, Nicardipin) mit Cyclosporin (erhöhte Plasmaspiegel) beschrieben wurden (Grino et al. 1986; Pochet und Pirson 1986; Bourbigot et al.

1986; Lindholm u. Henricsson 1987; McNally et al. 1989), konnte in einer neueren, allerdings kleinen randomisierten, einfach-blinden placebokontrollierten Cross-over-Studie bei Herz- und Nierentransplantierten keine klinisch relevante Interaktion bestätigt werden (Roy et al. 1989).

Eine ausführliche Übersicht zum Thema Medikamenteninteraktionen mit Kalziumantagonisten findet sich bei Kirch et al. (1990).

Blutdruckunabhängige Effekte der Kalziumantagonisten

Zusätzliche Effekte der Kalziumantagonisten betreffen die Organ- und Zytoprotektion, Regression der Linksherzhypertrophie, Hemmung der Plättchenaggregation und die Beeinflussung der Atherogenese durch Hemmung von Zellproliferation und Migration, Protein- und Kollagensynthese und -sekretion, sowie des Cholesterintransports und -stoffwechsels. Zusätzlich könnten Kalziumantagonisten eine Rolle bei der zellulären Resistenz gegenüber Zytostatika spielen. Da extravaskuläre Effekte in diesem Artikel nicht diskutiert werden, sei auf die spezielle Literatur hingewiesen (Tabelle 3).

Tabelle 3. Einige blutdruckunabhängige Effekte der Kalziumantagonisten

Effekt	Literatur
1. Kalziumantagonisten und Niere	Bauer u. Reams (1987)
Renale Autoregulation und	Casellas u. Moore (1990)
tubuloglomerulärer Feedback	Mitchell u. Navar (1990)
Tubuläre Cyclosporintoxizität	Blaehr u. Friis (1990)
Angiotensin-II-Wirkung	Kageyma et al. (1990)
Potentieller renoprotektiver Effekt	
bei Hypertonie	Anderson (1989)
Hemmung der Mesangial-	
zellproliferation	Shultz u. Raij (1990)
Nierenversagen und Kalziumantagonisten	Fievet et al. (1989),
	Petho et al. (1989),
	Silverman et al. (1989),
	Krishna u. Narins (1989)
Gentamycinnephrotoxizität	Sokol et al. (1989)
2. Kalziumantagonisten und Nervensystem	
Transmitterfreisetzung aus sympathischen	Stjarne et al. (1990),
Nervenenden	Vidal et al. (1989)
Acetylcholinfreisetzung	Yokoyama u. Yagasaki
	(1990)
Met-Enkaphalinfreisetzung	Govoni et al. (1990)
Therapie der Krampfbereitschaft	Czuczawar et al. (1990),
	Meyer et al. (1990),
	Thomas (1990)
Alkoholentzug	Littleton et al. (1990)
Schlaganfalltherapie	Wong u. Haley (1990),
	Heiss et al. (1990)
Kalziumantagonisten und	
Fentanylanalgesie	Horvath et al. (1990)

34   E. Fritschka et al.

Tabelle 3. (Fortsetzung)

Effekt	Literatur
Hyperthermer und postulierter sympathikusstimulierender Effekt intraventrikulär applizierter Kalziumantagonisten	Palmi u. Sgaragli (1989) Damase-Michel et al. (1989)
Abnahme zentraler β-adrenerger Rezeptoren	Staneva-Stoytocheva (1990)
3. Kalziumantagonisten und Glukosestoffwechsel	
Kalziumantagonisten und Insulinsekretion	Kingma et al. (1990), Tuch et al. (1990)
Kalziumantagonisten und Glukosetransport	Westfall u. Sayeed (1990)
Günstiger Effekt von Verapamil auf die Insulinfreisetzung bei chronischer Niereninsuffizienz	Fadda et al. (1989)
4. Kalziumantagonisten und Spermatogenese	
Verapamil und Spermadichte, Spermamobilität sowie Spermaenergie-haushalt	Juneja et al. (1990)
Kein Einfluß von Verapamil auf die ^{45}Ca-Aufnahme von menschlichen Spermatozoen	Silvestroni u. Menditto (1989)
5. Kalziumantagonisten und Kalziumstoffwechsel	
Blutdrucksenkung durch Kalzium-antagonisten und Kalziumstoffwechsel	Resnick et al. (1989)
Osteoklasten	Teti et al. (1989)
6. Kalziumantagonisten und Multimedikamentenresistenz	
Zellulärer Auswärtstransport zytotoxischer Substanzen	Zernig (1990)
Rolle des P-Glykoproteins bei der Medikamentenresistenz	Greenberger et al. (1990)
Reversibilität der Resistenz durch Kalziumantagonisten	Alaoui Jamali et al. (1989), Bruno u. Slate (1990), Kiue et al. (1990)
Verapamil und Multimedikamenten-transporter in resistenten Tumorzellen	Raviv et al. (1990), McGrath et al. (1989)
Synergistischer Antitumoreffekt von Nifedipin und Cisplatin	Onoda et al. (1990)
7. Kalziumantagonisten und Gefäßerkrankungen	
Atherosklerose	Beitrag Haller, Spence (1989), Bernini et al. (1989), Gasser (1990), Etingin et al. (1990)
Hypertoniebedingte Vaskulopathien	van Zwieten (1989)
8. Kalziumantagonisten und Bronchokonstriktion	
Histamininduzierter Bronchospasmus	Malinowski et al. (1989)
Verapamil und Histaminfreisetzung aus basophilen Blutzellen	Hofman et al. (1990)
Nifedipin und Bronchokonstriktion bei Asthma	Marthan u. Woolcock (1989)

Tabelle 3. (Fortsetzung)

Effekt	Literatur
9. Kalziumantagonisten und Nebenniere	
Dihydropyridinrezeptor und	Murphy et al. (1990)
L-Kalziumkanal	
Aldosteronfreisetzung und	
Nitrendipin	Ganguly et al. (1990)
10. Kalziumantagonisten und Myokardprotektion	
Unterschiedliche Rolle der Stereo-	
isomere von Kalziumantagonisten	van Amsterdam et al. (1990)
Kalziumantagonisten und Myokardischämie	Kern (1989), Grover et al. (1989), Gibson (1989); Übersicht: Held et al. (1989)
Kalziumantagonisten und	Akhtar et al. (1989),
Herzarrhythmien	Levy (1989)
Verapamil und myokardiale	
Fettsäurenoxidation	Perna et al. (1989)
11. Kalziumantagonisten und Gastrointestinaltrakt	
Alkohol- und indomethacin-	
induzierte Magenulzera	Hertz u. Cloarec (1989)
Intestinale Motilität	De Ponti et al. (1990)
12. Kalziumantagonisten und Thrombozytenfunktion	
Erniedrigung der Plasmaspiegel	
von β-Thromboglobulin und	
Plättchenfaktor 4	Sengelv u. Winther (1989)
Hemmung der Thrombozytenaggregation	
und des Kalziumeinstroms	Fritschka et al. (1987)

Nifedipintyp

Die Dihydropyridingruppe umfaßt sowohl wirkstarke Antagonisten als auch Kalziumkanalaktivatoren, die den zellulären Kalziumeinstrom erhöhen und hier nicht diskutiert werden sollen. Die strukturellen Unterschiede zwischen Antagonisten und Agonisten sind klein (Triggle u. Rampe 1989).

Dihydropyridinderivate hemmen v. a. den Kalziumeinstrom durch den potentialsensitiven Kalziumkanal (PSC; Catterall 1988), welcher u. a. durch hohe extrazelluläre Kalziumkonzentrationen aktivierbar ist („langsamer Kanal"). Rezeptoroperierte Kalziumkanäle (ROC), die u. a. von Noradrenalin stimuliert werden, werden durch Dihydropyridinderivate gering, durch Diltiazem und Verapamil stärker beeinflußt. Hierbei könnte die Beeinflussung der α-adrenergen Rezeptoren durch Diltiazem und Verapamil eine Rolle spielen. ROC beeinflussen auch die Freisetzung von Kalziumionen aus intrazellulären Speichern (Saida u. van Breemen 1984). Dihydropyridinderivate konkurrieren um eine definierte Bindungsstelle am Kalziumkanal (Glossmann et al. 1985; Schwartz et al. 1988). Verapamil bindet an eine andere Bindungsstelle und vermindert hierdurch allosterisch die Bindung von Dihydropyridinderivaten um weniger als 40% (Snyder u. Reynolds

36   E. Fritschka et al.

1985). Diltiazem dagegen erhöht die Bindung von Dihydropyridinderivaten um
bis zu 50%, indem es an eine dritte verschiedene Bindungsstelle bindet (DePover
et al. 1982; Yamamura et al. 1982). Umgekehrt vermindern Dihydropyridinderivate die Bindung von Verapamil um bis zu 50% (Galizzi et al. 1984) und erhöhen
die von Diltiazem um bis zu 50% (Glossmann u. Ferry 1983; Glossmann et al.
1987). Hieraus könnte abgeleitet werden, daß die Kombination von Dihydropyridinderivaten und Diltiazem ebenfalls zu einer Verstärkung der pharmakologischen Wirkung führt.

Nifedipin

Chemische Struktur

Dihydropyridinderivate sind in Wasser unlöslich und mit Ausnahme von Felodipin
und Amlodipin (s. unten) sehr lichtempfindlich. Tages- oder UV-Licht bewirkt
eine rasche Inaktivierung von Nifedipin.

Wirkmechanismus

In vitro wird die durch Kaliumdepolarisation hervorgerufene Kontraktion von
isolierten Kaninchenaortenmuskelstreifen mit einer IC_{50} von $8 \cdot 10^{-9}$ mol/l
gehemmt (Towart 1982). Nifedipin hemmt die kalziuminduzierte Kontraktion von
Gefäß- und Herzmuskelpräparaten äquipotent (Kazda et al. 1980).

Pharmakologie

Nifedipin ist ein Dihydropyridinkalziumantagonist mit vasodilatatierender Wirkung, welche sich auch auf die Koronargefäße erstreckt.
    Nifedipin wird nach oraler Gabe zu mehr als 95% absorbiert. Die Bioverfügbar-
keit beträgt 65–75%. Nifedipin wird hauptsächlich in der Leber metabolisiert, und
85% der Metaboliten werden über den Urin (15% über den Stuhl) ausgeschieden.
Da die hepatische Clearance nur ca. 65% der Gesamtkörperclearance beträgt,
dürfte aber auch außerhalb der Leber ein gewisser Teil von Nifedipin verstoffwechselt werden (Challenor et al. 1987). Die Proteinbindung liegt bei 95%.
    Das Maximum der antihypertensiven Wirkung wird nach oraler Gabe von
Nifedipin nach ca. 30–60 min. erreicht. Nach sublingualer Gabe setzt die Wirkung
bereits nach 5–10 min ein. Die Halbwertszeit liegt nach oraler Gabe bei etwa 2–3
h (Stone et al. 1980), die Wirkdauer etwa bei 7 h (Taburet et al. 1983). Das
Verteilungsvolumen beträgt 1,4–2,2 l/kg KG und die Clearance 42 l/h. Bei alten
Patienten im Vergleich zu jungen Patienten wurde über erhöhte Plasmaspitzenspiegel und eine erhöhte AUC (Fläche unter der Plasmakonzentrations-Zeit-

Kurve) eine verminderte Plasmaclearance und eine verlängerte Halbwertszeit von Nifedipin berichtet (Robertson et al. 1988). Bei Patienten mit Leberzirrhose sind die Eliminationshalbwertszeit um das 4fache und die AUC um das 2fache erhöht (Ene u. Roberts 1987).

In der Retardpräparation liegt die Wirkdauer bei ca. 12 h. Nifedipin weist in therapeutischen Dosen keine negativ-chronotropen und negativ-dromotropen Wirkungen auf. Die hämodynamischen Veränderungen sind durch Senkung des peripheren Widerstandes, jedoch auch im Unterschied zu Verapamil und Diltiazem durch Senkung des (erhöhten) pulmonalen kapillaren Verschlußdrucks charakterisiert (Magometschnigg 1983). Da Nifedipin keinen klinisch relevanten negativ-inotropen Effekt besitzt, kommt es nach Blutdrucksenkung initial zu einer leichten reflektorischen Herzfrequenzsteigerung (Lederballe Pederson 1980).

Nifedipin wird wie die meisten anderen Kalziumantagonisten zu einem gewissen Teil in der Muttermilch ausgeschieden (Penny u. Lewis 1989).

Klinische Pharmakologie

In der chronischen Therapie von Patienten mit arterieller Hypertonie (WHO-Stadium I–II) liegt die Responderrate bei ca. 80% (Klein et al. 1983). Die applizierten Dosen betragen 3 mal 10–30 mg Nifedipin/Tag oder 2 mal 20–40 mg Nifedipin-retard/Tag. Die blutdrucksenkende Wirkung von Nifedipin hängt von der Höhe des Ausgangsblutdrucks ab (Erne et al. 1983), so daß die Wirkung bei normalem Blutdruck gering, jedoch bei hohem Blutdruck sehr ausgeprägt ist (Olivari et al. 1979). Nach Nifedipingabe kommt es initial zu einer Zunahme der Urinvolumina und der Natriumausscheidung (Leonetti et al. 1982). In der chronischen antihypertensiven Therapie kommt es zu keiner Veränderung von Herzfrequenz, Blutdruckvariabilität und Plasmareninaktivität (McLeay et al. 1983).

Bei Nifedipin betrug die Blutdrucksenkung unter 2 mal 20 mg/Tag (n = 11) nach 6 Wochen 21/13 mmHg (Kiowski et al. 1983), unter 3 mal 10 mg/Tag (n = 9) 35/25 mmHg (McLeay et al. 1983), unter 4 mal 10 mg/Tag 33/25 mmHg (Olivari et al. 1979) und unter 30–60 mg/Tag 25/17 mmHg (Lederballe Pederson et al. 1980, 1981 a, b).

Nach oraler oder sublingualer Gabe führt Nifedipin innerhalb von 15 min zu einer Blutdrucksenkung bei krisenhaften Blutdruckanstiegen, wobei nur selten Nebenwirkungen einer zu raschen und zu ausgeprägten Blutdrucksenkung beobachtet werden, so daß sich Nifedipin in der sublingual applizierbaren Galenik als ein Mittel erster Wahl bei hypertensiven Notfällen etabliert hat (Beer et al. 1981; Bertel et al. 1983; Davidson et al. 1985; Distler u. Fritschka 1990). Bei krisenhafter Blutdruckerhöhung empfiehlt sich eine Dosierung von initial 5–10 mg, wobei nach 10–15 min die Gabe wiederholt werden kann, falls die erwünschte Blutdrucksenkung um ca. −25% des Ausgangsblutdrucks nicht erreicht wird (Distler u. Fritschka 1990). Die Dauer der Wirkung nach sublingualer Applikation beträgt ca. 2–3 h. Die Wirkung des rein sublingual applizierten Kapselinhalts ist nach neueren Erkenntnissen langsamer einsetzend, als nach Schlucken des Kapselinhalts, so daß kein gesicherter Vorteil der rein sublingualen Gabe besteht (Van Harten et al. 1987).

Der Belastungsblutdruck wird durch Nifedipin gesenkt (Lund-Johansen 1985). Nifedipin ist von Vorteil in der antihypertensiven Therapie bei Patienten mit koronarer Herzerkrankung und bei Patienten mit Herzinsuffizienz und erhaltener systolischer Ventrikelfunktion (Given et al. 1985). Die Kombination von β-Blokkern mit Nifedipin führt zu einer zusätzlichen Verstärkung der Blutdrucksenkung und zu einer Verminderung der Nebenwirkungen, die auf einer reflektorischen Aktivierung des sympathischen Nervensystems beruhen (Ogilvie et al. 1985). Bei therapierefraktärer Hypertonie ist Nifedipin als zusätzlicher Vasodilatator ebenso wirksam wie Hydralazin, wobei weniger Nebenwirkungen beobachtet werden (Murphy et al. 1984). Nifedipin ist auch bei älteren Patienten einsetzbar (Stressmann et al. 1985). Bei der Behandlung von Patienten mit chronischer Niereninsuffizienz wurde Nifedipin (Tabletten) eingesetzt, ohne daß eine Verschlechterung der Nierenleistung beobachtet wurde, wenn der Blutdruck ausreichend gesenkt werden konnte (Austin et al. 1983; Bursztyn et al. 1985). Bei Verschlechterung der Hämodynamik kann es jedoch gelegentlich auch unter Nifedipin zu einer Abnahme der Nierenleistung kommen (Diamond et al. 1984).

Nitrendipin

Chemische Struktur

Chemisch unterscheidet sich Nitrendipin von Nifedipin vor allem durch unterschiedliche Ester in 3,5-Position des heterozyklischen Rings und hinsichtlich der pharmakologischen Wirkung durch eine höhere vaskuläre Selektivität und längere Wirkdauer.

Wirkmechanismus

Im Vergleich mit anderen Kalziumantagonisten ist Nitrendipin ein mindestens gleich starker Vasodilatator. Die negativ inotrope Wirkung ist im Vergleich zu Verapamil und Nifedipin aber schwächer. Hieraus ergibt sich nach Ansicht einiger Autoren ein günstiges Verhältnis von Vasodilatation zu negativ inotroper Wirkung (Scriabine und Kazda 1989).

Die relative vaskuläre Selektivität von Nitrendipin (Triggle und Janis 1984) bewirkt, daß diese Substanz wie Nisoldipin die Kontraktion des glatten Gefäßmuskel ca. 80–100 × potenter als die kontraktile Aktivität des Herzmuskel hemmt (Nayler 1990). Durch Kaliumdepolarisation kontrahierte Aortenstreifen werden mit einer IC_{50} von 3×10^{-9} mol/l gehemmt (Towart 1982). Die intravenöse Gabe von Nitrendipin senkt den Blutdruck bei narkotisierten Hunden durch Abnahme des peripheren Widerstandes, bei Zunahme des Herzzeitvolumens und der Kontraktilität. Bei unverändertem Schlagvolumen wird der linksventrikuläre enddiastolische Druck leicht gesenkt und der koronare Blutfluß dosisabhängig gesteigert. Der Blutfluß im Skelettmuskel wird dosisabhängig erhöht (Stoepel et al. 1981, Knorr et al. 1986).

Pharmakologie

Die Resorption liegt bei 90%, die Bioverfügbarkeit wird mit 10–30% angegeben.

Die maximale Plasmakonzentration nach Einnahme von 20–40 mg p. os. wird nach ca. 1–2 Stunden erreicht. Die Plasma-Halbwertszeit (β) liegt zwischen 8 und 11 Stunden (Andren et al. 1982, Hansson et al. 1983, Mikus et al. 1987). Nach Kann et al. (1984) wurde C_{max} für die 20 mg Tablette mit 9,4 ± 6,5 (ng/ml), T_{max} mit 1,56 ± 1,01 h, AUC (Fläche unter der Plasma-Konzentrations-Zeitkurve) mit 29,5 ± 27,4 (h × ng/ml), die Halbwertszeit mit 6,75 ± 4,21 h und die Clearance mit 11,3 l/min bestimmt (n = 22). Das Verteilungsvolumen liegt bei 6,6 l/kg und die Proteinbindung bei 98%. Die pharmakokinetischen Parameter sind altersabhängig. Bei älteren weißen Patienten kann die Halbwertszeit bis 20 Stunden verlängert und die AUC signifikant erhöht sein, so daß einige ältere Patienten von der Einmaldosierung profitieren können (Lettieri et al. 1988). Eine Akkumulation von Nitrendipin konnte bei alten Patienten nicht nachgewiesen werden (Crome et al. 1989).

Die Plasma-Halbwertszeit von Nitrendipin ist bei Patienten mit chronischen Lebererkrankungen (Lasseter et al. 1984; Eichelbaum et al. 1988), nicht jedoch bei Niereninsuffizienz (Aronoff et al. 1984, 1985, van Bortel et al. 1989), deutlich verlängert. Bei Patienten mit Leberzirrhose beträgt die Halbwertszeit 19,6 Stunden (Eichelbaum et al. 1988). Akkumulation von Nitrendipin wurde auch bei Patienten mit Hepatitis gefunden (Dylewicz et al. 1987). Die Urinausscheidung der 4 wichtigsten Metaboliten in der unkonjungierten Form beträgt 26,8–35,3% der applizierten Dosis, während ca. 60% der Metaboliten über den Stuhl ausgeschieden werden (Kann et al. 1984).

Klinische Pharmakologie

Nitrendipin zeichnet sich nach Einmalgabe gegenüber Nifedipin durch eine länger blutdrucksenkende Wirkung (bis 24 Stunden) aus. Nitrendipin hat in der klinischen Applikation keine negativ inotropen und chronotropen Wirkungen. In der Langzeittherapie kommt es zu einer geringen Steigerung der Herzfrequenz (Fritschka et al. 1984). Bei der chronischen Applikation von 2 × 20–2 × 40 mg sinkt der diastolische Blutdruck bei Patienten mit arterieller Hypertonie (WHO I–II) systolisch um ca. 25 und diastolisch um ca. 15 mmHg ab (Fritschka et al. 1984). Die Responderrate liegt bei 60–80% (Esper et al. 1984). Bei etwa 20% der Patienten kann die Dosis ohne Wirkverlust nach etwa 2–3 Wochen reduziert werden (Tourkantonis et al. 1984). Über Tachyphylaxie wurde nicht berichtet.

Ein großer Teil der Patienten kann mit der Einmalgabe von 20–40 mg/die eingestellt werden (Black u. Vlachakis 1984). Nitrendipin erwies sich in zahlreichen Studien, sowohl unter Verwendung der unblutigen ambulanten 24 Stunden Blutdruckmessung, als auch bei intraarterieller kontinuierlicher Blutdruckmessung in einer Dosierung von 20 mg. 1 × täglich eingenommen, als blutdrucksenkend über 24 Stunden unter Alltagsbedingungen. Dabei werden die im Biorhythmus nachts abfallenden Bltudruckwerte nicht weiter gesenkt.

Die blutdrucksenkende Wirkung von Nitrendipin korreliert ebenfalls positiv mit dem Ausgangsblutdruck und dem Lebensalter der Patienten (Müller et al. 1984). Die Blutdruckwerte unter ergometrischer Belastung werden vermindert (Franz und Wiewel 1984). Initial kommt es zu einer Steigerung der Urinvolumina und der Natriumexkretion (Thananopavarn et al. 1984).

Die blutdrucksenkende Wirkung von Nitrendipin ist mit der von Propranolol vergleichbar (Fritschka et al. 1984). Da Nitrendipin im höheren Alter eher deutlicher den Blutdruck senkt, kann in dieser Altersgruppe und bei milder Hypertonie oftmals mit einer Dosierung von 1 × 10 mg/die begonnen werden.

Die Applikation von Nitrendipin mit einer osmotischen Pumpe (Osmet), die zu einem sanfteren Verlauf der Plasmaspiegel führte, war im Vergleich zu der herkömmlichen Tablettenform geeignet, die Rate von Einnahme assoziierten Nebenwirkungen (Cephalgien) zu senken (Soons et al. 1989).

Nisoldipin

Chemische Struktur

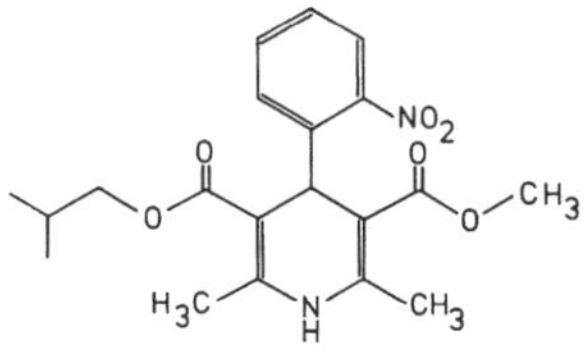

Nisoldipin unterscheidet sich von Nifedipin durch den Ersatz einer Methyl- durch eine Isobutylseitengruppe an einer der beiden Estergruppen. Hierdurch erhält Nisoldipin im Vergleich zu Nifedipin eine höhere vaskuläre Selektivität und eine längere Wirkdauer (Kazda et al. 1987).

Wirkmechanismus

Nisoldipin bindet sich an den inaktivierten Kalziumkanal und hemmt den transmembranösen Kalziumeinstrom in erregten Gefäß- und in 100- bis 1000fach höherer Konzentration auch in Herzmuskelzellen (Kazda et al. 1980; Godfraind 1987b). Die Hemmung der Gefäßmuskelzellkontraktion hält im Vergleich zu Nifedipin 3mal länger an, was vermutlich auf eine langsamere Dissoziation vom Kalziumkanalrezeptor zurückzuführen ist (Pan et al. 1983). Nisoldipin hemmt im Vergleich zu Nifedipin die Kontraktion von menschlichen Koronararterien und der A. mammaria 10- bis 20mal stärker (Godfraind et al. 1987a, b). Die vaskuläre Selektivität ist ca. 100mal höher als die von Nifedipin, die negative Inotropie ist 5- bis 10mal geringer als die von Nifedipin, (Godfraind et al. 1987b).

Die relative vasodilatierende Wirkung am Unterarm (EC_{50}) beträgt für Nisoldipin 13,5 im Vergleich zu 1 bei Nifedipin und zu 2,2 bei Nitrendipin (Greafe et al. 1987).

Nisoldipin hat zusätzlich eine natriuretische und diuretische Wirkung, die wahrscheinlich auf einen direkten tubulären Effekt zurückzuführen ist (Kauker et al.

1987). Beim experimentellen ischämischen und glyzerininduzierten Nierenversagen übt Nisoldipin einen protektiven Effekt aus (Hirth et al. 1987). Nisoldipin weist nach einer Untersuchung beim Kaninchen offenbar keine antiatherogene und antiaggregatorische Wirkung auf (Nayler et al. 1987).

Pharmakologie

Die Bioverfügbarkeit einer oral applizierten Dosis beträgt 8–9%. 99,7% von Nisoldipin werden an Plasmaproteine gebunden (Ahr et al. 1987). Die maximale Plasmakonzentration wird nach ca. 0,4–1,7 h erreicht. Das Verteilungsvolumen wurde mit ca. 5,9 l/kg KG bestimmt.

Die terminale Halbwertszeit von Nisoldipin beträgt 10–12 h (Ahr et al. 1987). 0,1% der unveränderten Substanz und 90% der zugeführten Dosis als Metaboliten werden mit dem Urin ausgeschieden. Im Urin wurden 2 Haupt- und 3 weitere Metaboliten von Nisoldipin nachgewiesen (Scherling et al. 1987). Die Clearance liegt bei 50 l/h. Die Pharmakokinetik von Nisoldipin wird durch ein Lebensalter bis zu 84 Jahren nicht beeinflußt (Van Harten et al. 1989a).

Die Eliminationshalbwertszeit nach intravenöser Gabe von Nisoldipin beträgt 4 h. Cimetidin beeinflußt nicht die Halbwertszeit, erhöht aber gering die Bioverfügbarkeit, was keine hämodynamischen Auswirkungen hat (Van Harten et al. 1988a).

Die Elimination von Nisoldipin ist bei Niereninsuffizienz unverändert (Van Harten et al. 1989b) und bei Leberzirrhose deutlich verzögert (Van Harten et al. 1988b). Eine Hämodialyse verändert nicht die Pharmakokinetik von Nisoldipin.

Im Dialysat von Hämodialysepatienten konnte Nisoldipin nicht nachgewiesen werden (Boelaert et al. 1988). Die maximale Konzentration der ^{14}C-Nisoldipingesamtradioaktivität in Hunde- oder Rattenfeten betrug 17% von der im mütterlichen Plasma. Die maximale Konzentration in der Milch laktierender Ratten betrug ca. 30% der Plasmakonzentration (Ahr et al. 1988).

Interaktionen

Keine Interaktionen wurden beobachtet zwischen Nisoldipin und Acetyldigoxin oder Digitoxin. Die präsystemische Elimination von Nisoldipin wird durch Cimetidin beeinträchtigt (Abernethy u. Schwartz 1988).

Unter einer Kombinationsmedikation von Nisoldipin mit Propranolol oder Atenolol nehmen die AUC (Fläche unter der Plasmakonzentrations-Zeit-Kurve von Nisoldipin unter Propranololmedikation) und die Plasmaspitzenkonzentration (unter Propranolol oder Atenolol) signifikant zu (Meredith et al. 1988). Nisoldipin erhöht die AUC (+ 43%) und die Plasmaspitzenkonzentration (+ C_{max} 68%) von Propranolol (Levine et al. 1988).

Klinische Pharmakologie

Nisoldipin vermindert in einer Dosis von 5 mg bei Patienten mit essentieller Hypertonie den mittleren arteriellen Druck (in Ruhe und unter Belastung) und den Pulmonalarteriendruck sowie den ANP-Anstieg unter Belastung signifikant (Akioka et al. 1987).

Für die Behandlung von Patienten mit essentieller Hypertonie und Angina pectoris werden 1- bis 2mal 10 mg (bzw. 1mal 20 mg) Nisoldipin/Tag empfohlen (Cagatay et al. 1987). Eine 24stündige Blutdrucksenkung durch die Einmalgabe von 10–20 mg Nisoldipin/Tag wurde kürzlich in Frage gestellt (Brigden et al. 1989). Die meisten Patienten mit essentieller Hypertonie sind in der Regel mit 20–40 mg Nisoldipin/Tag in Ruhe und unter Belastung hinsichtlich des Blutdrucks gut einstellbar (Lund-Johansen u. Omvik 1987).

Bei Patienten mit Angina pectoris (Review: Friedel et al. 1988) nimmt die Häufigkeit von Anfällen pro Woche um ca. 67% ab (Deeg et al. 1987). Bei Patienten mit Niereninsuffizienz sind die pharmakokinetischen Parameter nicht relevant verändert. Die Standarddosierung beträgt 2mal 5–10 mg/Tag.

Nicardipin

Chemische Struktur

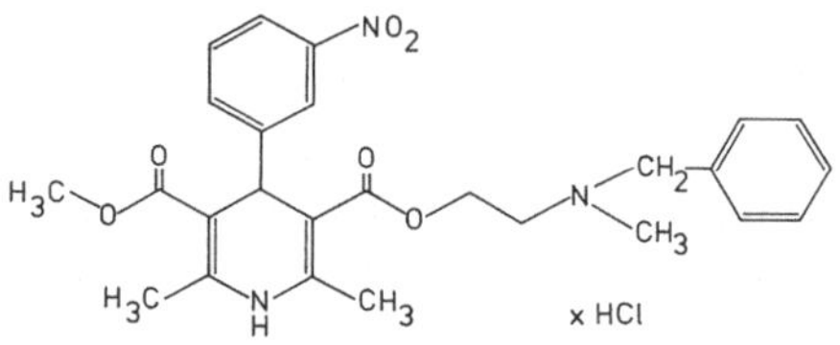

Strukturformel

Die Synthese dieses wasserlöslichen Dihydropyridinderivates (Yamanouchi) wurde erstmals 1979 berichtet (Iwanami et al. 1979).

Wirkmechanismus

Nicardipin ist ein Dihydropyridinderivat mit peripherer vasodilatierender und koronardilatierender Wirkung analog zu Nifedipin.

Pharmakologie

Nach oraler Gabe werden ca. 90–95% absorbiert. Die Gesamtclearance nach i. v-Gabe beträgt $0{,}48 \pm 0{,}18$ l/h/kg KG (SD) und die β-Halbwertszeit 5 ± 3 h (Dow u. Graham 1986). Die Clearance nach oraler Gabe liegt bei 35 l/h und die Halbwertszeit bei 4–7 h.

Die Plasmaproteinbindung beträgt 98–99% (Urien et al. 1985). Nicardipin wird hepatisch metabolisiert (Rush et al. 1986), die Metaboliten werden zu 60% über den Urin und zu 40% fäkal ausgeschieden.

Klinische Pharmakologie

Nicardipin wird in einer Dosierung von 2- bis 3mal 20–30 mg/Tag appliziert. Nicardipin senkt den Ruhe- und den Belastungsblutdruck bei Patienten mit arterieller Hypertonie und führt zu einer etwa gleich starken Blutdrucksenkung wie Nifedipin (Iliopoulou et al. 1983).

Nicardipin verursacht einen dosisabhängigen Blutdruckabfall und einen Abfall des peripheren Widerstandes zusammen mit einem Anstieg der Pulsfrequenz bei sehr geringer Venodilatation (Singh und Josephson 1990). In einer Untersuchung an 2184 Patienten konnte keine Altersabhängigkeit der Blutdrucksenkung gefunden werden. Die beobachtete Inzidenz von Nebenwirkungen war bei älteren Patienten jedoch geringer als bei jüngeren Patienten (Leonetti et al. 1988). 66–69% der Patienten konnten mit Monotherapie eingestellt werden. Die Responderrate unterschied sich bei jüngeren und älteren Patienten nicht. In einer anderen Untersuchung an 31 Patienten im Alter von 57–95 Jahre senkte eine mittlere Dosis von 69 mg Nicardipin/Tag den nach 4 Wochen gemessenen Blutdruck von 186/96 auf 150/83 mmHg (Forette et al. 1989).

Die Blutdrucksenkung (systolisch/diastolisch) unter 3mal 30 mg Nicardipin betrug in einer randomisierten Doppelblindstudie an 151 Patienten nach 4wöchiger Therapie 10/6 mmHg und war damit vergleichbar mit 2mal 25 mg Hydrochlorothiazid/Tag (Fagan et al. 1989).

In einer größeren Untersuchung an 715 Patienten mit milder bis mäßiger Hypertonie, die mit einer Nicardipinmonotherapie behandelt wurden (65% von 1106 eingeschlossenen Patienten), war die Blutdrucksenkung ausgeprägter. Nach 12 Wochen unter 3mal 20 mg Nicardipin/Tag bzw. 2mal 40 mg/Tag wurde eine Blutdrucksenkung von 30 mm Hg systolisch und 17 mmHg diastolisch festgestellt. Hierbei ist aber zu berücksichtigen, daß die „Nonresponder" (> 160/95 mmHg) während der Untersuchung einer Kombinationsbehandlung zugeführt wurden (Leonetti et al. 1987).

Nicardipin scheint eine größere Zunahme des Koronarsinusblutflusses zu bewirken als andere Kalziumantagonisten (Singh u. Josephson 1990). Über klinische Erfahrungen mit der intravenösen Gabe von Nicardipin bei Patienten mit Angina pectoris wurde berichtet (Silke et al. 1985). Nicardipin wurde in einer Untersuchung auch bei 67 Patienten mit Subarchnoidalblutung eingesetzt, wobei die erzielten Ergebnisse eine dosisabhängige Reduktion der Inzidenz von Gefäßspasmen nahelegten (Flamm 1989).

Der Plasmadigoxinspiegel wurde nach einer Untersuchung unter einer Dosis von 3mal 20 mg/Tag nur nichtsignifikant um 15% erhöht (Lessem u. Bellinetto 1983).

Die Plasmaspiegel von Nicardipin sind bei Patienten mit chronischer Niereninsuffizienz in der Regel höher als bei Patienten mit normaler Nierenleistung (Clair et al. 1985; Lee et al. 1986).

Nimodipin

Chemische Struktur

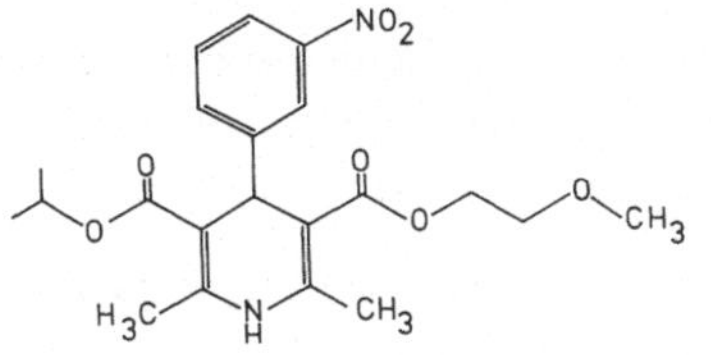

Strukturformel

Nimodipin ist ein Dihydropyridinderivat, das im Vergleich zu Nifedipin in 3,5-Position am heterozyklischen Rang asymmetrische Substituenten aufweist.

Wirkmechanismus

Dieser Kalziumantagonist besitzt eine bemerkenswerte Wirkung auf die zerebralen Gefäße. Nimodipin inhibiert die kaliuminduzierte Kontraktion von Koronararterien und von Streifen der A. basilaris zu 50–60% in einer Konzentration von $1 \cdot 10^{-9}$ mol/l und vollständig in einer Konzentration von $1 \cdot 10^{-8}$ mol/l; (im Vergleich dazu: Verapamil in einer Konzentration von 10^{-6} mol/l; Fleckenstein 1983). Aufgrund dieser Eigenschaften konnten Kazda u. Hoffmeister bei Katzen zeigen (1979), daß die postischämische Störung der zerebralen Reperfusion durch Nimodipin günstig beeinflußt wird: die Mortalität der Tiere konnte von 90% auf 10% gesenkt werden. An der A. basilaris des Kaninchens, nicht jedoch an der A. femoralis, hemmt Nimodipin auch eine serotonininduzierte Dauerkontraktion (Towert 1981).

Pharmakologie

Die Absorption liegt bei 95%, die Bioverfügbarkeit von Nimodipin beträgt 3–10% und liegt damit niedriger als die von Nifedipin. Die maximale Wirkung setzt nach 0,5–1,5 h ein (orale Gabe) bzw. nach 3 min (i. v.-Gabe). Die Halbwertszeit beträgt 2–3 h. Nach i. v.-Gabe (30 µg/kg KG/min) liegt die Halbwertszeit bei 1 h. Das Verteilungsvolumen liegt bei 0,9 l/kg KG und die Clearance bei 60 l/h. Die Proteinbindung liegt bei 98%.

Klinische Pharmakologie

Nimodipin ist lipophiler als die meisten anderen Dihydropyridinderivate und hat, obwohl auch blutdrucksenkend wirksam, klinisch v. a. Bedeutung bei der Behandlung zerebrovaskulärer Erkrankungen erlangt.

Klinische Untersuchungen wurden zur Wirkung von Nimodipin bei Subarachnoidalblutung und bei ischämischem zerebrovaskulärem Insult durchgeführt. In einer prospektiven randomisierten placebokontrollierten Studie an 125 Patienten wurde durch den Einsatz von Nimodipin die Zahl der nach 21 Behandlungstagen festgestellten neurologischen Ausfälle reduziert (Allen et al. 1983). Nimodipin könnte daher von Vorteil bei der Prävention von zerebralen Vasospasmen sein, wobei geringere Effekte zu erwarten sind, wenn die Spasmen bereits eingetreten sind (Payen et al. 1989). In keiner der bisherigen Untersuchungen konnte allerdings eine Reduktion der Inzidenz von angiographisch nachweisbaren Vasospasmen gezeigt werden (Langley u. Sorkin 1989).

Bei 164 Patienten mit akutem ischämischem Insult konnte unter Nimodipin nach 4 Wochen eine geringere Zahl von Todesfällen (6 vs. 18) in der Placebogruppe festgestellt werden (Gelmers et al. 1985).

In einer weiteren Studie an 186 Patienten mit Schlaganfall konnten unter Nimodipin nach einer 6monatigen Beobachtungszeit allerdings nur bei Männern bessere neurologische Resultate erzielt werden (Gelmers et al. 1988).

Tierexperimentell wurde unter den Bedingungen einer globalen zerebralen Ischämie unter Dihydropyridinderivaten ein geringerer ATP-Verbrauch festgestellt (Rudin und Sauter 1989). Bei Patienten mit akutem ischämischem Schlaganfall konnten unter 2 mg Nimodipin/h für 5 Tage mit nachfolgender Gabe von 120 mg Nimodipin/Tag Unterschiede in dem regionalen Glukoseverbrauch festgestellt werden, die allerdings nicht das Infarktgebiet direkt betrafen (Heiss et al. 1990). Der Mechanismus der zerebroprotektiven Wirkung von Nimodipin könnte daher über eine Beeinflussung der regionalen Blutzufuhr hinausgehen.

Wenn auch Unklarheiten über den Wirkmechanismus des lipophilen Kalziumtagonisten Nimodipin bestehen, spricht die Mehrzahl der Befunde eher für den Einsatz bei Subarachnoidalblutungen oder akutem ischämischem Schlaganfall (Wong u. Haley 1990). Mögliche von der direkten Beeinflussung des Kalziumkanals unabhängige intrazelluläre Wirkmechanismen von Kalziumantagonisten wurden kürzlich von Zernig (1990) zusammengefaßt. In Deutschland und in den USA (DiPalma 1989) ist Nimodipin für den Einsatz bei Patienten mit Subarachnoidalblutung zugelassen.

Es wird empfohlen, die i. v.-Behandlung (7,5–30 µg/kg KG/h) nicht später als 4 Tage nach der Blutung zu beginnen und mindestens bis zum 10. Tag fortzusetzen. Danach sollte die Behandlung oral für mindestens weitere 7 Tage in einer Dosierung von 6mal 30 mg/Tag p. o. fortgesetzt werden. Regelmäßige Blutdruckkontrollen sollten zur Vermeidung unerwünschter Hypotensionen vorgenommen werden, wobei die Blutdrucksenkung in der Regel nicht mehr als 20% betragen sollte.

Nilvadipin

Struktur

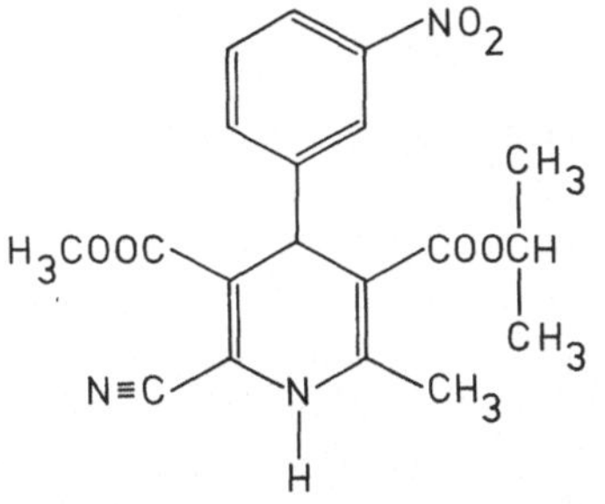

Nilvadipin ist ein Dihydropyridinderivat mit einer im Vergleich zu Nifedipin 2- bis 3mal längeren Wirkdauer (Ohtsuka et al. 1983).

Wirkmechanismus

Die vasodilatierende Wirkung an Gefäßstreifen ist stärker als die von Nifedipin. Die kaliuminduzierte Kontraktion von Koronararterienstreifen des Hundes werden stärker gehemmt als die noradrenalininduzierten Kontraktionen. Im Vergleich zu Nicardipin scheint die venodilatierende Wirkung von Nilvadipin stärker zu sein (Ohtsuka et al. 1989). Nilvadipin übt auf isolierte Vorhöfe von Meerschweinchenherzen einen stärkeren negativ-chronotropen Effekt aus als Nifedipin. Es hat aber auf die AV-Überleitungszeit einen geringeren Effekt als Nifedipin.

Pharmakologie

Maximale Plasmaspiegel werden nach oraler Gabe einer Lösung nach ca. 40 min (0,6–0,7 h) erreicht (Cheung et al. 1988 a, b). Nach oraler Gabe von retardierten Pellets werden innerhalb von 2–3 h maximale Plasmaspiegel erreicht. Nach Gabe einer 4-mg-Tablette Nilavadipin kommt es innerhalb von 60 min zu einer signifikanten Blutdrucksenkung (Takabatake et al. 1987). Bei einer wiederholten Gabe von 6–12 mg Nilvadipin kommt es zu keiner Kumulation der Plasmaspiegel (Cheung et al. 1989).

Infolge eines ausgeprägten „First-pass-Effekts" liegt die Bioverfügbarkeit unter 20%. Die Plasmaproteinbindung liegt bei 98–99% (Niwa et al. 1987). Die systemische Verfügbarkeit liegt bei 14–19%, das apparente Verteilungsvolumen bei 3,9 l/kg KG.

Nilvadipin wird in der Leber rasch und fast vollständig in polare, pharmakodynamisch inaktive Metaboliten umgewandelt. Bei der Elimination erscheint im Urin nur 0,1%, in den Fäzes weniger als 0,2% der oralen Dosis als unveränderte Substanz. Die Metaboliten werden zu 70–80% renal und der Rest mit den Fäzes ausgeschieden.

Die Plasmahalbwertszeit (β-Halbwertszeit) beträgt nach Gabe von 2, 4 oder 6 mg bei Normalpersonen 11,0 ± 2,3 h und die hepatische Clearance ca. 1,08 l/kg KG/h (Terakawa et al. 1987).

Klinische Pharmakologie

Niereninsuffizienz und Alter haben keinen Einfluß auf die Elimination oder andere pharmakokinetische Parameter (Ohkura et al. 1986). Bei Störungen der Leberfunktion ist wie bei anderen Kalziumantagonisten infolge eines verminderten „First-pass-Effekts" mit einer höheren Bioverfügbarkeit zu rechnen. Bei Patienten mit Leberzirrhose sind die Plasmaspiegelmaxima im Mittel um das 1,7fache und das Ausmaß der Bioverfügbarkeit (AUC: Fläche unter der Plasma-Zeit-Kurve) um das 2,7fache erhöht. Nilvadipin erhöhte den Plasmadigoxinspiegel um bis zu 20% (Baha et al. 1988; Sato et al. 1986).

In Japan durchgeführte Studien ergaben bei der Langzeitapplikation von 2mal 2–6 mg Nilvadipin/Tag eine befriedigende Blutdrucksenkung in der Mono- oder Kombinationstherapie (Kajiawara et al. 1985; Mizuno et al. 1986; Ishii et al. 1986).

In einer „Single-dose-Studie" an 54 Patienten mit Hypertonie war die blutdrucksenkende Wirkung von 4–8 mg Nilvadipin mit der von 10 mg Nifedipin vergleichbar. In einer weiteren Untersuchung war Nilvadipin in einer Dosierung von 8–16 mg/Tag ebenso wirksam wie 3mal 10–20 mg Nifedipin. Kein signifikanter Unterschied zeigte sich ebenfalls in einer Vergleichsstudie von Nilvadipin mit Nitrendipin. Hierbei wurden 1mal 8–16 mg Nilvadipin/Tag mit 1- bis 2mal 20 mg Nitrendipin/Tag verglichen, ohne daß bei einer der beiden Dosen ein signifikanter Unterschied hinsichtlich der Blutdrucksenkung festgestellt werden konnte. Auch bei einem Vergleich von Nilvadipin mit Enalapril ergab sich kein signifikanter Unterschied. Die Responderrate in bezug auf die blutdrucksenkende Wirkung liegt wie die anderer Kalziumantagonisten bei 70% (Kuramoto et al. 1989).

In einer japanischen Untersuchung wurde Nilvadipin mit Nicardipin verglichen (Ikeda et al., in press). Hierbei war Nilvadipin bei Patienten mit diastolischen Blutdruckwerten von 95–120 mmHg in einer Dosierung von 2–4 mg/Tag gleich stark blutdrucksenkend wirksam wie Nicardipin in einer Dosierung von 3mal 10–20 mg/Tag.

Bei Patienten mit Herzinsuffizienz senkt die akute Gabe von Nilvadipin den mittleren Pulmonalarteriendruck und erhöht das Herzzeitvolumen (Sato et al. 1990), während der rechte Vorhofdruck unbeeinflußt bleibt, obwohl Nilvadipin in vitro eine stärkere venodilatierende Wirkung aufweist als z. B. Nifedipin.

Nilvadipin ist in einer Dosierung von 2mal 4 mg/Tag antianginös wirksam (Kishida et al. 1988). Bei Patienten mit stabiler Angina pectoris erhöht Nilvadipin die koronare Durchblutung, senkt den myokardialen O_2-Verbrauch vermutlich aufgrund der Nachlast- und Vorlastsenkung unter Belastung und reduziert die belastungsinduzierte ST-Streckensenkung (Yokota et al. 1987).

Amlodipin

Chemische Struktur

Amlodipin ist ein lichtunempfindliches, wasserlösliches 1,4-Dihydropyridinderivat mit langer Wirkdauer

Wirkmechanismus

Amlodipin besitzt, möglicherweise aufgrund seiner positiven Ladung und der daraus folgenden Interaktion mit negativ geladenen Membranphospholipidbestandteilen (Mason et al. 1989), eine langsame Assoziation und Dissoziation bei isolierten Gefäß- oder Herzpräparationen. Es blockiert den Kalziumeinstrom an Herz- und Gefäßmuskelzellen. Aufgrund von Radioligandenbindungsstudien wurde angenommen, daß Amlodipin sowohl mit Bindungsstellen für 1,4-Dihydropyridinderivate als auch mit Diltiazembindungsstellen interagiert (Burges et al. 1989).

Die halbmaximale Hemmung (IC_{50}) der KCl-induzierten Kontraktion von Arterienringen (Schweinekoronararterien) liegt bei 55 ± 9 nmol/l (Matlib 1989). Die kalziuminduzierte Kontraktion der depolarisierten Rattenaorta wird mit einer ID_{50} von 1,9 nmol/l gehemmt (Burges et al. 1989).

Pharmakologie

Amlodipin wird nach oraler Gabe langsam, aber fast vollständig absorbiert. Die Bioverfügbarkeit beträgt 60–65% aufgrund des „First-pass-Metabolismus". Nach oraler Gabe werden die Plasmaspitzenspiegel nach 6–12 h erreicht. Der wesentliche Unterschied zu den meisten anderen Kalziumantagonisten liegt in der sehr langen Eliminationshalbwertszeit (Reid et al. 1988; Stopher et al. 1988; Williams et al. 1988; Burges et al. 1989).

Die Halbwertszeit liegt zwischen 30 und 40 h. Bei älteren Probanden (65–85 Jahre) lag die Eliminationshalbwertszeit mit 48 h signifikant über der von jüngeren Probanden (26 Jahre) mit 35 h was zu einer ca. 50%igen Zunahme der AUC (Fläche unter der Plasmakonzentrations-Zeit-Kurve) führte (Elliott et al. 1988).

Die Plasmaproteinbindung liegt über 95%. Das hohe Verteilungsvolumen beträgt ca. 20 l und die Clearance liegt bei 4–8 ml/kg KG/min.

Weniger als 10% der Substanz werden unverändert ausgeschieden. Ca. 60% der Metaboliten werden über die Niere und 20–25% biliär über den Stuhl ausgeschieden (Faulkner et al. 1986). Keiner der Metaboliten hat eine kalziumantagonistische Wirkung (Stopher et al. 1988).

Bei älteren hypertensiven Patienten (65–73 Jahre) ist die Amlodipinclearance tendenziell niedriger und die Eliminationshalbwertszeit länger (64 vs. 48 h) als bei jüngeren Patienten (28–34 Jahre; Abernethy et al. 1988). Das Vorliegen einer Niereninsuffizienz hat keinen Einfluß auf die Pharmakokinetik von Amlodipin (Laher et al. 1988; Doyle et al. 1989).

Klinische Pharmakologie

Amlodipin ist ein peripherer und Koronardilatator mit langsam einsetzender und langanhaltender Wirkung (Dodd und Machin 1985).

Amlodipin bewirkt in Dosierungen von 2,5–10 mg/Tag bei Patienten mit essentieller Hypertonie eine Blutdrucksenkung um ca. 16/12 mm Hg, gemessen nach einer Behandlungsdauer von 8 Wochen (Webster et al. 1988). Bei chronischer Gabe werden die Gleichgewichtsplasmaspiegel nach ca. 7–8 Tagen erreicht (Faulkner et al. 1986). Die blutdrucksenkende Wirkung von Amlodipin beträgt mindestens 24 h (Webster et al. 1988). Amlodipin besitzt eine gewisse natriuretische Wirkung (Burges et al. 1989; Glasser et al. 1989).

Amlodipin in einer Dosierung von 2,5–10 mg in einer Einmalgabe/Tag reduzierte in einer placebokontrollierten Studie an Angina-pectoris-Patienten den Nitroglyzerinbedarf und die Anfallshäufigkeit und erhöhte die Belastbarkeit der Patienten (Glasser et al. 1988).

Amlodipin hat keinen Einfluß auf die Plasmakonzentrationen von Digoxin und auf die renale Clearance von Digoxin (Schwartz 1988).

Isradipin

Chemische Struktur

Isradipin ist ein Dihydropyridinderivat, das strukturell dem Nifedipin und Nitrendipin verwandt ist, jedoch eine charakteristische Benzofurazanylgruppe aufweist, die die vaskuläre Selektivität erhöht. Die kalziumantagonistische Wirkung an der Kaninchenaorta ist stereoselektiv, wobei das (+)-(S)-Enantiomer ca. 160mal aktiver ist als das (−)-(R)-Enantiomer (Hof et al. 1986).

Wirkmechanismus

An der Kaninchenaorta wird die in Gegenwart von 2,5 mmol/l Kalziumionen depolarisationsinduzierte Kontraktion mit einer IC_{50} von $1,4 \cdot 10^{-9}$ mol/l gehemmt. An der Koronararterie des Hundes beträgt die IC_{50} unter den gleichen Bedingungen $3 \cdot 10^{-10}$ mol/l (Hof et al. 1987). An menschlichen Spiralstreifen der A. cerebri anterior werden kalziuminduzierte Kontraktionen (in Gegenwart hoher Kaliumkonzentrationen) in folgender Wirkreihe gehemmt: Isradipin > Nimodipin > Nifedipin (Müller-Schweinitzer et al. 1983).

Isradipin relaxiert den glatten Gefäßmuskel stärker als den Herzmuskel (Wada et al. 1985). Die Reihenfolge der Selektivität im Herzen in vitro ist wie folgt: Koronardurchblutung > Sinusknotenautomatismus > AV-Überleitung > Ventrikelkontraktion (Wada et al. 1985).

Isradipin hemmt in vivo den Sinusknoten, aber nicht die AV-Überleitung. Seine negativ-inotrope Wirkung ist minimal und ca. 20mal schwächer als seine negativ-chronotrope Wirkung (Hof et al. 1984a). Ein strukturell ähnlicher Kalziumantagonist ist PY 108-068 (Hof 1984b).

Isradipin erhöht selektiv den Blutfluß zu Herz, Gehirn und Skelettmuskel (Hof u. Hof 1988). Die gefäßerweiternde Wirkung ist lang anhaltend, wobei die antihypertensive Wirkung 24–48 h dauert.

Pharmakologie

Isradipin (PN 200-110) wird nach Einnahme einer 5-mg-Dosis zu 90–95% absorbiert. Die Bioverfügbarkeit liegt aufgrund des „First-pass-Metabolismus" bei 17% (Tse u. Jaffe 1987).

Plasmaspitzenspiegel (ca. 7 ng/ml) werden nach Einnahme von 4 2,5-mg-Kapseln, ebenso wie nach Einnahme von 1mal 10 mg nach 1,5–2 h erreicht (Clifton et al. 1988) Nach Einnahme einer 10-mg-Kapsel (n = 27) beträgt die AUC (Fläche unter der Plasmakonzentrations-Zeit-Kurve 37,05 ± 15,1 h · ng/ml, die C_{max} 8,39 ± 4,67 ng/ml, die t_{max} 1,57 ± 0,44 h, die Clearance 317 ± 138,4 l/h und die Halbwertszeit 6,63 ± 2,35 h. Hierbei ist t_{max} die theoretische Zeit bis zum Erreichen der Plasmaspitzenkonzentration (C_{max}) und AUC die Fläche unter der Plasmakonzentrations-Zeit-Kurve. Die Clearance ist die apparente orale Clearance, wobei alle Parameter nach Gibaldi u. Perrier berechnet wurden (1982). Nach anderen Berichten beträgt das Verteilungsvolumen 69–161 l/kg KG, die Halbwertszeit 1,9–4,8 h und die Clearance 61 l/h nach oraler Gabe von 2,5–10 mg p. o. Die Proteinbindung beträgt 97%.

Isradipin wird in der Leber vollständig zu 4 Hauptmetaboliten verstoffwechselt, so daß im Urin keine unveränderte Substanz erscheint. Das Verhältnis von renaler zur fäkalen Ausscheidung der Metaboliten beträgt 70 zu 30 (Tse u. Jaffe 1987).

Bei Patienten mit eingeschränkter Nierenleistung ist die Pharmakokinetik (AUC und Clearance) nach Einnahme einer 10-mg-Kapsel im Vergleich zu einem Normalkollektiv im wesentlichen unverändert, so daß keine Dosisänderung bei eingeschränkter Nierenleistung erforderlich scheint (Chandler et al. 1988). Isradipin besitzt wie andere Kalziumantagonisten eine natriuretische Wirkung, die im Tierexperiment dosisabhängig ist (Hof et al. 1987).

Zwischen Isradipin und Digoxin, Hydrochlorothiazid oder Propranolol wurden keine Interaktionen beobachtet (Abernethy u. Schwartz 1988).

Klinische Pharmakologie

Der maximale blutdrucksenkende Effekt von Isradipin kann ca. 3 h nach Einnahme der Substanz festgestellt werden. Die mittlere maximale Blutdrucksenkung ist zu diesem Zeitpunkt bei Patienten mit schwarzer Hautfarbe und essentieller Hypertonie bei Dosen von 2,5, 5, 10 und 20 mg sehr ausgeprägt und beträgt 17/16, 25/19, 35/22 beziehungsweise 37/25 mm Hg (MacMahon et al. 1988).

Die blutdrucksenkende Wirkung kann bis 21 h anhalten (besonders nach 10–20 mg) und beträgt dann im Mittel bei Patienten mit essentieller Hypertonie ca. 15/9 bzw. 17/12 mm Hg (MacMahon et al. 1988).

Isradipin ist in einer Dosierung von 2mal 5–10 mg/Tag effektiv blutdrucksenkend wirksam (MacMahon et al. 1988). Die Plasmakonzentrationen sind im Zeitprofil bei älteren und jüngeren Patienten gleich (Chellingsworth et al. 1988).

In einer placebokontrollierten Cross-over Studie an 23 Patienten (WHO II) mit diastolischen Blutdruckwerten > 100 mm Hg wurde unter einer Dosierung von 2mal 7,5 mg/Tag (letzte 3 Wochen einer 9wöchigen Behandlung mit Isradipin in 3 steigenden Dosierungen für jeweils 3 Wochen) eine Blutdrucksenkung von 20 mm Hg systolisch und von 13 mm Hg diastolisch festgestellt (Andersson et al. 1989). Herzfrequenz (79 vs. 81 min^{-1}) und Herzzeitvolumen blieben unbeeinflußt. Während die Plasmareninaktivität anstieg, erreichte der Anstieg der Plasmanoradrenalinkonzentration keine Signifikanz.

Isradipin supprimiert partiell die durch Vasodilatation hervorgerufene Reflextachykardie. Im EKG werden auch nach hohen Dosen keine Verlängerungen der PQ-Zeit festgestellt. Ein AV-Block stellt daher keine Kontraindikation dar. Bei Patienten mit „Sick-sinus-Syndrom" ist möglicherweise Vorsicht geboten (Hof et al. 1987). Bei Herzkatheteruntersuchungen von Patienten mit koronarer Herzerkrankung konnte gezeigt werden, daß die intravenöse Gabe von 0,5 mg Isradipin im Vergleich zu 2 mg Nifedipin (jeweils über 30 min appliziert) zu einer signifikant geringeren negativen Inotropie führt (Mauser et al. 1989). Isradipin gehört somit in die Gruppe von Kalziumantagonisten, die in therapeutischen Dosen eine sehr geringe negativ-inotrope Wirkung ausüben (Greenberg et al. 1987; van den Berg 1988; Mauser et al. 1989), wie auch Nisoldipin und Darodipin.

Felodipin

Chemische Struktur

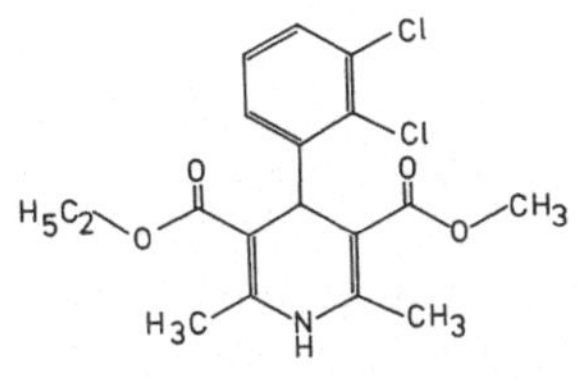

Felodipin ist im Gegensatz zu Nifedipin und Nisoldipin relativ unempfindlich gegenüber der Inaktivierung durch Licht, da Felodipin Licht absorbiert und als Fluoreszenz emittiert.

Wirkmechanismus

Felodipin ist unter den Dihydropyridinderivaten einer der stärksten Koronardilatatoren mit hoher selektiv vaskulärer Wirksamkeit (Johnson et al. 1987). Die benötigte Konzentration, um Herzmuskelkontraktionen zu hemmen, ist ca. 100mal höher, als die, welche benötigt wird, um spontan kontrahierenden Gefäßmuskel zu relaxieren (Ljung 1985).

Felodipin ist ein im Vergleich zu Nitrendipin an der Schwanzarterie der Ratte (Kaliumkonzentration 30 mmol/l) langsamer, aber potenter Dilatator (1–10 nmol/l: 39 bis 88%ige Relaxation). Felodipin hemmt selektiv den langandauernden, nicht jedoch den transienten Kalziumstrom an oberflächlichen Kalziumkanälen von isolierten V.-azygos-Muskelzellen. Im Gegensatz zur Wirkung von Nitrendipin gibt es keine Hinweise für eine induzierte Hyperpolarisation und intrazelluläre Wirkmechanismen im nanomolaren Bereich (Hermsmeyer u. Rusch).

Felodipin ist ein Kalziumantagonist vom Dihydropyridintyp mit starker vasodilatierender und lang anhaltender Wirkung (Ljung 1985). Die Zerebralarterien werden beim Hund stärker dilatiert als die Koronararterien (Kawakami et al. 1989). Die Relaxation von Mesenterialvenen ist in diesem Modell stärker als die von Mesenterialarterien (Kawakami et al. 1989). Felodipin ist etwa 10mal stärker wirksam an der glatten Muskulatur der Portalvene der Ratte als Nifedipin.

Das Verhältnis der IC_{50} an der Rattenportalvene zur IC_{50} am stimulierten (3 Hz) Papillarmuskel ist 400/3,9 nmol/l (Ljung et al. 1987). Die Reihenfolge der Selektivitätsfaktoren (IC_{50} Papillarmuskel/IC_{50} Portalvene) wurde wie folgt bestimmt: Felodipin (118) >> Nifedipin (14) > Diltiazem (7) > Verapamil (1) (Ljung et al. 1987).

Die Selektivität von Felodipin dürfte die von Nitrendipin übertreffen (Ljung 1987).

Felodipin ist auch ein sehr wirksamer Koronardilatator ($1,5 \cdot 10^{-10}$ mol/l). Felodipin dilatiert KCl-kontrahierte Koronararterien von Schweinen 7mal effektiver als Nifedipin und 1700mal effektiver als Diltiazem (Johnson et al. 1987).

Pharmakologie

Felodipin wird aus dem Magen-Darm-Trakt vollständig und rasch resorbiert (Ljung et al. 1985). Die Zeit bis zum Erreichen des Plasmaspiegelmaximums beträgt nach Applikation von Felodipin 1,5 (1,0–2,2) h, jedoch beträgt der Anteil, der nach oraler Aufnahme in unveränderter Form den großen Kreislauf erreicht, nur ca. 15% (nach einer isolierten Einzeldosis) bzw. 12% (unter Steady-state-Bedingungen). In einem Dosisbereich von 5–40 mg ist die Resorption eine lineare Funktion der Dosis. Die maximale Wirkung tritt ca. 3–5 h nach oraler Gabe der Retardform ein. Bei jungen, gesunden Probanden liegt die Halbwertszeit bei 14 h (10–28 h) und ist bei älteren Patienten beinahe auf das Doppelte verlängert. Das Verteilungsvolumen beträgt unabhängig von der applizierten Dosis ca. 10 l/kg KG (10,3 ± 3,4 l/kg KG). Felodipin wird weitgehend im extravaskulären Raum verteilt; im Blut befinden sich nur weniger als 1%. Von diesen 1% sind wiederum mehr als 99% an Plasmaproteine gebunden. Die Clearance von Felodipin ist hoch; sie beträgt beim Gesunden 1,2 l/min. Felodipin wird vor der Ausscheidung vollständig metabolisiert (Edgar et al. 1985a, b; 1987a, b).

Der erste Schritt der Biotransformation ist eine Oxidation, die bereits zu einem vollständig unwirksamen Produkt führt, welches vor der Exkretion noch weiter metabolisiert wird (Edgar 1985b). Wahrscheinlich wird Felodipin durch dasselbe Isoenzym innerhalb des Cytochrom-P-450-Systems oxidiert wie einige andere Dihydropyridinderivate (Bäärnhielm 1984). 75% der Felodipinmetaboliten werden im Harn (6 Hauptmetaboliten), der Rest mit den Fäzes ausgeschieden.

Hoher Blutdruck und Dauer der Behandlung beeinflussen die Pharmakokinetik von Felodipin nicht. Das Alter dagegen beeinflußt das pharmakokinetische Verhalten von Felodipin. Sowohl die Plasmaspiegelwerte, die Fläche unter dem Plasmaspiegel, wie auch die terminale Eliminationshalbwertszeit nehmen mit dem Alter zu, während die Clearance erniedrigt ist. Kein Zusammenhang konnte zwischen dem Alter und der Größe des Verteilungsvolumens gefunden werden (Landahl et al. 1988).

Bei Patienten mit Leberversagen ist das Verteilungsvolumen kleiner, der Plasmaspiegel höher als bei Normalpersonen, während die Clearance geringer und die Bioverfügbarkeit ähnlich ist wie bei Gesunden (Regårdh et al. 1989). Die Dosis sollte daher bei chronischen Lebererkrankungen reduziert werden.

Die renale Clearance der biologisch unwirksamen Metaboliten von Felodipin ist linear mit der Nierenfunktion und dem Alter korreliert.
Eine beeinträchtige Nierenfunktion beeinflußt die Kinetik von unverändertem Felodipin nicht (Edgar et al. 1985b). Die Dosis braucht daher bei Niereninsuffizienz nicht reduziert werden.

In niedriger Dosierung wirkt Felodipin natriuretisch (Edgar et al. 1985), wahrscheinlich aufgrund einer Hemmung der Natriumrückresorption im distalen Tubulus und im Sammelrohr (DiBona u. Sawin 1984), während in Gegenwart einer stärkeren Vasodilatation auch eine Neigung zur Natriumretention (Leonetti et al. 1986) beobachtet wurde. Bei Patienten mit essentieller Hypertonie wurde nach der Einmalgabe von Felodipin eine Zunahme der Natriumausscheidung (fraktionelle Natriumexkretion, $F_E Na^+$) über 12 h beobachtet. Unter chronischer Applikation von Felodipin war die Natriumausscheidung zwischen der 3. und 6. Stunde nach Einnahme erhöht (Hulthén u. Katzman 1988).

Klinische Pharmakologie

Felodipin wird in der anthypertensiven Therapie in einer Dosierung von 2mal 5–10 mg/Tag gegeben, gelegentlich wurden 2mal 20 mg/Tag angewendet. Eine „Extended-release-Formulierung" mit 20 mg soll eine 24stündige Blutdrucksenkung bewirken (Hedner et al. 1987).

Eine deutliche Senkung des peripheren Widerstandes konnte bei Hochdruckkranken (Andersson et al. 1984, 1985; Leonetti et al. 1984; Muir et al. 1985) nachgewiesen werden.

Nach einer einzelnen oralen Dosis von Felodipin kommt es bei Patienten mit unzureichender Einstellung unter Tripletherapie (Andersson et al. 1984, 1985) oder bei Patienten mit milder bis mittelschwerer Hypertonie (Muir et al. 1985) zu einer Abnahme des peripheren Widerstandes mit einer Blutdrucksenkung von 20–25% und zu einer Zunahme des Herzzeitvolumens aufgrund einer Erhöhung der Herzfrequenz und des Schlagvolumens.

Der Einfluß auf den Blutdruck und die Herzfrequenz ist proportional zur Dosis. Der Effekt von Felodipin auf den diastolischen Blutdruck wird bei Gesunden und Hochdruckkranken von der Höhe des Plasmaspiegels bestimmt.

Die Zunahme der Herzfrequenz ist unter chronischer Therapie geringer ausgeprägt, was möglicherweise die Folge einer Neueinstellung („resetting") der Barorezeptoren ist (Haglund et al. 1985; Katzman et al. 1986).

Felodipin erweist sich als gut wirksam zur Behandlung des Bluthochdrucks, sowohl bei alleiniger Gabe (Leonetti et al. 1986; Cooperative Study Group 1987) wie auch bei Kombination (2. und 3. Behandlungsstufe; Elmfeldt u. Hedner 1983; Hedner et al. 1986; Cooperative Study Group 1986; Wathen et al. 1986; Jackson et al. 1987).

In einer placebokontrollierten Doppelblindstudie an Patienten mit diastolischen Blutdruckwerten zwischen 90 und 105 mm Hg senkte Felodipin in einer Dosis von 2mal 5 mg/Tag den nach 8wöchiger Therapie gemessenen Blutdruck um systolisch 24 mm Hg und diastolisch 14 mm Hg. Unter einer Dosis von 2mal 10 mg/Tag betrug die Blutdrucksenkung 24 mm Hg systolisch und 20 mm Hg diastolisch (Cooperative Study Group 1987).

Felodipin senkte in einigen Studien den Blutdruck effektiver als einige eingeführte Antihypertensiva, wie z.B. Nifedipin (Åberg et al. 1984). Hydralazin (Cooperative Study Group 1986), Hydralazin plus Hydrochlorothiazid (Swedish Multicentre Study Group 1987) und Prazosin (Jackson et al. 1987).

Felodipin ist bei allen Stadien der Hypertonie einsetzbar. Die Wirkung von Felodipin wurde bei Patienten mit therapierefraktärer Hypertonie mit der von Nifedipin (Åberg et al. 1984) und der von Minoxidil (Wathen et al. 1984; MacLeod et al. 1985) verglichen. Felodipin zeigte bei Patienten mit Niereninsuffizienz und schwerem Hochdruck eine gute Wirksamkeit (Herlitz et al. 1984).

In Verbindung mit einem β-Blocker ist Felodipin so wirksam wie die Behandlung mit einer Standarddreifachtherapie (Swedish Multicentre Study Group 1987). Bei

Kombinationsbehandlung mit einem β-Blocker (Metoprolol oder Atenolol) wurde eine Erhöhung der Talspiegel von Felodipin gefunden, während die Plasmaspitzenspiegel von Metoprolol und die AUC (Fläche unter der Plasmakonzentrations-Zeit-Kurve) unter Langzeittherapie vermindert waren (Bengtsson-Hasselgren et al. 1989).

Bei Patienten mit koronarer Herzerkrankung unter β-Blockade konnte kein negativ-inotroper Effekt von Felodipin festgestellt werden (Culling et al. 1984). Dagegen wurde in einer Untersuchung bei 6 von 8 Patienten unter Atenolol eine 10- bis 30%ige Zunahme der linksventrikulären maximalen Druckanstiegsgeschwindigkeit (dp/dt_{max}) nach i.v.-Gabe von Felodipin (Plasmaspiegel 16–30 nmol/l) beschrieben (Drake-Holland et al. 1987). In vitro konnten dagegen keine Hinweise für eine positiv-inotrope Wirkung von Felodipin gefunden werden.

Das PQ-Intervall war bei Gesunden nicht signifikant beeinflußt (Rönn et al. 1985; Carruthers und Bailey 1987). Bei Patienten ließ sich eine geringe, aber signifikante Vergrößerung des AH-Intervalls zeigen, wenn Felodipin allein verabfolgt wurde (Been et al. 1985), jedoch war das nicht der Fall, wenn Felodipin mit einem β-Blocker zusammen gegeben wurde (Jones et al. 1985).

Eine Toleranz gegenüber dem Effekt von Felodipin trat in Langzeitstudien mit Felodipin (> 6 Monate) nicht auf (Herlitz et al. 1984; Hedner et al. 1986; Swedish Multicentre Study Group 1987).

Felodipin in einer Dosierung von 2,5–10 mg erhöht die Plasmaspitzenspiegel von Digoxin vorübergehend um ca. 40% (Rehnquist et al. 1987). Bei Patienten unter Antikonvulsiva betrug die Bioverfügbarkeit von Felodipin nur 6,6% der normalen Bioverfügbarkeit (Capewell et al. 1988).

Verapamiltyp (Phenylalkylamine)

Verapamil

Chemische Struktur

Verapamil leitet sich chemisch vom Papaverin ab. Die Substanz ist nicht lichtempfindlich und nur gering wasserlöslich.

Die wichtigsten Analoga, die in der Hochdruckbehandlung allerdings eine geringere Bedeutung haben, sind Gallopamil (D 600), Desmethoxyverapamil (D 888), Devapamil, Anipamil (LU 42 668), Ronipamil (LU 38425), Prenylamin, Fendilin, Terodilin (Hallen et al. 1988a, b) und Tiapamil (s. dort).

Wirkmechanismus

Verapamil hat eine vasodilatierende, aber auch von allen Kalziumantagonisten die stärkste negativ-inotrope und negativ-chronotrope Wirkung. Die vasodilatierende und die negativ-inotrope Wirkung sind etwa gleich. Die Wirkreihenfolge für die Analoga lautet: Anipamil = Gallopamil > Verapamil >> Prenylamin = Fendilin

= Terodilin = Tiapamil. Die Reihenfolge entsprechend ihrer Wirkdauer lautet Anipamil >> Gallopamil = Verapamil > Prenylamin = Fendilin = Terodilin = Tiapamil (Nayler 1990).

Pharmakologie

Verapamil wird zu 90% absorbiert und hat wegen des hohen „First-pass-Effekts" nur eine Bioverfügbarkeit von 10–20%. Die Proteinbindung beträgt 83–92%. Verapamil wird in der Leber metabolisiert, und die Metaboliten werden zu 70% mit dem Urin ausgeschieden. Von den Metaboliten ist nur Norverapamil noch zu 20% biologisch aktiv. Bei Leberinsuffizienz sind Bioverfügbarkeit und Halbwertszeit aufgrund einer verminderten hepatischen Clearance (Finucci et al. 1988) erhöht, so daß eine Dosisreduktion sinnvoll ist. Bei Dialysepatienten ist die Pharmakokinetik einer Einzeldosis gegenüber der bei Normalpersonen nicht wesentlich verändert. Da Verapamil nicht dialysierbar ist, erübrigt sich auch eine zusätzliche Gabe nach der Dialyse (Hanyok et al. 1988).

Nach Gabe von 160 mg Verapamil p. o. tritt die maximale Wirkung nach ca. 90–120 min ein. Die Halbwertszeit nach oraler Gabe liegt bei 4–6 h (Bruegmann u. Luther 1988), bei Leberinsuffizienz bei bis 14 h. Die Halbwertszeit beträgt bei Patienten über 75 Jahre 6,9 h (Cox et al. 1988). Die Wirkdauer ist jedoch wesentlich länger und erlaubt eine Applikationshäufigkeit von 2- bis 3mal täglich. In retardierter Form ist auch eine Einmalgabe möglich. Verapamil-retard („sustained release") hat eine Bioverfügbarkeit von 89% gegenüber der konventionellen Tablettenform und erlaubt niedrigere initiale Plasmaspitzenspiegel (Jorgensen u. Walstad 1988). Das P-R-Intervall ist daher 2 h nach Einnahme der konventionellen Formulierung im Vergleich zur retardierten Form signifikant länger (Hla et al. 1987).

Verapamil wird überwiegend hepatisch metabolisiert. Bei Leberinsuffizienz sollte die Dosis daher reduziert werden.

Klinische Pharmakologie

Die übliche Dosierung in der antihypertensiven Therapie beträgt 3 mal 80–120 mg/ Tag. Zusätzlich stehen eine Präparation mit retardierter Wirkung zur Verfügung (240 mg).

Der diastolische Blutdruck wird in einer Dosis von 3 mal 80–160 mg/Tag um ca. 10–20 mmHg reduziert (Lewis et al. 1978). Die antihypertensive Wirkung ist somit vergleichbar mit der von β-Blockern (Anavekar et al. 1981).

Der periphere Widerstand sinkt unter Verapamil deutlich ab, während der pulmonale Kapillardruck sowie der Pulmonalarterienmitteldruck kaum beeinflußt werden (Lehmann et al. 1979).

Unter einer Dosierung von 3mal 80–120 mg/Tag wurde bei 23 Patienten nach 4 Wochen eine Senkung des systolischen Blutdrucks um 27 mmHg und des diastolischen Blutdrucks um 22 mmHg beobachtet (Lewis et al. 1978). Unter einer Tagesdosis von 240–720 mg/Tag wurde bei 43 Patienten nach 13 Wochen eine Blutdrucksenkung um 19/15 mmHg erzielt (Bühler et al. 1982). Die blutdrucksenkende Wirkung von Verapamil ist von der Höhe des Ausgangsblutdrucks abhängig und ist im höheren Lebensalter ausgeprägter (Erne et al. 1983). Bei Patienten, die älter als 75 Jahre waren, betrug die im Liegen gemessene Blutdrucksenkung durch 2mal 40–120 mg Verapamil/Tag nach 6wöchiger Therapie systolisch 20 mmHg und diastolisch 14 mmHg (Cox et al. 1988), was auf die Möglichkeit der Dosisreduktion im höheren Alter hinweist. Der Belastungsblutdruck wird reduziert (Gould et al. 1983). Die zirkadiane Blutdruckrhythmik bleibt auf einem niedrigeren Niveau erhalten (Gould et al. 1983).

Die blutdrucksenkende Wirkung von Verapamil in einer Dosis von 3mal 80–160 mg/Tag wurde in einer neueren randomisierten Doppelblind-Studie mit der einer Einmalgabe von 240–480 mg Verapamil-retard/Tag („slow release") bei 58 Patienten verglichen. Der Blutdruck wurde unter der 3maligen täglichen Gabe von 149/ 98 auf 139/90 mmHg und unter „Slow-release-Verapamil" von 150/98 auf 136/88 mmHg gesenkt (Zachariah et al. 1987). Die Plasmaspiegel von Verapamil betrugen nach der 4wöchigen Behandlungszeit 59 ng/ml unter Verapamil bzw. 94 ng/ml unter Verapamil-retard.

Verapamil hat nach oraler Gabe eine negativ-inotrope und negativ-chronotrope Wirkung. Die Herzfrequenz bleibt bei chronischer Therapie mit Verapamil aber unbeeinflußt oder sinkt leicht ab (Leonetti et al. 1980). Unter einer Medikation mit Verapamil (bis 3mal 160 mg/Tag) kam es zu einer Abnahme des renalen Gefäßwiderstandes und der Plasmaaldosteronspiegel, nicht jedoch des Herzzeitvolumens, der Herzfrequenz, der Nierendurchblutung oder der Plasmakatecholaminkonzentration (Muiesan et al. 1982; de Leeuw et al. 1984). Urinvolumen, freie Wasserclearance und Natriumexkretion können nach Verapamil unter der Voraussetzung hoher Kochsalzzufuhr initial ansteigen (Hughes et al. 1988). In einer früheren Untersuchung wurde (im Gegensatz zu Nifedipin) kein Einfluß von Verapamil auf die Natriumausscheidung festgestellt (Leonetti et al. 1982).

Ein Vorteil von Verapamil liegt in der Vermeidung einer durch Blutdrucksenkung hervorgerufenen Reflextachykardie aufgrund seiner negativ-inotropen Wirkung. Wegen der durch Verapamil hervorgerufenen AV-Blockierung sollte vor der Therapie ein EKG abgeleitet werden und die Kombination mit Medikamenten, welche die AV-Überleitung verzögern, vermieden werden. Liegt keine Herzinsuffizienz vor, wird das Herzzeitvolumen in der chronischen antihypertensiven Therapie trotz der negativ-inotropen Wirkung nicht beeinflußt.

Verapamil i. v. wurde zur Behandlung hypertensiver Krisen eingesetzt, wobei initial 5–10 mg i. v. appliziert wurden und eine Infusion von 3–25 mg/h angeschlossen wurde.

Nach i. v.-Gabe setzt die Wirkung innerhalb von 1–5 min ein und hält etwa 1 h an (Frishman et al. 1984). Nach intravenöser Gabe von Verapamil kommt es bei Patienten mit krisenhafter Blutdruckerhöhung zu einer Senkung des systolischen und diastolischen Blutdrucks um 20–25% innerhalb von 2 min (Brittinger et al. 1970).

Die kombinierte Gabe von Atenolol und Verapamil führt zu einer Erhöhung der AUC von Atenolol um mehr als 100%, wobei die renale Clearance von Atenolol um ca. 25% abnimmt (Keech et al. 1988). Die gemeinsame i. v.-Gabe von β-Blockern mit Verapamil sollte generell vermieden werden und die gemeinsame orale Gabe nur in Ausnahmefällen unter steter Überwachung der Patienten erfolgen.

Gallopamil

Chemische Struktur

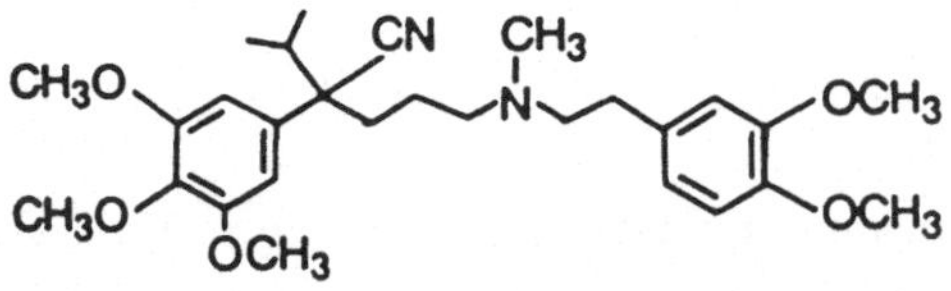

Gallopamil besitzt gegenüber Verapamil eine zusätzliche Methoxylgruppe in meta-Position.

Wirkmechanismus

Der Wirkmechanismus von Gallopamil ist analog zu Verapamil. Die zusätzliche Substitution mit einer Methoxylgruppe bewirkt gegenüber Verapamil eine ca. 10fache Zunahme der Wirksamkeit, so daß eine Zunahme der PQ-Zeit um 20% bereits bei einer Plasmakonzentration erreicht wird, die nur 10–15% der äquipotenten Plasmakonzentration von Verapamil beträgt (Eichelbaum 1989).

Pharmakologie

Gallopamil wird zu 90% resorbiert, und die Bioverfügbarkeit beträgt nach oraler Gabe 15%. Während wiederholter oraler Gabe nimmt die Bioverfügbarkeit auf 25% zu. Maximale Plasmakonzentrationen werden nach einmaliger Gabe einer 50-mg-Tablette nach 1–2 h erzielt. Die Halbwertszeit beträgt nach oraler Gabe 3–6 h und nach intravenöser Gabe von 2 mg 1,8 h. Die Plasmaclearance nach intravenöser Gabe beträgt 1200 ml/min. Nur 0,2–2% der Substanz werden mit dem Urin eliminiert (Eichelbaum 1989).

Klinische Pharmakologie

Therapeutische Plasmaspiegel werden mit einer Dosierung von 3mal 50 mg/Tag der schnell freisetzenden Filmtablette erreicht. Mit einer 1- bis 2maligen täglichen Verabreichung der 100-mg-Retardtablette können therapeutisch wirksame Plasmaspiegel über 24 h aufrecht erhalten werden. Die Retardpräparation ist im Hinblick auf eine eventuelle negativ-dromotrope Wirkung als günstiger anzusehen, da hierunter geringere Plasmaspitzenspiegel beobachtet werden (Eichelbaum 1989).

Neben der zu Verapamil analogen hemmenden Wirkung auf Sinusknotenaktivität, sinuatriale und AV-Überleitungszeit wurden unter Gallopamil im Vergleich zu Verapamil mehr Magenbeschwerden und weniger Obstipationen und periphere Ödeme beobachtet (Bussmann u. Hopf 1985; Mildenberger et al. 1989).

Tiapamil

Chemische Struktur

Wirkmechanismus

Der Wirkmechanismus von Tiapamil ist analog zu Verapamil.

Pharmakologie

Tiapamil wird zu 95% resorbiert, und die Bioverfügbarkeit beträgt nach oraler Gabe 15–70%, wobei ausgeprägte interindividuelle Unterschiede bestehen. Tiapamil hat ein ähnliches pharmakokinetisches Profil wie Verapamil (Echizen u. Eichelbaum 1986). Die Proteinbindung beträgt ca. 80%, und das Verteilungsvolumen nach i. v.-Gabe liegt bei 2 l/kg KG (Wendt 1982). Die Eliminationshalbwertszeit (β-Halbwertszeit) beträgt ca. 1,3–3,5 h (im Mittel 2 h). Die Metaboliten werden zu 60–90% über den Stuhl ausgeschieden (Wendt 1982; Hinderling et al. 1986). Während also die Tiapamilmetaboliten v. a. mit dem Stuhl ausgeschieden werden, werden die Verapamilmetaboliten v. a. mit dem Urin eliminiert.

Klinische Pharmakologie

Die Wirkung von Tiapamil auf die Erregungsleitung des Herzens ist etwas geringer ausgeprägt als die von Verapamil.
Die Plasmadigoxinspiegel sind bei begleitender Tiapamiltherapie erhöht (Lessem u. Bellinetto 1983; Abernethy u. Schwartz 1988). Bei Patienten mit Leberzirrhose ist die Halbwertszeit von 1,7 h auf 3,5 h verlängert (Hinderling et al. 1986).

Diltiazemtyp

Diltiazem

Chemische Struktur

Diltiazem ist ein wasserlösliches, nicht lichtempfindliches Benzothiazepinderivat ohne vaskuläre Selektivität (Sato et al. 1971). Ein Derivat ist Fostedil (KB-944).

Wirkmechanismus

Diltiazem hat eine im Vergleich zu Nifedipin geringere vasodilatierende und eine im Vergleich zu Verapamil mildere negativ-inotrope und negativ-chronotrope Wirkung. Diltiazem eignet sich aufgrund der negativ-chronotropen Wirkung zur Hochdrucktherapie bei Patienten mit hyperkinetischem Syndrom, aber auch bei Patienten mit KHK oder Prinzmetal-Angina. Bei Patienten mit Überleitungsstörungen oder Herzinsuffizienz gelten ähnliche Restriktionen wie bei der Anwendung von Verapamil.

Pharmakologie

Diltiazem wird nach oraler Gabe zu 90% absorbiert, wobei die Bioverfügbarkeit initial weniger als 20% beträgt und bei chronischer Gabe auf ca. 40% ansteigen kann (Brügmann u. Luther 1988). Die Proteinbindung liegt bei 90%. Das Verteilungsvolumen liegt bei 4,5 l/kg KG und die Clearance bei 60 l/h. Oral appliziertes Diltiazem wird überwiegend hepatisch verstoffwechselt, wobei 2 Hauptmetaboliten, Desmethyldiltiazem und Desacetyldiltiazem, mit Restaktivität (20–40% der Muttersubstanz) entstehen. Diese werden zu gleichen Teilen über Niere und Galle ausgeschieden. Die Ausscheidung von i. v.-appliziertem ^{14}C-markiertem Diltiazem erfolgt im wesentlichen (71%) mit dem Urin (Hoeglund u. Nilsson 1988). Bei Leberinsuffizienz kann die Dosis reduziert werden. Bei Patienten mit terminaler Niereninsuffizienz ist die Pharmakokinetik von Diltiazem im Vergleich zu Normalpersonen auch unter den Bedingungen einer kontinuierlichen ambulanten Peritonealdialyse (CAPD) nicht verändert, so daß keine Dosisänderung erfolgen muß (Grech-Belanger et al. 1988).

Nach Gabe von Diltiazem sinkt der Blutdruck innerhalb von 60–90 min ab. Die Eliminationshalbwertszeit nach oraler Gabe von 60–120 mg beträgt ca. 4 h, die einer Diltiazempräparation in wäßriger Lösung 3,8 h (Fu et al. 1987). Die Wirkdauer von Diltiazem beträgt 6 h, so daß eine 2- bis 3malige Applikation empfohlen wird. Diltiazem in Retardform bewirkt eine maximale Blutdrucksenkung nach 3–4 h und hat eine Halbwertszeit von 6–9 h. Das Lebensalter hat wenig Einfluß auf die Pharmakokinetik von Diltiazem (Abernethy u. Montamat 1987). Die hämodynamischen Effekte sind mit denen von Verapamil vergleichbar. Diltiazem hat im Vergleich zu Verapamil jedoch eine geringere negativ-inotrope und negativ-chronotrope Wirkung (Singh u. Opie 1984).

Klinische Pharmakologie

Die übliche Dosis bei der antihypertensiven Therapie beträgt 3- bis 4mal 60–90 mg/Tag.

Bei chronischer Applikation von 180–360 mg/Tag sinkt der diastolische Blutdruck im Mittel um ca. 15 mmHg ab. Diltiazem ist etwa gleich blutdrucksenkend wirksam wie Nifedipin (Klein et al. 1983) und Verapamil (Lewis et al. 1978) oder Hydrochlorothiazid (Inouye et al. 1984). Die Responderrate liegt bei 67% (Asanuma 1978) bis 80% (Klein et al. 1983) bei Patienten mit einer arteriellen Hypertonie vom WHO-Grad I–II.

Der diastolische Blutdruck wird auch unter Belastungsbedingungen reduziert (Klein et al. 1983; Trimarco et al. 1984). Die Senkung des Ruhe- und Belastungsblutdrucks entspricht etwa der durch Metoprolol (Trimarco et al. 1984). Das Herzzeitvolumen wird in der chronischen Therapie nicht beeinflußt. Herzfrequenz und Plasmareninaktivität bleiben unverändert, während die Plasmanoradrenalinkonzentration ansteigt (Inouye et al. 1984).

Die Blutdrucksenkung unter 4mal 60 mg Diltiazem/Tag entspricht der von 2mal 100 mg Metoprolol/Tag (Trimarco et al. 1984). Unter 3mal 120 mg/Tag nahm, nach 8 Wochen gemessen (n = 14), der systolische Blutdruck um 18 mmHg, der diastolische Blutdruck um 16 mmHg ab (Inouye et al. 1984). Unter 180−270 mg/Tag über 8 Wochen (n = 23) betrug die Senkung des systolischen Blutdruckes 11 mmHg und des diastolischen Blutdruckes 14 mmHg (Klein et al. 1983). In einer anderen Untersuchung von Moser et al. (1987) an 97 Patienten betrug die Senkung des systolischen Blutdrucks nach 18 Wochen unter 120−360 mg/Tag 13 mmHg und des diastolischen Blutdrucks 12 mmHg. Die Gabe von retardiertem Diltiazem in einer Dosierung von 1mal 180 mg/Tag führte in einer Untersuchung nach 2 Wochen zu einer Blutdrucksenkung von 14 mmHg systolisch und 14 mmHg diastolisch und war damit ebenso wirksam wie die Gabe von 2mal 90 mg/Tag (Mooser et al. 1988).

Naltiazem

Ein neueres Derivat des Diltiazems ist das Naltiazem (Ro 23-6152), das sich noch in der klinischen Erprobung befindet. Die Plasmahalbwertszeit beträgt bei Normalpersonen 8,5−14 h (Mittelwert 10,8 h). Naltiazem ist daher in der antihypertensiven Therapie potentiell für die Einmalgabe geeignet.

A. Präparateverzeichnis (Auswahl, Stand: Mai 1991)

Arzneistoff	Präparat (Hersteller)	Arzneistoff	Präparat (Hersteller)
Nifedipin	Adalat (Bayer)	Verapamil	Azupamil (Azuchemie)
	Aprical (Rentschler)		Cardiagutt (Engelhard)
	Cordicant (Mundipharma)		Cardioprotect (Efeka)
	Corotrend (Siegfried)		Dignover (dignos)
	Dignokonstant (Dignos)		Drosteakard (Plantorgan)
	Duranifin (Durachemie)		Durasoptin (Durachemie)
	Nifecor (3M Medica)		Isoptin (Knoll)
	Nifedipat (Azuchemie)		Praecicor (Molimin)
	Nifedipin .... (GDS, Sanol,		Veradurat (Pohl)
	Stadapharm, ratiopharm)		Veramex (Sanofi-Labaz)
	Nife-Puren (Klinge-Nattermann		Veranorm (Schwarz Pharma)
	Puren)		Verapamil ... (3M Medica,
	Nifical (Sanorania)		Sanol, Ratiopharm, Wolff)
	Pidilat (Giulini Pharma)		Veroptinstada (Stadapharma)
Nitrendipin	Bayotensin (Bayropharm)	Diltiazem	Dilzem (Gödecke)
Nisoldipin	Baymycard (Bayropharm)	Gallopamil	Procorum (Minden)
Isradipin	Lomir (Wander)		
	Vascal (Schwarz Pharma)		
Nicardipin	Antagonil (Brunnengräber)		
Nimodipin	Nimotop S (Bayer)		

B. Kombinationspräparate mit Kalziumantagonisten und anderen Substanzgruppen
(Auswahl, Stand: Mai 1991)

Kalziumantagonist		Kombinationssubstanz
		β-Blocker
Nifedipin	Tredalat (Bayer)	Acebutolol
	Bresben (Zyma)	Atenolol
	Nif-Ten (ICI-Pharma,	Atenolol
	Rhein Pharma)	
	(Beinif (Astra Chemicals)	Metoprolol
		Diuretika
Nifedipin	Sali-Adalat (Bayer)	Mefrusid
Verapamil	Veratide (Röhm Pharma)	Triamteren
		Hydrochlorothiazid

Literatur

Åberg H, Lindsjo M, Morlin B (1984) Comparative trial of felodipine and nifedipine in refractory hypertension. Drugs 29 [suppl 2]:117

Abernethy DR, Montamat SC (1987) Acute and chronic studies of diltiazem in elderly versus young hypertensive patients. Am J Cardiol 60:1161–1201

Abernethy DR, Gutkowska J, Lambert MD (1988 a) Amlodipine in elderly hypertensive patients: pharmacokinetics and pharmacodynamics. J Cardiovasc Pharmacol 12 [suppl 7]:S67–S71

Abernethy DR, Schwartz JB (1988 b) Pharmacokinetics of calcium antagonists under development. Clin Pharmacokinet 15:1–14

Ahmad S (1984) Nifedipin-phenytoin interaction. J Am Coll Cardiol 3:1582

Ahr G, Wingeder W, Kuhlmann J (1987) Pharmacokinetics of nisoldipine. In: Hugenholtz PG, Meyer J (eds) Nisoldipine 1987. Springer, Berlin Heidelberg New York Tokyo, pp 59–66

Ahr HJ, Krause HP, Suwelack D, Weber H (1988) Pharmacokinetics of nisoldipine. 2. Distribution to and elimination from tissues and organs following single or repeated administration of 14C-Nisoldipine to rats and dogs. Arzneimittelforschung 38(8):1099–1104

Akhtar M, Tchou P, Jazayeri M (1989) Use of calcium channel blockers in the treatment of cardiac arrhythmias. Circulation 80 [suppl]:IV31–IV39

Akioka A, Kohno M, Nishikimi T, Teragaki M, Yasuda M, Oku H, Takeuchi K, Takeda T (1987) Influence of nisoldipine on hemodynamics and atrial natriuretic polypeptides at exercise loading in hypertensive patients. In: Hugenholtz PG, Meyer J (eds) Nisoldipine 1987. Springer, Berlin Heidelberg New York Tokyo, pp 159–164

Alaoui Jamali MA, Yin MB, Mazzoni A, Bankusli I, Rustum YM (1989) Relationship between cytotoxicity, drug accumulation, DNA damage and repair of human ovarian cancer cells treated with doxorubicin: modulation by the tiapamil analog RO11-2933. Cancer Chemother Pharmacol 25:77–83

Alker D, Campbell SF, Cross PE, Burges RA, Carter AJ, Gardiner DG (1990) Long-acting dihydropyridine Kalzium antagonists. 4. Synthesis and structure-activity relationships for a series of basic and non basic derivatives of 2-((2-aminoethoxy)methyl)-1,4-dihydropyridine calcium antagonists. J Med Chem 33:585–591

Allen GS, Ahn HS, Preziosi TJ, Battye R, Boone SC, Chou SN, Kelly DL, Weir BK, Crabbe RA, Lavik PJ, Rosenbloom SB, Dorsey FC, Ingram CR, Mellits DE, Bertsch LA, Boisvert DPJ, Hundley MB, Johnson RK, Strom JA, Transou CR (1983) Cerebral arterial spasm – a controlled trial of nimodipine in patients with subarachnoid hemorrhage. N Engl J Med 308:619–624

Anavekar SN, Christophidis N, Louis WJ, Doyle AE (1981) Verapamil in the treatment of hypertension. J Cardiovasc Pharmacol 3:287–292

Anderson S (1989) Antihypertensive therapy and the progression of renal disease. J Hypertens 7 [suppl 7]:S39–S42

Andersson OK, Bengtsson C, Elmfeldt D, Haglund K, Hedner T, Seideman P, Sjöberg K-H, Strömgren E, Åberg H, Östman J (1984) Short-term effects of felodipine, a new dihydropyridine, in hypertension. Br J Clin Pharmacol 17:257–263

Andersson OK, Granerus G, Hedner T, Wysocki M (1985) Systemic and renal hemodynamic effects of single oral doses of felodipine in patients with refractory hypertension receiving chronic therapy with beta-blockers and diuretics. J Cardiovasc Pharmacol 7:544–549

Andersson OK, Persson B, Hedner T, Aurell M, Wysocki M (1989) Blood pressure control and hemodynamic adaptation with the dihydropyridine calcium antagonist isradipine: a controlled study in middle-aged hypertensive men. J Hypertens 7:465–469

Andren L, Hansson L, Orö L, Ryman T (1982) Experience with nitrendipine – a new calcium antagonist – in hypertension. J Cardiovasc Pharmacol 4:S387–S391

Aronoff GR (1984) Pharmacokinetics of nitrendipine in patients with renal failure: comparison to normal subjects. J Cardiovasc Pharmacol 6 [suppl 7]:S974–S976

Aronoff GR (1985) Nitrendipine kinetics in normal and impaired renal function. Clin Pharmacol Ther 38:212–218

Asanuma K (1978) Clinical use of diltiazem hydrochloride (Herbesser®) in the treament of hypertension. Mod Clin Med 20:1081 (in Japanese)

Austin MD, Robson RA, Bailey PR (1983) Effect of nifedipine on renal function of normal subjects and hypertensive patients with renal functional impairment. N Z Med J 96:829

Bäärnhielm C, Skånberg I, Bork KO (1984) Cytochrome P-450-dependent oxidation of felodipine – a 1,4-dihydropyridine – to the corresponding pyridine. Xenobiotica 14:719–726

Baha S, Satoh T, Bushi T et al. (1988) Drug interplay between digitalis and calcium antagonists. Jpn J Clin Pharmacol Ther (Rinsho-Yakuri) 19:291–292

Barbarash RA, Baumann JL, Fischer JH, Kondos GD, Batenhorst RL (1988) Near total reduction in verapamil bioavailability by rifampin. Chest 94:954–959

Bauer JH, Reams G (1987) Short- and long-term effects of calcium entry blockers on the kidney. Am J Cardiol 59:66A–71A

Been M et al. (1985) Electrophysiological effects of felodipine. Drugs 29 [suppl 2]:76–80

Beer N, Gallegos I, Cohen A, Klein N, Sonnenblick E, Frishman W (1981) Efficacy of sublingual nifedipine in the acute treatment of systemic hypertension. Chest 79:571

Bengtsson-Hasselgren B, Elmfeldt D, Moberg L, Ronn O (1989) Haemodynamic effects and pharmacokinetics of felodipine at rest and during exercise in hypertensive patients treated with metoprolol or atenolol. Eur J Clin Pharmacol 37:459–465

Berdeaux A (1989) Arterial baroreceptor reflex and calcium antagonists. Fundam Clin Pharmacol 3 [suppl]:65s–70s

Bernini F, Catapano AL, Corsini A, Fumagalli R, Paoletti R (1989) Effects of calcium antagonists on lipids and atherosclerosis. Am J Cardiol 64:1291–1331

Bertel O, Conen D, Radu EW, Muller J, Lang C, Dubach UC (1983) Nifedipine in hypertensive emergencies. Brit J Med 286:19

Bevan JA, Kaminow L, Laher I, Thompson LP (1989) Pharmacology of TA-3090 (8-chloro diltiazem) related to its cerebrovascular protective properties. Circulation 80 [suppl]:IV178–IV183

Black HR, Vlachakis N (1984) Once and twice daily nitrendipine therapy in essential hypertension. In: Scriabine A, Vanov S, Deck K (eds) Nitrendipine. Urban & Schwarzenberg, Baltimore München, pp 509–518

Blaehr H, Friis S (1990) Acute inhibition of human renal tubular cell growth by cyclosporine A. Pharmacol Toxicol 66:115–120

Boelaert J, Valcke Y, Dammekens H, Vriese G DE, Ahr G (1988) Pharmacokinetics of Nisoldipine in renal dysfunction. Eur J Clin Pharmacol 34:207–209

Bourbigot B, Guiserix J, Airiau J, Bressollette L, Morin JF, Cledes J (1986) Nicardipine increases cyclosporine blood levels. Lancet I:1447

Brigden G, Heber M, Caruana M, Lahiri A, Raftery EB (1989) Once daily nisoldipine in hypertension: cuff and ambulatory intraarterial blood pressure. Eur J Clin Pharmacol 37:551–554

Brittinger WD, Schwarzbeck A, Wittenmeier KW et al. (1970) Klinisch experimentelle Untersuchungen über die blutdrucksenkende Wirkung von Verapamil. Dtsch Med Wochenschr 95:1871–1877

Brügmann U, Luther M (1988) The antiischemic effect of modern calcium antagonists. Fortschr Med 106(18):48–52

Bruno NA, Slate DL (1990) Effect of exposure to calcium entry blockers on doxorubicin accumulation and cytotoxicity in multidrugresistant cells. J Natl Cancer Inst 82:419–424

Bühler FR, Hulthén UL, Kiowski W, et al. (1982) The place of the calcium antagonist verapamil in antihypertensive therapy. J Cardiovasc Pharmacol 4:350–357

Burges RA, Dodd MG, Gardiner DG (1989) Pharmacologic profile of amlodipine. Am J Cardiol 64:101–181

Bursztyn M, Grossmann E, Rosenthal T (1985) Long-acting nifedipine in moderate and severe hypertensive patients with serious concomitant disease. Am Heart J 110(Pt I):96

Bussmann WD, Hopf R (1985) Kalziumantagonisten in der Therapie der koronaren Herzerkrankung. Inn Med 12:255–258

Cagatay M, Frost N, Weiss KH, Wiesner K (1987) Assessment of long-term efficacy and tolerability of nisoldipine by the clinical data pool. In: Hugenholtz PG, Meyer J (eds) Nisoldipine. Springer, Berlin Heidelberg New York Tokyo, pp 201–209

Capewell S, Freestone S, Critchley JA, Pottage A, Prescott LF (1988) Reduced bioavailability in patients taking anticonvulsants. Lancet II:480–482

Carruthers G, Bailey D (1987) Tolerance and cardiovascular effect of single dose felodipine/ betablocker combinations in healthy subjects. J Cardiovasc Pharmacol 10 [suppl 1]:5

Casellas D, Moore LC (1990) Autoregulation and tubuloglomerular feedback in juxtamedullary glomerular arterioles. Am J Physiol 258:F660–F669

Catterall WA (1988) Structure and function of voltage-sensitive ion channels. Science 242:50–61

Challenor VF, Waller DG, Renwick AG, Gruchy BS, George CF (1987) The trans-hepatic extraction of nifedipine. Br J Clin Pharmacol 24:473–477

Chandler MHH, Schran HF, Cutler RE, Smith AJ, Gonasun LM, Blouin RA (1988) The effects of renal function on the disposition of isradipine. J Clin Pharmacol 28:1076–1080

Chellingsworth MC, Willis JV, Jack DB, Kendall MJ (1988) Pharmacokinetics and pharmacodynamics of isradipine (PN 200–110) in young and elderly patients. Am J Med 84 [suppl 3B]:72–79

Cheung WK, Sia LL, Woodward DL, Graveline JF, Desjardins RE, Yacobi A, Silber BM (1988a) Importance of oral dosing rate on the hemodynamic and pharmacokinetic profile on nilvadipine. J Clin Pharmacol 28:1000–1007

Cheung WK, Woodward DL, Shin K, Hibberd M, Silber BM (1988b) Pharmacokinetics of nilvadipine after single oral doses in healthy volunteers. Int J Clin Pharmacol Res 8:299–305

Cheung WK, Sia LL, Hibberd M, Pearse S, Woodward DL, Desjardins RE, Bernstein J, Yacobi A, Silber BM (1989) Pharmacokinetics of nilvadipine after multiple oral dosing to steady state. Drug Development and Industrial Pharmacy 15:51–63

Clair F, Bellet M, Guerret M, Drueke T, Grunfeld JP (1985) Hypotensive effects and pharmacokinetics of nicardipine in patients with severe renal failure. Curr Therapeutic Res 28:74–82

Clifton GD, Blouin RA, Dilea C, Schran HF, Hassell AE, Gonasun LM, Foster TS (1988) The pharmacokinetics of oral isradipine in normal volunteers. J Clin Pharmacol 28:36–42

Collste P, Danielsson M, Elmfeldt D et al. (1985) Long-term experience of felodipine in combination with beta-blockade and diuretics in refractory hypertension. Drugs 29 [suppl 2]:124–130

Cooperative Study Group (1986) Felodipine versus hydralazine, a controlled trial as third line therapy in hypertension. Br J Clin Pharmacol 21:621–626

Cooperative Study Group (1987) Felodipine a new antagonist, as monotherapy in mild or moderate hypertension. Drugs 34 [suppl 3]:139–148

Cox JP, O'Boyle CA, Mee F, Kelly J, Atkins N, Coakley D, O'Brien ET (1988) The antihypertensive efficacy of verapamil in the elderly evaluated by ambulatory blood pressure measurements. J Hum Hypertens 2:41–47

Crome P, Baksi A, Edwards J, Marley J (1989) Plasma nitrendipine concentrations in elderly normotensive volunteers after single and multiple dosing. Curr Med Res Opin 11:279–282

Culling W, Ruttley MSM, Sheridan DJ (1984) Acute haemodynamic effects of felodipine during betablockade in patients with coronary artery disease. Br Heart J 52:431–434

Czuczawar SJ, Chododkowska A, Kleinrok Z, Maek U, Jagie O, Wojtowicz E (1990) Effects of calcium channel inhibitors upon the efficacy of common antiepileptic drugs. Eur J Pharmacol 176:75–83

Dagher E, Dumont L, Chartrand C (1989) Positive hemodynamic interaction between amrinone and diltiazem in anesthetized dogs. Can J Physiol Pharmacol 67:1092–1097

Damase-Michel C, Montastruc JL, Montastruc P (1989) Central cardiovascular actions of calcium channel antagonists in dogs. Fundam Clin Pharmacol 3 [suppl]:57s–64s

Davidson RC, Bursten SL, Keeley PA, Kenny MA, Stewart DK (1985) Oral nifedipine of the treatment of patients with severe hypertension. Am J Med 79 [suppl 4A]:26

De Ponti F, D'Angelo L, Frigo GM, Crema A (1989) Inhibitory effects of calcium channel blockers on intestinal motility in the dog. Eur J Pharmacol 168:133–144

de Leeuw PW, Birkenhäger WH (1984) Effects of Verapamil in hypertensive patients. Acta Med Scand [suppl 681]:125–128

Deeg P, Weiss KH, Schmitz H (1987) Anti-ischemic effect of nisoldipine in patients with stable angina pectoris. In: Hugenholtz PG, Meyer J (eds) Nisoldipine 1987. Springer, Berlin Heidelberg New York Tokyo, pp 244–247

Denniss AR, Kingma JG, Hearse DJ, Downey JM, Yellon DM (1990) Long acting calcium antagonist anipamil limits myocardial necrosis and penetrates the ischemic zone during 24h of coronary artery oclusion in the dog. Can J Cardiol 6:31–37

DePover A, Matlib MA, Lee SW (1982) Specific binding of 3H-nitrendipine to membranes from coronary arteries and heart in relation to pharmacological effects: paradoxical stimulation by diltiazem. Biochem Biophys Res Commun 108:110

Diamond JR, Cheung JY, Fang LS (1984) Nifedipine-induced renal dysfunction. Alterations in hemodynamics. Am J Med 77:905

DiBona GF, Sawin LL (1984) Renal tubular site of action of felodipine. J Cardiovasc Pharmacol Exp Ther 228:420–428

DiPalma JR (1989) Nimodipine in subarachnoid hemorrhage. Am Fam Physician 40:143–145

Distler A, Fritschka E (1990) Hypertensive emergencies. In: Bühler FR, Laragh JH (eds) Handbook of hypertension, vol 13: The management of Hypertension. Elsevier, Amsterdam New York Oxford, pp 550–568

Dodd MG, Machin I (1985) Antihypertensive effects of amlodipine a novel dihydropyridine calcium antagonist. Br J Pharmacol 85:333P

Dow RJ, Graham DJM (1986) A review of the human metabolism and pharmacokinetics of nicardipine hydrochloride. Brit J Clin Pharmacol 22:195s–202s

Doyle GD, Donohue J, Carmody M, Laher M, Greb H, Volz M (1989) Pharmacokinetics of amlodipine in renal impairment. Eur J Clin Pharmacol 36:205–208

Drake-Holland AJ, Pugh S, Mills C, Noble MIM (1987) Does felodipine have a positive inotropic effect in the human? J Cardiovasc Pharmacol 10 [suppl 1]:S119–S120

Dylewicz P, Kirch W, Santos SR, Hutt HJ, Moenig H, Ohnhaus EE (1987) Bioavailability and elimination of nitrendipine in liver disease. Eur J Clin Pharmacol 32:563–568

Ebata H, Mills JS, Nemcek K, Johnson JD (1990) Calcium binding to extracellular sites of skeletal muscle calcium channels regulates dihydropyridine binding. J Biol Chem 265:177–182

Echizen H, Eichelbaum M (1986) Clinical pharmacokinetics of verapamil, nifedipine, and diltiazem. Clin Pharmacokinet 11:425–449

Edgar B, Regårdh CG, Johnsson G, Johansson L, Lundborg P, Löfberg I, Rönn O (1985a) Felodipine kinetics in healthy men. Clin Pharmacol Ther 38:205–211

Edgar B, Hoffmann K-J, Lundborg P, Regårdh C-G, Rönn O, Weidolf L (1985b) Absorption, distribution, and elimination of felodipine in man. Drugs 29 [suppl 2]:9–15

Edgar B, Bengtsson B, Elmfeldt D et al. (1985c) Acute diuretic/natiuretic properties of felodipine in man. Drugs 29 [suppl 2]:176–184

Edgar B, Regårdh CG, Lundborg P, Romare S, Nyberg G, Rönn O (1987a) Pharmacokinetic and pharmacodynamic studies of felodipine in healthy subjects after various single, oral and intravenous doses. Biopharm Drug Dispos 8:235–248

Edgar B, Collste P, Haglund K, Regårdh CG (1987b) Pharmacokinetics and haemodynamic effects of felodipine as monotherapy in hypertensive patients. Clin Invest Med 10:388–394

Eichelbaum M, Mikus G, Mast V, Fischer C, Kuhlmann U, Machleidt C (1988) Pharmacokinetics and pharmacodynamics of nitrendipine in healthy subjects and patients with kidney and liver disease. J Cardiovasc Pharmacol 12 [suppl 4]:S6–S10

Eichelbaum M (1989) Pharmakokinetik und Metabolismus von Gallopamil. Z Kardiol 78 [suppl 5]:20–24

Elliott HL, Meredith PA, Reid JL, Faulkner JK (1988) A comparison of the disposition of single oral doses of amlodipine in young and elderly subjects. J Cardiovasc Pharmacol 12 [suppl 7]:S64–S66

Elmfeldt D, Hedner T (1983) Felodipine – a new vasodilator, in addition to beta receptor blockade in hypertension. Eur J Clin Pharmacol 25:571–575

Ene MD, Roberts CJ (1987) Pharmacokinetics of nifedipine after oral administration in chronic liver disease. J Clin Pharmacol 27:1001–1004

Erdman R, Luttgau HC (1989) The effect of the phenylalkylamine D888 (devapamil) on force and calcium current in isolated frog skelettal muscle fibres. J Physiol (Lond) 413:521–541

Erne P, Bolli P, Bertel O, Hulthén L, Kiowski W, Muller FB, Bühler F (1983) Factors influencing the hypotensive effect of calcium antagonists. Hypertension 5 [suppl II]:97–102

Esper RJ, Esper RC, Baglivo HP, Castro JM, Rohwedder RW, Menna J (1984) Long-term effectiveness of nitrendipine in the treatment of mild to moderate arterial hypertension. J Cardiovasc Pharmacol 6 [suppl 7]:1096–1099

Etingin OR, Hajjar DP (1990) Calcium channel blockers enhance cholersteryl ester hydrolysis and decrease total cholesterol accumulation in human aortic tissue. Circulat Res 66:185–190

Fadda GZ, Akmal M, Soliman AR, Lipson LG, Massry SG (1989) Correction of glucose intolerance and the impaired insulin release of chronic renal failure by verapamil. Kidney Int 36:773–779

Fagan TC, Brown R, Schnaper H, Smolens P, Montijo M, Michelson E (1989) Nicardipine and hydrochlorothiazide in essential hypertension. Clin Pharmacol Ther 45:429–438

Faulkner JK, McGibney D, Chasseud LF, Penny JL, Taylor JE (1986) Pharmacokinetics of amlodipine in healthy volunteers. Br J Clin Pharmacol 22:21–26

Fievet P, Boudjelal M, Demontis R, Fournier A (1989) Calcium antagonists and the kidney. Ann Intern Med 140:637–643

Finucci GF, Padrini R, Piovan D, Melica E, Merkel C, Gatta A, Zuin R (1989) Verapamil kinetics and liver function in patients with chronic cirrhosis. Int J Clin Pharmacol Res 8:123–126

Flamm ES (1989) The potential use of nicardipine in cerebrovascular disease. Am Heart J 117:236–242

Fleckenstein A (1983) Calciumantagonism in the heart and smooth muscle. Wiley, New York Chichester Brisbane Toronto Singapore, p 256

Follath F, Taescher W (1988) Clinical Pharmacology of calcium antagonists. J Cardiovasc Pharmacol 12 [suppl 6]:98–100

Forette F, McClaran J, Hervy MP, Bouchacourt P, Henry JF (1989) Nicardipine in elderly patients with hypertension: a review of experience in France. Am Heart J 117:256–261

Franz IW, Wiewel D (1984) Antihypertensive effects on blood pressure at rest and during exercise of calcium antagonists, beta blockers, and their combination in antihypertensive patients. J Cardiovasc Pharmacol 6 [suppl 7]:1037–1042

Friedel HA, Sorkin EM (1988) Nisoldipine. A preliminary review of its pharmacodynamic and pharmacokinetic properties, and therapeutic efficacy in the treatment of angina pectoris, hypertension and related cardiovascular disorders. Drugs 36:682–731

Frishman WH, Weinberg P, Peled HB, Kimmel B, Charlap S, Beer N (1984) Calcium entry blockers for the treatment of severe hypertension and hypertensive crisis. Am J Med 77 [suppl 2B]:35

Fritschka E, Distler A, Gotzen R, Thiede HM, Philipp Th (1984) Cross over comparison of nitrendipine and propranolol treatment in patients with essential hypertension. J Cardiovasc Pharmacol 6 [suppl 7]:1100–1104

Fritschka E, Kribben A, Distler A, Philip Th (1987) Inhibition of aggregation and calcium influx of human platelets by nitrendipine. J Cardiovasc Pharmacol 9 [suppl 4]:S85–S89

Fu M, Hung JS, Yeh SJ, Lin FC, Hsu RS, Wu D (1987) Pharmacokinetics and pharmacodynamic effects of aequeous diltiazem in healthy humans. J Clin Pharmacol 27:106–110

Galizzi JP, Fosset M, Lazdunski M (1984) ^{3}H-verapamil binding sites in skeletal muscle transverse tubule membranes. Biochem Biophys Res Commun 118:239

Ganguly A, Chiou S, Davis JS (1990) Intracellular mediators of potassium-induced aldosterone secretion. Life Sci 46:173–180

Gasser R (1990) Calcium antagonists: pharmacologic agents in search of new clinical indications. Angiology 41:36–43

Gelmers HJ, Gorter K, de Weerdt CJ, Wiezer HJA (1985) Efficacy of treatment with nimodipine (calcium antagonists) in patients with acute ischemic stroke; a placebo-controlled, double blind, randomized, multicenter trial. J Cereb Blood Flow Metab 5 [suppl 1]:S337–S338

Gelmers HJ, Gorter K, de Weerdt CJ, Wiezer HJA (1988) A controlled trial of nimodipine in acute ischemic stroke. New Engl J Med 318:203–207

Gibaldi M, Perrier D (1982) Noncompartmental analysis based on statistical moment theory. In: Gibaldi M, Perrier D (eds) Pharmacokinetics. Marcel Dekker, New York, pp 409–417

Gibson RS (1989) Current status of calcium channel-blocking drugs after Q wave and non-Q wave myocardial infarction. Circulation 80 [suppl]:V107–V119

Given BD, Lee TH, Stone PH, Dzau VJ (1985) Nifedipine in severely hypertensive patients with congestive heart failure and preserved ventricular systolic function. Arch Intern Med 145:280

Glasser SP, Chrysant SG, Graves J, Rofman B, Koehn DK (1989) Safety and efficacy of amlodipine added to hydrochlorothiazide therapy in essential hypertension. Am J Hypertension 2:154–157

Glasser SP, West TW (1988) Clinical safety and efficacy of once-a-day amlodipine for chronic stable angina pectoris. Am J Cardiol 62:518–522

Glossmann H, Ferry DR (1983) Molecular approach to the calcium channel. In: Fleckenstein A, Hashimoto K, Herrmann M, Schwartz A, Seipel L (eds) New calcium antagonists: Recent developments and prospects. Gustav Fischer, Stuttgart New York, pp 63–98

Glossmann H, Ferry DR, Goll A, Striessnig J, Schober M (1985) Calcium channels: basic properties as revealed by radioligand binding studies. J Cardiovasc Pharmacol 7 [suppl 6]:S20–S30

Glossmann H, Ferry DR, Striessnig J, Goll A, Moosburger K, Schirmer M (1987) Interaction between calcium channel ligands and calcium channels. Circulat Res 61 [suppl 1]:130–136

Godfraind T, Egleme C, Finet M, Jaumin P (1987a) The actions of nifedipine and nisoldipine on the contractile activity of human coronary nifedipine and nisoldipine on the contractile activity of human coronary arteries and human cardiac tissue in vitro. Pharmacol Toxicol 61:79–84

Godfraind T, Egleme C, Finet M, Debande B, Jaumin P (1987b) Comparison of nifedipine and nisoldipine on human arteries and human cardiac tissues in vitro. In: Hugenholtz PG, Meyer J (eds) Nisoldipine 1987. Springer, Berlin Heidelberg New York Tokyo, pp 36–44

Gould BA, Hornung RS, Mann S, Subramanian VB, Raftery EB (1983) Nifedipine or verapamil as sole treatment of hypertension. Hypertension 5 [suppl II]:91–96

Govoni S, Goss I, Di Giovine S, Battaini F, Trabucchi M (1990) Calcium antagonists inhibit met-enkephalin immunoreactive material release: in vitro and ex vivo experiments. J Neural Transm Gen Sect 80:1–8

Graefe K-H, Ziegler R, Wingeder W, Rämsch K-D, Ahr G, Schmitz H (1987) Plasma level-effect relationships for some acute cardiovascular effects of nisoldipine and other dihydropyridine calcium channel antagonists. In: Hugenholtz PG, Meyer J (eds) Nisoldipine 1987. Springer, Berlin Heidelberg New York Tokyo, pp 67–75

Graziadei I, Zernig G, Grasseger A, Boer R, Schudt C, Glossmann H (1989) Hydrophobic calcium channel ligands: methodological problems and their solution. Am J Cardiol 64:431–501

Grech-Belanger O, Langlois S, LeBoeut E (1988) Pharmacokinetics of diltiazem in patients undergoing continuous ambulatory peritoneal dialysis. J Clin Pharmacol 28:477–480

Greenberg B, Siemienczuk D, Broudy D (1987) Hemodynamic effects of PN 200-110 (Isradipine) in congestive heart failure. Am J Cardiol 59:70B–74B

Greenberger LM, Yang CP, Gindin E, Horwitz SB (1990) Photoaffinity probes for the alpha1-adrenergic receptor and the calcium channel bind to a common domain in P-glycoprotein. J Biol Chem 265:4394–4401

Grino JM, Sabate I, Castelao AM, Alsina J (1986) Influence of diltiazem on cyclosporine clearance. Lancet I:1387

Grover GJ, Parham CS, Sleph PG, Moreland S (1989) Anti-ischemic and vasorelaxant effects of the new benzazepine calcium channel blocker SQ 31,765. J Pharmacol Exp Ther 251:1020–1025

Guazzi MD, DeCesare N, Galli C, Salvioni AS, Trumontana C, Tamborini GT, Bartorelli A (1984) Calcium channel blockade with nifedipine and angiotensine converting-enzyme inhibition with captopril in the therapy of patients with severe hypertension. Circulation 70:279

Haas H, Härtfelder G (1962) Alpha-Isopropyl-alpha N-Methyl-N homoveratryl-alphaamino' propyl 3,4-dimethoxyphenylaacetonitril, eine Substanz mit coronargefäßerweiternden Eigenschaften. Arzneimittelforschung 12:549–558

Haglund K, Collste P, Edgar B, Östman J (1985) Hypotensive effect of felodipine as monotherapy. Clin Invest Med 8:A131

Hallen B, Guilbaud O, Stroemberg S, Lindeke B (1988a) Single-dose pharmacokinetics of terodiline including a stable isotope technique for improvement of statistical evaluations. Biopharm Drug Dispos 9:229–250

Hallen B, Magnussen A, Bogentoft S, Ekelund P (1988b) Single- and multiple dose pharmaco-kinetics of terodiline in geriatric patients. Eur J Clin Pharmacol 34:291–297

Hansson L, Andren L, Öro L, Ryman T (1983) Pharmacokinetic and pharmacodynamic para-meters in patients treated with nitrendipine. Hypertension 5 [suppl II]:25–28

Hanyok JJ, Chow MS, Kluger J, Izard MW (1988) An evaluation of the pharmacokinetics, pharmacodynamics, and dialyzability of verapamil in chronic hemodialysis patients. J Clin Pharmacol 28:831–836

Harrod CS (1987) Theophylline toxicity and nifedipine. Ann Intern Med 106:480

Hedner T, Elmfeldt D, Dahloef C, Sjoegren E (1987) Comparison of antihypertensive effect and pharmacokinetics of conventional and extended release felodipine tablets in patients with arterial hypertension. Drugs 34 [suppl 3]:125–131

Hedner T, Samuelsson O, Sjögren E, Elmfeldt D (1986) Treatment of essential hypertension with felodipine in combination with a diuretic. Eur J Clin Pharmacol 30:133–139

Heiss WD, Holthoff V, Pawlik G, Neveling M (1990) Effect of nimodipine on regional cerebral glucose metabolism in patients with acute ischemic stroke as measured by positron emission tomography. J Cereb Blood Flow Metab 10(1):127–132

Held PH, Yusuf S, Furberg CD (1989) Calcium channel blockers in acute myocardial infarction and unstable angina: an overview: Br Med J 299:1187–1192

Hering S, Kleppisch T, Timin EN, Bodewei R (1989) Characterization of the calcium channel state transitions induced by the enantiomers of the 1,4-dihydropyridine Sandoz 202 791 in neonatal rat heart cells. A nonmodulating receptor model. Pflügers Arch 414:690–700

Herlitz H, Aurell M, Rjorck S, Granerus G (1984) Renal effects of felodipine in hypertensive patients with reduced renal function. Drugs 29 [suppl 2]:192

Hermsmeyer K, Rusch NJ (1987) Felodipine actions on vascular smooth muscle Ca^{2+} channels. J Cardiovasc Pharmacol 10 [suppl 1]:S40–S43

Hertz F, Cloarec A (1989) Comparative antiulcer and antisecretory effects of various calcium antagonists. Gen Pharmacol 20:635–640

Hinderling PH, Eckert M, Gasic S, Eichler HG, Potzi R et al. (1986) Comparative pharmacokine-tics and cardiovascular effects of tiapamil in healthy volunteers and patients with hepatic cirrhosis. Eur J Clin Pharmacol 31:397–404

Hirth et al. C, Federmann A, Garthoff B, Hertle L, Kazda S, Stasch JP (1987) The effect of nisoldipine in experimentally induced renal failure. In: Hugenholtz PG, Meyer J (eds) Nisol-dipine 1987. Springer, Berlin Heidelberg New York Tokyo, pp 144–150

Hla KK, Henry JA, Latham AN (1987) Pharmacokinetics and pharmacodynamics of two formula-tions of verapamil. Br J Clin Pharmacol 24:661–664

Hoeglund P, Nilsson LG (1988) Physiological disposition of intravenously administered ^{14}C-labeled diltiazem in healthy volunteers. Ther Drug Monit 10:401–409

Hof RP, Vuorela HJ, Neumann P (1982) PY 108-068, a new potent, and selective inhibitor of calcium-induced contraction of rabbit aortic rings. J Cardiovasc Pharmacol 4:344–351

Hof RP, Hof A, Scholtysik G, Menninger K (1984a) Effects of the new calcium antagonist PN 200-110 on the myocardium and the regional peripheral circulation in the anesthetized cats and dogs. J Cardiovasc Pharmacol 6:407–416

Hof RP (1984b) The calcium antagonist PY 108-068 and verapamil diminish the effects of angiotensin II: Sites of interaction in the peripheral circulation of anesthetized cats. Br J Pharmacol 82:51–60

Hof RP, Hof A, Rüegg UT, Cook NS, Vogel A (1986) Stereoselectivity at the calcium channel: different profiles of haemodynamic activity of the enantiomers of the dihydropyridine deri-vative PN 200-110. J Cardiovasc Pharmacol 8:221–226

Hof RP, Salzmann R, Siegl H (1987) Selective effects of PN 200-110 (Isradipine) on the peripheral circulation and the heart. Am J Cardiol 59:30B–36B

Hof RP, Hof A (1988) The renin-angiotensin system modulates the peripheral vascular effects of the calcium antagonist isradipine in anesthetized rabbits. J Cardiovasc Pharmacol 12:233–238

Hofman J, Siergiejko Z, Chyrek-Borowska S (1990) The influence of the calcium channel antagonist verapamil on histamine release from target cells. Arch Immunol Ther Exp (Warsz) 37:55–59

Horvath G, Benedek G, Szikszay M (1990) Enhancement of fentanyl analgesia by clonidine plus verapamil in rats. Anesth Analg 70:284–288

Hosono M, Taira N (1987) Coronary vasodilator versus cardiac effects of MCI-176, a novel quinazolinone calcium antagonist, in the dog heart. J Cardiovasc Pharmacol 9:633–640

Hughes GS Jr, Cowart TD, Oexmann MJ, Conradi EC (1988) Verapamil-induced natriuretic and diuretic effects: dependency on sodium intake. Clin Pharmacol Ther 44:400–407

Hulthén UL, Kathman PL (1988) Renal effects of acute and long-term treatment with felodipine in essential hypertension. J Hypertens 6:231–237

Ikeda M et al. (in press) Clinical usefulness of nilvadipine on essential hypertension. A multi-center cooperative double-blind group-comparative study with nicardipine hydrochloride. Igaku No Ayumi

Iliopoulou A, Turner P, Warrington SJ (1983) Acute hemodynamic effects of a new calcium antagonist, nicardipine, in man, a comparison with nifedipine. Br J Clin Pharmacol 15:59

Inouye IK, Massie BM, Benowitz N, Simpson P, Loge D (1984) Antihypertensive therapy with diltiazem and comparison with hydrochlorothiazide. Am J Cardiol 53:1588

Ishii M et al. (1986) The usefulness of FK 235 on essential hypertension. A multi-center open trial by administration with FK 235 and FK 235 plus hypotensive diuretics. Jap J Clin Med 63:2017–2030

Ishii A (1989) Inhibiton of 3H-nitrendipine-binding in rat aortic and cerebral cortex membranes by the new dihydropyridine calcium antagonist benidipine hydrochloride. Arzneimittelforschung 39:1546–1550

Iwanami M, Shibanuma T, Fujimoto M, Kawai R, Tamazawa K, Takenaka T, Takahashi K, Murakami M (1979) Synthesis of new watersoluble dihydropyridine vasodilators. Chem Pharm Bull (Tokyo) 27:1426

Jackson B, Morgan TO, Gibson J, Anderson A (1987) Felodipin vs Prazosin as an addition to a betablocker in the treatment of essential hypertension. The Australian Multicenter Study. Drugs 34 [suppl 3]:109–119

Johnson JD, Andrews CT, Khabbaza EJ, Mills JS (1987) The interaction of felodipine with calcium-binding proteins. J Cardiovasc Pharmacol 10 [suppl 1]:S53–S59

Jones CR, Rae AP, Been M (1985) Electrophysiological effects of felodipine in combination with metroprolol. Drugs 29 [suppl 2]:81–86

Jorgensen NP, Walstad RA (1988) Pharmacokinetics of verapamil and norverapamil in patients with hypertension: a comparison of oral conventional and sustained release formulations. Pharmacol Toxicol 63:105–107

Juneja R, Gupta I, Wali A, Sanyal SN, Chakravarti RN, Majumdar S (1990) Effects on verapamil of different spermatozoal functions in guinea pigs – a preliminary study. Contraception 41:179–187

Kageyma M, Matsumura Y, Hayashi K, Hosokowa T, Morimoto S (1990) Inhibitory effects of nisoldipine and saralasin on angiotensin II-induced antidiuresis in anaestetized dogs. Jpn J Pharmacol 52:245–253

Kajiwara N et al. (1985) Effect of FK 235 on diurnal variation of blood pressure in patients with essential hypertension. Jpn J Clin Exp Med 62:209–218

Kann J, Krol GJ, Raemsch KD, Burkholder DE, Levitt MJ (1984) Bioequivalence and metabolism of nitrendipine administered orally to healthy volunteers. J Cardiovasc Pharmacol 6 [suppl 7]:S968–S973

Katzman PL, Hulthén UL, Hökfelt B (1986) The effects of eight weeks treatment with the calcium antagonist felodipine on blood pressure heart rate, working capacity, plasma renin activity, plasma angiotensin II, urinary catecholamines and aldosterone in patients with essential hypertension. Br J Clin Pharmacol 21:633–640

Kauker ML, Zeigler DW, Zawada ET (1987) Renal tubular effects of nisoldipine, a calcium channel blocker, in rats. J Cardiovasc Pharmacol 9 [suppl 1]:S32–S38

Kawakami M, Bian K, Toda N (1989) Vasodilator actions of felodipine, a new calcium entry blocker. Nippon Yakurigaku Zasshi 94:251–256

Kazda S, Hoffmeister F (1979) Effect of some cerebral vasodilators on the postischemic impaired cerebral reperfusion in cats. Naunyn Schmiedebergs Arch Pharmacol 307 [suppl]:R43

Kazda S, Garthoff B, Meyer H, Schloßmann K, Stoepel K, Towart R, Vater W, Wehinger E (1980) Pharmacology of a new calcium antagonistic compound, isobutyl methyl 1,4 dihydro-2,6-dimethyl-4-(2-nitrophenyl)-3,5-pyridinecarboxylate (nisoldipine, Bay K 5552). Arzneimittelforschung (Drug Res) 30:2144–2162

Kazda S, Stasch J-P, Hirth C (1987) Experimental pharmacology of nisoldipine: perspectives from long-term studies In: Hugenholtz PG, Meyer J (eds) Nisoldipine 1987. Springer, Berlin Heidelberg New York Tokyo, pp 3–12

Keech AC, Harper RW, Harrison PM, Pitt A, MacLean AJ (1988) Extent and pharmacokinetic mechanisms of oral atenolol-verapamil interaction in man. Eur J Clin Pharmacol 35:363–366

Kern MJ (1989) Influence of calcium channel antagonist therapy on the ischemic response to acute coronary occlusion in humans. Clin Cardiol 12 [suppl 3]:III77–III85

Kingma PJ, Simons JP, Nieuwenhuijen Kruseman AC, Wolffenbuttel BH (1990) Calcium entry blockers and their effects on glucose metabolism. Neth J Med 36:32–38

Kiowski W, Bertel O, Erne P et al. (1983) Hemodynamic and reflex responses to acute and chronic antihypertensive therapy with the calcium entry blocker nifedipine. Hypertension 5 [suppl I]:70–74

Kirch W, Hutt HJ, Heidemann H, Rämsch K, Janisch HD, Ohnhaus EE (1984) Drug interactions with nitrendipine. J Cardiovasc Pharmacol 6 [suppl 7]:982–985

Kirch W, Kleinbloesem CH, Belz GG (1990) Drug interactions with calciumantagonists. Pharmacol Ther 45:109–136

Kishida H, Toyam S, Yanaga T, Suzuki K (1988) Effect of a new calcium antagonist, nilvadipine, on variant angina pectoris evaluated by 24-hour Holter electrocardiography. Jpn Heart J 29:781–793

Kiue A, Sano T, Suzuki K, Inada H, Okumura M, Kikuchi J, Sato S, Kohno K, Kuwano M (1990) Activities of newly synthesized dihydropyridines in overcoming of vincristine resistance, calcium antagonism, and inhibition of photoaffinity labeling of P-glycoprotein in antagonism, and inhibition of photoaffinity labeling of P-glycoprotein in rodents. Cancer Res 50:310–317

Klein W, Brandt D, Vrecko K. Härringer M (1983) Role of calcium antagonists in the treatment of essential hypertension. Circulat Res 52 [suppl I]:174–181

Knorr A, Kazda S, Garthoff B, Stasch JP, Towart R (1986) Akute und chronische Wirkung von Nitrendipin bei experimentellem Hochdruck: In: Distler A (Hrsg) Kalziumantagonisten in der Hochdrucktherapie. Schattauer, Stuttgart New York, S 27–33

Krishna GG, Narins RG (1989) Calcium channel blockers. Progression of renal disease. Circulation 80 [suppl]:IV47–IV51

Kroemer IX (1986) Kalziumantagonisten erhöhen Neurotoxizität von Carpamazepin. Arzneimitteltherapie 4:163–164

Kuramoto K (1989) Double-blind studies of calcium antagonists in the treatment of hypertension in Japan. J Cardiovasc Pharmacol 13 [suppl 1]:S29–S35

Laher MS, Kelly JG, Doyle GD, Carmody M, Donohoe JF, Greb H, Volz M (1988) Pharmacokinetics of amlodipine in renal impairment. J Cardiovasc Pharmacol 12 [suppl 7]:S60–S63

Landahl S, Edgar B, Gabriellson M, Larson M, Lemfelt B, Lundborg P, Regårdh CG (1988) Pharmacokinetics of felodipine in elderly hypertensive patients – a comparison with young healthy subjects. Clin Pharmacokinet 14:374–383

Langley MS, Sorkin EM (1989) Nimodipine. A review of its pharmacodynamic and pharmacokinetic properties, and therapeutic potential incerebrovascular disease. Drugs 37:669–699

Lasseter KC, Shamblen EC, Murdoch AA, Burkholder DE, Krol GJ, Taylor RJ, Vanov SK (1984) Steady state pharmacokinetics of nitrendipine in hepatic insufficiency. J Cardiovasc Pharmacol 6 [suppl 7]:S977–S981

Lederballe Pederson O, Christensen CK, Mikkelson E et al. (1980) Relationship between the antihypertensive effect and steady state plasma concentration of nifedipine given alone or in combination with a beta-adrenoceptor blocking agent. Eur J Clin Pharmacol 18:287–293

Lederballe-Pederson O (1981a) Calcium blockade in arterial hypertension. Hypertension 5 [suppl II]:74–79

Lederballe Pederson O (1981b) Calcium blockade as a therapeutic principle in arterial hypertension. Acta Pharmacol Toxicol [suppl II]49:1–31

Lee SM, Williams R, Warnock D, Emmett M, Wolbach RA (1986) The effects of nicardipine in hypertensive subjects with impaired renal function. Br J Clin Pharmacol 22:2

Lehmann HU, Taegener-Torge C, Witt E, Beck OA, Hochrein H (1979) Wirkungsvergleich zwischen Gallopamil (D 600) und Verapamil. Angiocardiology 2:103–107

Leonetti G, Sala C, Bianchetti C, Terzoli L, Zanchetti A (1980) Antihypertensive and renal effects of orally administered verapamil. Eur J Clin Pharmacol 18:375–382

Leonetti G, Cuspidi C, Sampieri L, Terzoli L, Zanchetti A (1982) Comparison of cardiovascular, renal, and humoral effects of acute administration of two calcium channel blockers in normotensive and hypertensive subjects. J Cardiovasc Pharmacol 4:S319–S324

Leonetti G, Gradnik R, Terzoli L, Fruscio M, Rupoli L, Zanchetti A (1984) Felodipine a new vasodilating drug: blood pressure, cardiac, renal, and humoral effects in hypertensive patients. J Cardiovasc Pharmacol 6:392–398

Leonetti G, Gradnik R, Terzoli L et al. (1986) Effects of single and repeated doses of the calcium antagonist felodipine on blood pressure, renal function, electrolytes and water balance, and renin-angiotensin-aldosterone system in hypertensive patients. J Cardiovasc Pharmacol 8:1243–1248

Leonetti G (1987) Antihypertensive efficacy of nicardipine, in monotherapy and assossiation, in mild or moderate hypertensives with and without concomitant disease: interim report of italian multicentre study. J Hypertension 5[suppl. 5]:S575–S577

Leonetti G, Zanchetti A (1988) Antihypertensive efficacy of nicardipine-based treatment in patients of different age and in patients with isolated systolic hypertension. J Hypertens 6 [suppl 4]:S655–S657

Lessem J, Bellinetto A (1983) Interaction between digoxin and the calcium antagonists nicardipine and tiapamil. Clin Ther 5:595–602

Lettieri JT, Krol GJ, Yeh SC, Burkholder DE, Zinny M, O'Donnell D (1988) The effects of age and race on nitrendipine pharmacokinetics and pharmacodynamics. J Cardiovasc Pharmacol 12 [suppl 4]:S129–S132

Levine MA, Ogilvie RI, Leenen FH (1988) Pharmacokinetic and pharmacodynamic interactions between nisoldipine and propranolol. Clin Pharmacol Ther 43:39–48

Levy MN (1989) Role of calcium in arrhythmogenesis. Circulation 80 [suppl]:IV23–IV30

Lewis GRJ, Morley KD, Lewis BM, Bones PJ (1978) The treatment of hypertension with verapamil. NZ Med J 612:351–354

Lindholm A, Henricsson S (1987) Verapamil inhibits cyclosporine metabolism. Lancet I:1262–1263

Littleton JM, Little HJ, Whittington MA (1990) Effects of dihydropyridine calcium channel antagonists in ethanol withdrawal; doses required, stereospecificity and actions of Bay K 8644. Psychopharmacology (Berl) 100:387–392

Ljung B (1985) Vascular selectivity of felodipine. Drugs 29 [suppl 2]:46–58

Ljung B, Kjellstedt A, Orebäck B (1987) Vascular versus myocardial selectivity of calcium antagonists studied by concentration-time-effect relations. J Cardiovasc Pharmacol 10 [suppl 1]:S34–S39 und S96

Lund-Johansen P (1985) Hemodynamic effects of calcium channel blockers at rest and during exercise in essential hypertension. Am J Med 79 [suppl 4A]:11

Lund-Johansen P, Omvik P (1987) Central hemodynamic changes of calcium antagonists at rest and during exercise in essential hypertension. J Cardiovasc Pharmacol 10 [suppl 1]:S139–S148

MacLeod BA, Moult M, Saint KM, Walker MJ (1989) The antiarrhythmic efficacy of intravenous anipamil against occlusion and reperfusion arrhythmias. Br J Pharmacol 98:1165–1172

MacLeod D, Wathen CG, Tucker L, Forret E, Hill K, Muir AL (1985) Felodipin can replace minoxidil in the treatment of refractory hypertension. J Hypertens 3 [suppl 3]:469–470

MacMahon FG, Vargas R, Ryan JR, Miller H, Faraday S (1988) An acute dose-response pharmacodynamic evaluation of orally administered isradipine (PN-200-110) in hypertensive patients. J Clin Pharmacol 28:664

MacNally P, Mistry N, Idle J, Walls J, Feehally J (1989) Calcium channel blockers and cyclosporine metabolism. Transplantation 48:1071

Magometschnigg D (1983) Acute hypotensive response to nifedipine. Hypertension 5 [suppl II]:80–84

Maier-Lenz H, Rode H, Lenau H, Thieme G, Woelke E, Kobayashi H, Kobayashi S, Oka T (1988) Benidipine hydrochloride – a new calcium channel blocker of the dihydropyridine type. Pharmacokinetics, pharmacodynamics, tolerance and dose finding in mild to moderate hypertension. Arzneimittelforschung 38:1757–1763

Maisel AS, Motulsky HJ, Insel PA (1985) Hypotension after quinidine plus verapamil. Possible additive competition at alpha-adrenergic receptors. N Engl J Med 312:167–170

Malinowski R, Wasek Z, Frank-Piskorska A (1989) Evaluation of the protektive effects of nifedipine and verapamil in patients with bronchial hyperreactivity. Wiad Lek 42:129–133

Marthan R, Woolcock AJ (1989) Is a myogenic response involved in deep inspiration-induced bronchoconstriction in athmatics? Am Rev Respir Dis 140:1354–1358

Mason RP, Campbell SF, Wang SD, Herbette LG (1989) Comparison of location and binding for the positively charged 1,4-dihydropyridine calcium channel antagonist amlodipine with uncharged drugs of this class in cardiac membranes. Mol Pharmacol 36:634–640

Matlib MA (1989) Relaxation of potassium chloride-induced contractions by amlodipine and its interaction with the 1,4-dihydropyridine-binding site in pig coronary artery. Am J Cardiol 64:511–571

Mauser M, Voelker W, Ickrath O, Karsch KR (1989) Myocardial properties of the new dihydropyridine calcium antagonist isradipine compared to nifedipine with or without additional beta blockade in coronary artery disease. Am J Cardiol 63(1):40–44

McGrath T, Latoud C, Arnold ST, Safa AR, Felsted RL, Center MS (1989) Mechanism of multidrug resistance in HL60 cells. Analysis of resistance associated membrane proteins and levels of mdr gene expression. Biochem Pharmacol 38:3611–3619

McLeay RAB, Stallard TJ, Watson RDS et al. (1983) The effect of nifedipine on arterial pressure and reflex cardiac control. Circulation 67:1084–1090

McPhee GJA, McInnes GT, Thompson GG, Brodie MJ (1986) Verapamil potentiates carbamazepine neurotoxicity: a clinically important inhibitory interaction. Lancet I:700–703

Meredith PA, Elliott HL, Reid JL (1988) The clinical pharmacology of nisoldipine: studies on the pharmacokinetics and interactions with betablockers. In: Lichtlen RR, Hugenholtz PG (eds) Nisoldipine 1988. Schattauer, Stuttgart New York, pp 12–21

Meyer FB, Anderson RE, Sundt TM Jr (1990) Anticonvulsant effects of dihydropyridine calcium antagonists in electrocortical shock seizures. Epilepsia 31:68–74

Mikus G, Fischer C, Heuer B, Langen C, Eichelbaum M (1987) Application of a stable isotope methodology to study the pharmacokinetics, bioavailability and metabolism of nitrendipine after i.v. and p.o. administration. Br J Clin Pharmacol 24:561–569

Mildenberger D, Klepzig H Jr, Hopf R, Kaltenbach M (1989) Nebenwirkungsspektrum von Gallopamil im Vergleich zu anderen Calciumantagonisten. Z Kardiol 78 [suppl 5]:25–28

Mitchell KD, Navar LG (1990) Tubuloglomerular feedback responses during peritubular infusions of calcium channel blockers. Am J Physiol 258:F537–F544

Mizuno K et al. (1986) Antihypertensive effect of a new calcium channel blocker, FK 235, in essential hypertension. Chem Pathol Pharmacol 52:3–15

Mooser V, Waeber B, Nussberger J, Brunner HR (1988) Antihypertensive effect of diltiazem administered once and twice daily. J Hum Hypertens 2:257–260

Morimoto S, Ohyama T, Hisaki K, Matsumura Y (1989) Effects of CV-4093, a new dihydropyridine calcium channel blocker, on renal hemodynamics and function in stroke-prone spontaneously hypertensive rats (SHRSP). Jpn J Pharmacol 51:257–265

Morris MJ, David-Dufilho M, Devynck MA (1988) Red blood cell ionized calcium concentration in spontaneous hypertension: modulation in vivo by the calcium antagonist PN 200.110. Clin Exp Pharmacol Physiol 15:257–260

Motomura S, Hashimotot K (1990) Reconsideration of vascular selectivity of dihydropyridine calcium antagonists: comparison of cardiovascular profile of mepirodipine, a novel dihydropyridine, consisting of a single stereoisomer with (+)-(S)-(S) conformation, with those of nifedipine and nicardipine. Jpn J Pharmacol 52:319–330

Muiesan G, Agabiti-Rosei E, Castellano M, Alicandri CL, Corea L, Fariello R, Beschi M, Romanelli G (1982) Antihypertensive and humoral effects of verapamil and nifedipine in essential hypertension. J Cardiovasc Pharmacol 4:S325–S329

Muir AL, Wathen CG, Hannan WJ (1985) Effects of felodipine on resistance and capacitance vessels in patients with essential hypertension. Drugs 29 [suppl 2]:59–65

Müller FB, Bolli P, Erne P, Block LH, Kiowski W, Bühler FR (1984) Antihypertensive therapy with the long acting calcium antagonist nitrendipine. J Cardiovasc Pharmacol 6 [suppl 7]:1073–1076

Müller-Schweinitzer E, Neumann P (1983) In vitro effects of the calcium antagonists PN 200-110, nifedipine, and nimodipine on human and canine cerebral arteries. J Cereb Blood Flow Metab 3:354–361

Murphy BJ, Rogers CA, Sunahara RK, Lemaire S, Tuana BS (1990) Identification, characterization, and photoaffinity labeling of the dihydropyridine receptor associated with the L-type calcium channel from bovine adrenal medulla. Mol Pharmacol 37:173–181

Murphy MB, Bulpitt CJ, Dollery CT (1984) Role of nifedipine in the treatment of resistant hypertension. Am J Med 77 [suppl 2B]:16

Nafziger AN, May JJ, Bertino JB (1987) Inhibition of theophylline elimination by diltiazem therapy. J Clin Pharmacol 27:862–865

Nagaoka A, Shibota M, Hamajo K (1989a) Effects of a new dihydropyridine derivative, CV-4093.2HCl, on renal hemodynamics in spontaneously hypertensive rats. Jpn J Pharmacol 51:25–35

Nagaoka A, Shibota M (1989b) Natriuretic action of manidipine hydrochloride, a new calcium channel blocker, in spontaneously hypertensive rats. Jpn J Pharmacol 51:299–301

Nayler WG (1990) Kalziumantagonisten. Springer, Berlin Heidelberg New York Tokyo

Nayler WG, Panagiotopoulos S, Sturrock WJ (1987) Effect prolonged treatment with nisoldipine on cholesterol deposition and cardiac noradrenaline reserves: a comparative study. In: Hugenholtz PG, Meyer J (eds) Nisoldipine 1987. Springer, Berlin Heidelberg New York Tokyo, pp 3–12

Ninomiya M, Tani T, Nakajima S, Ueda M (1989) Effects of S-312, a new calcium antagonist, on the mechanical and electrophysiological responses of isolated cardiovascular preparations. Jpn J Pharmacol 51:227–238

Niwa T, Tokuma Y, Noguchi H (1987) Plasma protein binding of nilvadipine, a new dihydropyridine calcium antagonist, in man and dog. Res Commun Chem Pathol Pharmacol 55:75–88

Nomura M, Kimura Y, Yoshida M, Satoh S (1989) Antihypertensive effect of a new dihydropyridine calcium entry blocker in conscious hypertensive and normotensive rats. Arzneimittelforschung 39:1542–1545

Ogilvie RI (1985) Effect of nifedipine and propranolol on blood flow, venous compliance and blood pressure in essential hypertension. Can Med Ass J 132:1137

Ohkura T et al. (1986) Antihypertensive effect and safety of nilvadipine in patients with renal parenchymal hypertension. J Clin Ther (Rinsho-Iyaku) 2:1507–1515

Ohtsuka M, Ono T, Hiroi J, Esumi K, Kikuchi H, Kurthada S (1983) Comparison of the cardiovascular effects of FR34235, a new dihydropyridine, with other calcium antagonists, J Cardiovasc Pharmacol 5:1074–1082

Ohtsuka M, Sakai S, Miura S, Kurosaki M, Koibuchi Y, Ono T, Shibayama F (1989a) Effects of nilvadipine, a new calcium entry blocker, on systemic blood pressure, cardiac hypertrophy and venous distensibility in spontaneously hypertensive rats. Arch Int Pharmacodyn Ther 301:228–245

Ohtsuka M, Yokota M, Kodama I, Yamada K, Shibata S (1989b) New generation dihydropyridine calcium entry blockers: in search of greater selectivity for one tissue subtype. Gen Pharmacol 20:539–556

Oizumi K, Nishino H, Koike H, Sada T, Miyamoto M, Kimura T (1989) Antihypertensive effect of CS-905, a novel dihydropyridine calcium channel blocker. Jpn J Pharmacol 51:57–64

Olivari MT, Bartorelli C, Polese A et al. (1979) Treatment of hypertension with nifedipine, a calcium antagonistic agent. Circulation 59:1056–1062

Onoda JM, Nelson KK, Pilarski SM, White NS, Mihu RG, Honn KV (1990) Combination chemotherapy with cisplatin and nifedipine: synergistic antitumor effects against a cisplatin-resistant subline of the B 16 amelanotic melanoma. Clin Exp Metastasis 8:59–73

Palmi M, Sgaragli G (1989) Hyperthermia induced in rabbits by organic calcium antagonists. Pharmacol Biochem Behav 34:325–330

Pan M, Janis RA, Triggle DJ (1983) Comparison of the equilibrium and kinetic binding characteristics of tritiated Ca2+ channel inhibitors, nisoldipine, nimodipine, nitrendipine and nifedipine. Pharmacologist 25:202, abstr. 257

Payen D, Lamer C, Raggueneau JL (1989) Calcium inhibitors: effect on cerebral blood flow and intracranial pressure. Agressologie 30:408–410

Penny WJ, Lewis MJ (1989) Nifedipine is excreted in human milk. Eur J Clin Pharmacol 36:427–428

Perna AF, Smogorzewski M, Massry SG (1989) Effects of verapamil on the abnormalities in fatty acid oxidation of myocardium. Kidney Int 36:453–457

Petho A, Neumann T, Vetterlein F, Schmidt G (1989) Influence of diltiazem on postischemic microcirculation and function in the rat kidney. Microvasc Res 38:223–236

Pochet JM, Pirson Y (1986) Cyclosporine-diltiazem interaction. Lancet II:460

Rahn KH, Mooy J, Bohm R, Vet AVD (1985) Reduction of bioavailability of verapamil by rifampin. N Engl J Med 312:920–921

Raviv Y, Pollard HB, Bruggemann EP, Pastan I, Gottesman MM (1990) Photosensitized labeling of a functional multitransporter in living drug-resistant tumor cells. J Biol Chem 265:3975–3980

Regårdh CG, Edgar B, Olsson R, Kendall M, Collste P, Shansky CW (1989) Pharmacokinetics of felodipine in patients with liver disease. Eur J Clin Pharmacol 36:473–479

Rehnqvist N, Billing E, Moberg L, Lundman T, Olsson G (1987) Pharmacokinetics of felodipine and effect on digoxin plasma-levels in patients with heart failure. Drugs 34 [suppl 3]:33–42

Reid JL, Meredith PA, Donnelly R, Elliott HL (1988) Pharmacokinetics of calcium antagonists. J Cardiovasc Pharmacol 12 [suppl 7]:S22–S26

Resnick LM, Nicholson JP, Laragh JH (1989) The effects of calcium channel blockade on blood pressure and calcium metabolism. Am J Hypertens 2:927–930

Robertson DR, Waller DG, Renwick AG, George CF (1988) Age related changes in the pharmacokinetics and pharmacodynamics of nifedipine. Br J Clin Pharmacol 25:297–305

Rönn O, Bengtsson B, Edgar B, Raner S (1985) Acute haemodynamic effects of felodipine and verapamil in man, singly and with metoprolol. Drugs 29 [suppl 2]:16–25

Rosing DR, Epstein SE (1982) Verapamil in the treatment of hypertrophic cardiomyopathy. Ann Intern Med 96:670–672

Roy LF, East DS, Browning FM, Shaw D, Ogilvie RI, Cardella C, Leenen FH (1989) Short-term effects of calcium antagonists on hemodynamics and cyclosporine pharmacokinetics in heart-transplant and kidney-transplant patients. Clin Pharmacol Ther 46:657–667

Rudin M, Sauter A (1989) Dihydropyridine calcium antagonists reduce the consumption of high-energy phosphates in the rat brain. A study using combined $^{31}P/^{1}H$ magnetic resonance spectroscopy and ^{31}P saturation transfer. J Pharmacol Exp Ther 251:700–706

Rush WR, Alexander O, Hall DJ, Cairncross L, Dow RJ et al. (1986) The metabolism of nicardipine hydrochloride in healthy male volunteers. Xenobiotica 16:341–349

Saida K, van Breemen C (1984) Characteristics of the norepinephrine-sensitive calcium-store in vascular smooth muscle. Blood Vessels 21:43–46

Sato H, Ikenouchi H, Aoyagi T, Matsui H, Mochizuki T, Momomura S-I, Serizawa T, Iizuka M, Sugimoto T (1990) Acute hemodynamic effects of nilvadipine, a new calcium channel blocker, in patients with congestive heart failure. J Cardiovasc Pharmacol 15:317–322

Sato M, Nagao T, Yamaguchi I, Najajima H, Kiyomoto A (1971) Pharmacological studies on a new 1,5-benzothiazepine derivate (CDR-401) I. Cardiovascular actions. Arzneimittelforschung 21:1338–1343

Satoh P et al. (1986) Influence of nilvadipine (FK 235) on serum digoxin concentration in patients with congestive heart failure. Jpn Pharmacol Ther (Yakuri-To-Chyrio) 14:7387–7394

Scherling D, Ahr G, Karl W (1987) Biotransformation of nisoldipine in man. In: Hugenholtz PG, Meyer J (eds) Nisoldipine 1987. Springer, Berlin Heidelberg New York Tokyo, pp 85–88

Schwartz A, McKenna E, Vaghy PL (1988) Receptors for calcium antagonists. Am J Cardiol 62:3G–6G

Schwartz JB (1988) Effects of amlodipine on steady-state digoxin concentrations and renal digoxin clearance. J Cardiovasc Pharmacol 12:1–5

Scriabine A, Kazda S (1989) Pharmacological basis for use of calcium antagonists in hypertension. Magnesium 8:253–265

Sengelv H, Winther K (1989) Effect of felodipine, a new calcium channel antagonist, on platelet function and fibrinolytic activity at rest and during exercise. Eur J Clin Pharmacol 37:453–457

Shultz PJ, Raij L (1990) Inhibition of human mesangial cell proliferation by calcium channel blockers. Hypertension 15 [suppl 2]:176–180

Silke B, Verma SP, Frais MA, Reynolds G, Jackson N, Taylor SH (1985) Haemodynamic analysis of the effects of nicardipine and metoprolol alone and in combination in coronary artery disease. Eur Heart J 6:930–938

Silverman M, Rose H, Puschett JB (1989) Modifications in proximal tubular function induced by nitrendipine in a rat model of acute ischemic renal failure. J Cardiovasc Pharmacol 14:799–802

Silvestroni L, Menditto A (1989) Calcium uptake in human spermatozoa: characterization and mechanisms. Arch Androl 23:87–96

Singh BN, Opie LH (1984) Calcium antagonists. In: Opie LH (ed) Drugs for the heart. Grune & Stratton, London, p 39

Singh BN, Josephson MA (1990) Clinical pharmacology, pharmacokinetics, and hemodynamic effects of nicardipine. Am Heart J 119:P427–P434

Snyder SH, Reynolds IJ (1985) Calcium-antagonist drugs: receptor interactions that clarify therapeutic effects. N Engl J Med 313:995

Sokol PP, Huiatt KR, Holohan PD, Ross CR (1989) Gentamicin and verapamil compete for a common transport mechanism in renal brush border membrane vesicles. J Pharmacol Exp Ther 251:937–942

Soons PA, de Boer AG, van Brummelen P, Breimer DD (1989) Oral absorption profile of nitrendipine in healthy subjects: a kinetic and dynamic study. Br J Clin Pharmacol 27:179–189

Spence JD (1989) Pathogenesis of atherosclerosis and its complications: effects of antihypertensive drugs. J Hum Hypertens 3 [suppl 2]:63–68

Staneva-Stoytcheva D, Popova J, Mutafova-Yambolieva V, Alov P (1990) Influence of long-term treatment with the calcium-antagonists nifedipine, verapamil, flunarizine and with the calmodulin antagonist trifluoperazine on beta-adrenenoceptors in rat cerebral cortex. Gen Pharmacol 21:149–152

Stjarne L, Msghina M, Stjarne E (1990) K+ and Ca2+-channel blocking agents increase or decrease stimulus evoked but not spontaneous quantal transmitter release in sympathetic nerve terminals. Acta Physiol Scand 138:235–237

Stoepel K, Heise A, Kazda S (1981) Pharmacological studies on the antihypertensive effect of nitrendipine. Arzneimittelforschung (Drug Res) 31:2056–2061

Stone PH, Antman EM, Müller JE, Braunwald E (1980) Calcium channel blocking agents in the treatment of cardiovascular disorders. II. Hemodynamic effects and clinical applications. Ann Intern Med 93:886–904

Stopher DA, Bereford AP, Macrae PV, Humphrey MJ (1988) The metabolism and pharmacokinetics of amlodipine in humans and animals. J Cardiovasc Pharmacol 12 [suppl 7]:S55–S59

Stressmann J, Leibel B, Vagil Y, Eliakim R, Ben-Ishay D (1985) Nifedipin in the treatment of hypertension in the elderly. J Clin Pharmacol 25:193

Striessing J, Scheffauer F, Mittendorfer J, Schirmer M, Glossmann H (1990) Identification of the benzothiazepine-binding polypeptide of skeletal muscle calcium channels with (+)-cis-azidodiltiazem and antiligand antibodies. J Biol Chem 265:363–370

Swedish Multicentre Study Group (1987) Can standard triple treatment of hypertension be replaced by the combination of felodipine with a beta blocker? J Hypertension 4 [suppl 5]:446–447

Swift CG (1990) Pharmacodynamics: Changes in homeostatic mechanisms, receptor and target organ sensitivity in the elderly. Br Med Bull 46:36–52

Tabrizchi R, Pang CG, Walker MJ (1989) Effects of anipamil on cardiovascular status and regional blood flow in anestetized rats. Br J Pharmacol 98:1185–1190

Taburet AM, Singlas E, Colin JN, Banzet O, Thibonnier M, Corvol P (1983) Pharmacokinetic studies of nifedipine tablet. Correlation with antihypertensive effects. Hypertension 5 [suppl II]:29–33

Takabatake T, Yamamoto Y, Nakamura S, Hashimoto N, Satoh S, Yamada Y, Ohta H, Hattori N (1987) Effect of the calcium antagonist nilvadipine on haemodynamics at rest and during cold stimulation in essential hypertension. Eur J Clin Pharmacol 33:215–219

Terada K, Nakao KK, Okabe K, Kitamura K, Kuriyama H (1987) Action of the 1,4-dihydropyridine derivative, KW-3049, on the smooth muscle membrane of the rabbit mesenteric artery. Br J Pharmacol 92:615–625

Terakawa M, Tokuma Y, Shishido A, Noguchi H (1987) Pharmacokinetics of nilvadipine in healthy volunteers. J Clin Pharmacol 27:111–117

Teti A, Grano M, Colucci S, Argentino L, Barattolo R, Miyauchi A, Teitelbaum SL, Hruska KA, Zambonin Zallone A (1989) Voltage dependent calcium channel expression in isolated osteoclasts. Boll Soc Ital Biol Sper 65:1115–1118

Thananopavarn C, Golub MS, Eggena P, Barett JD, Sambhi MP (1984) Renal effects of nitrendipine monotherapy in essential hypertension. J Cardiovasc Pharmacol 6 [suppl 7]:1032–1036

Thomas J (1990) The effect of nimodipine on picrotoxin-induced seizures. Brain Res Bull 24:11–15

Tourkantonis A, Lasaridis A, Settas L (1984) Nitrendipine treatment in essential hypertension. J Cardiovasc Pharmacol 6 [suppl 7]:1090–1095

Towart R (1981) The selective inhibition of serotonin-induced contractions of rabbit cerebral vascular smooth muscle by calcium antagonistic dihydropyridines. An investigation of the mechanism of action of nifedipine. Circulat Res 48:650–657

Towart R (1982) Effects of nitrendipine (Bay E 5009), nifedipine, verapamil, phentolamine, papaverine and minoxidil on contractions of isolated rabbit aortic smooth muscle. J Cardiovasc Pharmacol 4:895–902

Triggle DJ, Janis RA (1984) The 1,4-dihydropyridine receptor; a regulatory component of the calcium channel. J Cardiovasc Pharmacol 6 [suppl 7]:S949–S955

Triggle DJ, Janis RA (1989) Recent development in calcium channel antagonists. Magnesium 8:213–222

Triggle DJ, Rampe D (1989) 1,4-Dihydropyridine activators and antagonists: structural and functional distinctions. Trends Pharmacol Sci 10:507–511

Trimarco B, DeLuca N, Ricciardelli B, Volpe M, Veniero A, Cuocolo A, Cicala M (1984) Diltiazem in the treatment of mild or moderate essential hypertension. Comparison with metoprolol in a crossover double-blind trial. J Clin Pharmacol 24:218–227

Tse FLS, Jaffe JM (1987) Pharmacokinetics of PN 200-110 (Isradipine), a new calcium antagonist, after oral administration in man. Eur J Clin Pharmacol 32:361–365

Tuch BE, Osgerby KJ, Turtle JR (1990) The role of calcium in insulin release from human fetal pancreas. Cell Calcium 11:1–9

Urien S, Albengres E, Comte A, Kiechel J-R, Tillement J-P (1985) Plasma-protein binding and erythrocyte partitioning of nicardipine in vitro. J Cardiovasc Pharmacol 7:891–898

Van Bortel L, Boehm R, Mooy J, Schiffers P, Rahn KH (1989) Pharmacokinetics of nitrendipine in terminal renal failure. Eur J Clin Pharmacol 36:467–471

Van den Berg E, Dehmer GJ (1988) Acute hemodynamic effects of intravenous isradipine. Am J Cardiol 61:1102–1105

Van Harten J, Burggraaf K, Danhof M, Van Brummelen P, Breimer DD (1987) Negligible sublingual absorption of nifedipine. Lancet II:1363–1365

Van Harten J, Burggraaf J, Lighthart GJ, van Brummelen P, Breimer DD (1989a) Single- and multiple dose nisoldipine kinetics and effects in the young, the middle aged, and the elderly. Clin Pharmacol Ther 45:600–607

Van Harten J, Burggraaf J, van Brummelen P, Breimer DD (1989b) Influence of renal function on the pharmacokinetics and cardiovascular effects of nisoldipine after single and multiple dosing. Clin Pharmacokinet 16:55–64

Van Harten J, van Brummelen P, Lodewijks MT, Danhof M, Breimer DD (1988a) Pharmacokinetics and hemodynamic effects of nisoldipine and its interaction with cimetidine. Clin Pharmacol Ther 43:332–341

Van Harten J, van Brummelen P, Wilson JH, Lodewijks MT, Breimer DD (1988b) Nisoldipine: kinetics and effects on blood pressure and heart rate in patients with liver cirrhosis after intravenous and oral administration. Eur J Clin Pharmacol 34:387–394

van Amsterdam FT, Punt NC, Haas M, Zaagsma J (1990) Stereoisomers of calcium antagonists distinguish a myocardial and vascular mode of protection against cardiac ischemic injury. J Cardiovasc Pharmacol 15:198–204 van Zwieten PA (1989) Vascular effects of calcium antagonists: implications for hypertension and other risk factors for coronary heart disease. Am J Cardiol 64:1171–1211

Vater W, Kroneberg G, Hoffmeister F, Kaller H, Meng K, Oberdorf A, Puls W, Schloßmann K, Stoepel K (1972) Zur Pharmakologie von 4-(2-Nitrophenyl)-2,6-dimethyl1,4-dihydropyridin-3,5 dicarbonsäuredimethylester (Nifedipine, Bay a 1040) Arzneimittelforschung 22:1–14

Vidal S, Raynaud B, Weber MJ (1989) The role of calcium channels of the L-type in neurotransmitter plasticity of cultured sympathetic neurons. Brain Res Mol Brain Res 6:187–196

Wada Y, Satoh K, Taira N (1985) Separation of the coronary vasodilator from the cardiac effects of PN200-110, a new dihydropyridine calcium antagonist in the dog heart. J Cardiovasc Pharmacol 7:190–196

Waner T, Nyska A, Bogin E, Levy R, Galiano A (1990) Drug-induced decrease of serum alanine and aspartate aminotransferase activity in the rat, as a result of treatment with oxodipine, a new calcium channel blocker. J Clin Chem Clin Biochem 28:25–30

Wathen CG, MacLeod D, Tucker L, Muir AL (1984) Felodipine as an alternative to minoxidil in severe refractory hypertension. Drugs 29 [suppl 2]:157

Wathen CG et al. (1986) Felodipine as replacement for minoxidil in the treatment of severe hypertension. Eur Heart J 7:893–897

Webster J, Robb OJ, Jeffers TA, Scott AK, Petrie JC (1988) Once-daily amlodipine in the treatment of mild to moderate hypertension. J Cardiovasc Pharmacol 12 [suppl 7]:S72–S75

Wendt B (1982) Pharmacokinetics and metabolism of tiapamil. Cardiology 69 [suppl 1]:68–78

Westfall MV, Sayeed MM (1990) Effect of calcium channel agonists and antagonists on skeletal muscle sugar transport. Am J Physiol 258:R462–R468

Williams DM, Cubeddu LX (1988) Amlodipine pharmacokinetics in healthy volunteers. J Clin Pharmacol 28:990–994

Wong MC, Haley EC (1990) Calcium antagonists: stroke therapy coming of age. Stroke 21:494–501

Wood AJ (1989) Calcium antagonists. Pharmacological differences and similarities. Circulation 80 [suppl]:IV184–IV188

Wynsen JC, Shimsack TM, Preuss KC, Hartmann HF, Waritter DC (1987) Cardiovascular actions of a new dihydropyridine calcium antagonist, 8363 S: Comparison with nifedipine and nicardipine in awake, unsedated dogs. J Cardiovasc Pharmacol 10:30–37

Yamada S, Kimura R, Harada Y, Nakayama K (1990) Calcium channel receptor sites for (+)-^{3}H-PN 200-110 in coronary artery. J Pharmacol Ther 252:327–332

Yamamura HI, Schoemaker H, Boles RG, Roeske WR (1982) Diltiazem enhancement of 3H-nitrendipine binding to calcium channel-associated drug receptor sites in rat brain synaptosomes. Biochem Biophys Res Commun 108:604

Yokota M, Koide M, Miyahara T, Kamihara A, Tsunekawa S, Noda S, Sotobata I (1987) Effects of a new second generation calcium channel blocker, nilvadipine (FR 34235), on exercise-induced hemodynamic changes in stable angina pectoris. J Am Coll Cardiol 10:830–836

Yokoyama K, Yagasaki O (1990) Effects of Calcium blockers on the various types of stimuli-induced acetylcholine release from guinea pig ileum myenteric plexus. Jpn J Pharmacol 52:109–114

Zachariah PK, Sheps SG, Oshrain C, Schirger A, Stein WJ (1987) Antihypertensive efficacy of sustained-release verapamil. J Clin Hypertens 3:536–546

Zernig G (1990) Widening potential for calcium antagonists: non-L-type Ca^{2+}-channel interaction. Trends Pharmacol Sci 11:38–44

4 Klinischer Einsatz der Kalziumantagonisten
Überblick für die Praxis

Wirkung bei arterieller Hypertonie

Kalziumantagonisten senken den bei der Hypertonie erhöhten peripheren Gefäßwiderstand und damit auf eine physiologische Weise den erhöhten Blutdruck in
Ruhe und unter körperlicher und psychischer Belastung. Die chronische Wirksamkeit bei milder und mittelschwerer Hypertonie ist untereinander und mit der
anderer Antihypertensiva vergleichbar. In Abhängigkeit von kardialen Begleiterkrankungen ist auf die unterschiedliche Beeinflussung der Herzfrequenz der verschiedenen Kalziumantagonisten zu achten. Nifedipin hat sich zudem bei der
akuten Therapie der akzelerierten und malignen Hypertonie bewährt. Auch
sekundäre Hypertonieformen scheinen auf Kalziumantagonisten gut zu reagieren.
Die limitierten Daten bei Schwangeren lassen vorläufig keine Empfehlung dieser
Therapie in der Schwangerschaft zu.

Wirkung bei Myokardischämie

Die koronardilatierende Wirkung der Kalziumantagonisten liegt der ausgezeich-
neten Wirksamkeit bei vasospastischer Angina pectoris zugrunde. Bei chronischer
stabiler Angina pectoris wirken Kalziumantagonisten über eine Verminderung des
myokardialen O_2-Verbrauchs und über eine Steigerung des O_2-Angebotes anti-
ischämisch (Tabelle 1). In der Monotherapie ist die klinische Wirksamkeit vergleichbar mit der von β-Blockern und langwirkenden Nitraten. Kombinationen aus
β-Blockern und Kalziumantagonisten zeigen einen additiven antiischämischen
Effekt. Bei instabiler Angina pectoris sollte Nifedipin nur bei β-blockierten Patienten eingesetzt werden, während Diltiazem und Verapamil bei der Monotherapie
zur Stabilisierung erfolgreich eingesetzt worden sind. Beim akuten Myokardinfarkt scheint Diltiazem beim nichtransmuralen (Non-Q-wave-) Infarkt einen günstigen Effekt auf die Reinfarktrate zu haben. Verapamil kann sich nach den letzten
Studienergebnissen (DAVIT II) in der Sekundärprophylaxe nach Infarkt (Q-wave
und non-Q-wave) ähnlich wie Diltiazem (dies jedoch nur für non-Q-wave) günstig
auf die Reinfarktrate und die Überlebensrate der Patienten auswirken. Ob die
experimentell nachweisbaren antiatherogenen Effekte die Entstehung atheroma-
töser Läsionen in vivo verhindern oder vermindern können, bleibt offen.

Wirkung bei Arrhythmien

Nur Verapamil und Diltiazem sind i.v. zur akuten Terminierung und oral zur Prophylaxe supraventrikulärer tachykarder Rhythmusstörungen geeignet. Die orale Therapie senkt zudem die Kammerfrequenz beim Vorhofflimmern und -flattern.

Wirkung bei Raynaud-Phänomen, Migräne und Asthma bronchiale

Nifedipin hat sich beim idiopathischen Raynaud-Phänomen zur Anfallstherapie und Prophylaxe bewährt. Alle Kalziumantagonisten sind zur Anfallsprophylaxe bei Migräne effektiv, und Nifedipine vermindert den Anstieg des Bronchialwiderstandes bei anstrengungsinduziertem Asthma.

Klinischer Einsatz der Kalziumantagonisten

W. Kiowski

Arterielle Hypertonie

Wirkmechanismen

Wie bereits an anderer Stelle besprochen, sind Kalziumantagonisten äußerst potente arterioläre Vasodilatatoren. Da die etablierte arterielle Hypertonie hämodynamisch durch einen erhöhten Gefäßwiderstand gekennzeichnet ist, sollten Substanzen, die den Gefäßtonus und damit den Gefäßwiderstand herabsetzen, ideale antihypertensive Medikamente darstellen. Wie die Erfahrung mit anderen, direkt arteriolär vasodilatierenden Substanzen, z. B. vom Dihydralazintyp, jedoch zeigte, führt die so erzielte Vasodilatation zu einer reflektorischen Stimulation der arteriellen Baroreflexe mit konsekutiver Steigerung der sympathischen Nervenaktivität. Diese bewirkt über eine Tachykardie und Zunahme des Herzminutenvolumens eine Verminderung oder auch Aufhebung des antihypertensiven Effektes [92]. Zudem bewirken diese Substanzen eine ausgeprägte Volumenretention, die über eine Erhöhung des intravaskulären Volumens mit daraus resultierender Steigerung des Herzminutenvolumens der initial vorhandenen Blutdrucksenkung ebenfalls entgegen wirkt und diese zunichte machen kann.

Obwohl Kalziumantagonisten reine arterioläre Vasodilatatoren sind und sich von daher von anderen, direkt wirkenden arteriolären Vasodilatatoren nicht unterscheiden, haben eine Reihe von Untersuchungen gezeigt, daß das hämodynamische Profil für diese Substanzgruppe anders als für herkömmliche Vasodilatatoren ist. Zudem scheinen Unterschiede zwischen den verschiedenen Typen von Kalziumantagonisten zu bestehen. Gibt man Patienten mit einer primären Hypertonie Nifedipin sublingual, führt dieses akut zu einer mäßigen Reduktion des systolischen und diastolischen Blutdrucks. Dieser Blutdruckabfall wird von einem Anstieg der Herzfrequenz, des kardialen Index und der Plasmanoradrenalinkonzentration als biochemischem Parameter für eine Aktivierung des sympathischen Nervensystems begleitet, während der systemische Gefäßwiderstand absinkt. Dieses Muster ist vereinbar mit einer sympathoneuralen Aktivierung infolge der arteriellen Vasodilatation und Stimulation der arteriellen Baroreflexe (Abb. 1). Obwohl diese Änderungen dem Kreislauf- und Reflexverhalten nach Gabe herkömmlicher Vasodilatatoren gleicht, findet sich bei chronischer Therapie ein anderes Muster. So ist der Blutdruck nach 6 Wochen oraler Therapie weiter abgesunken, obwohl der systemische Gefäßwiderstand im Vergleich zu den akuten Veränderungen nicht weiter absinkt. Hingegen kommt es zu einer Abnahme

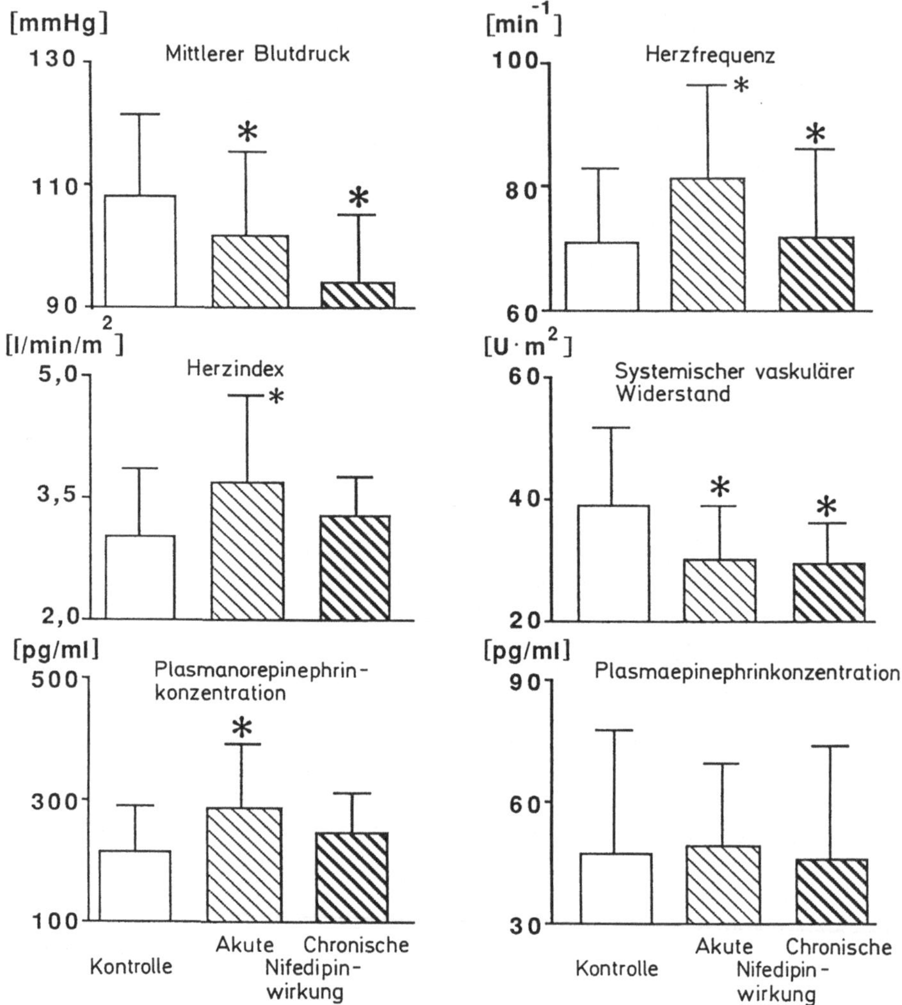

Abb. 1. Akute (30 min nach 10 mg sublingual) und chronische (3mal 20 mg/Tag) hämodynamische und neurohumorale Wirkungen von Nifedipin bei 13 Patienten mit unkomplizierter primärer Hypertonie (Werte: x̄ ± SD; * p < 0,01)

der Herzfrequenz und des kardialen Index wie auch der Plasmanoradrenalinkonzentration, welche nicht länger von den Ausgangswerten signifikant unterschieden sind, Beobachtungen, die auch von anderen Autoren gemacht wurden [107, 131]. Die zusätzliche Abnahme des Blutdrucks nach 6 Wochen erscheint deshalb durch eine Rückkehr der akut erhöhten Sympatikusaktivität auf die Vorbehandlungswerte bedingt zu sein. Die Rückkehr der sympathischen Aktivität auf die Ausgangswerte ist dabei vereinbar mit einem Einfluß – zumindest der Dihydropyridinkalziumantagonisten – auf die Funktion der arteriellen Baroreflexe. Eine Bestimmung des Kennpunkts der Baroreflexaktivitätskurve beim Menschen ist schwierig, aber die Daten wären vereinbar mit einer Herabsetzung des Kennpunkts, um den herum der Blutdruck exakt reguliert wird. Ein tieferer Blutdruck würde damit als normal anerkannt werden und wäre nicht von einer Stimulation des sympathischen Nervensystems begleitet. Es ist vorläufig unklar, ob der Effekt der Kalziumantagonisten auf einer Wirkung auf die Barorezeptoren selbst oder auf die zentralnervöse, integrative Regulation beruht. Die Empfindlichkeit der arteriellen Baroreflexe und die durch die arteriellen Baroreflexe vermittelte kardiovaskuläre Kontrollfunktion hingegen scheinen während der Therapie nicht beeinträchtigt zu sein [88, 111], was sich z.B. klinisch in einem Fehlen orthostatischer Nebenwirkungen äußert.

Im Gegensatz zu den Dihydropyridinkalziumantagonisten erscheinen Verapamil und Diltiazem weder akut noch chronisch eine sympathische Reflexstimulation hervorzurufen [3, 101, 122]. Obwohl die Plasmanoradrenalinkonzentration, die häufig als Maß für die sympathische Aktivierung gemessen wurde, nicht immer korrekt die sympathische Nervenaktivität unter allen Umständen widerspiegelt [41, 42] und Veränderungen der Herzfrequenz bei diesen Medikamenten aufgrund ihrer direkten negativ-chronotopen Wirkung nicht als Maß der sympathischen Aktivität genommen werden dürfen, weisen diese Befunde möglicherweise darauf hin, daß die gegenregulatorischen Mechanismen sowohl akut wie auch chronisch zwischen den Dihydropyridinkalziumantagonisten und den Verapamil- und Diltiazemtypkalziumantagonisten verschieden sind. Die zugrunde liegenden Mechanismen sind jedoch unklar.

Im Gegensatz zu herkömmlichen Vasodilatatoren vom Dihydralazintyp haben Kalziumantagonisten einen natriuretischen und diuretischen Effekt. Dieser Effekt ist nur partiell erklärbar durch eine gesteigerte renale Durchblutung und ist ausgeprägter bei hypertensiven als bei normotensiven Probanden [95, 101]. Die Bedeutung dieser renalen Effekte, die im Fall der Dihydropyridinkalziumantagonisten auch auf einem direkten proximal-tubulären Effekt beruhen dürften [175], wird durch die Beobachtung unterstützt, daß die chronische Blutdrucksenkung direkt mit den Änderungen der Natriumclearance während einer chronischen Therapie [93] korreliert. Der natriuretische Effekt läßt sich akut bei allen Kalziumantagonisten nachweisen [6], chronisch wurde bislang jedoch nur ein Effekt für die Dihydropyridinkalziumantagonisten beschrieben [6, 93]. Ebenfalls von Bedeutung für die fehlende Volumenretention dürfte die Beobachtung sein, daß Dihydropyridinkalziumantagonisten mit der Aldosteronsekretion interferieren, so daß trotz erhöhter Angiotensin-II-Spiegel weniger Aldosteron sezeniert wird, und damit weniger Natrium und Volumen retiniert werden [114, 115]. Obwohl die meisten dieser Beobachtungen nach akuter Verabreichung gemacht wurden und die Veränderungen während einer chronischen Therapie weniger gut dokumentiert sind, stellen sie doch das Gegenteil von dem dar, was mit anderen Vasodilatatoren vom Typ des Dihydralazins und Minoxidils gefunden wird, welche akut und chronisch die Natrium- und Wasserausscheidung vermindern [130]. Obwohl die Mechanismen, die für das Fehlen der Volumenretention während einer chronischen Therapie verantwortlich sind, noch nicht völlig geklärt sind und Unterschiede zwischen den verschiedenen Kalziumantagonistentypen bestehen dürften, trägt diese Eigenschaft wesentlich zu dem günstigen hämodynamischen Profil dieser Substanzen bei. Zusätzlich zu diesen antihypertensiven Mechanismen interferieren Kalziumantagonisten auch mit der sympathikusvermittelten Vasokonstriktion. So wird sowohl die durch α_1- wie auch durch α_2-Rezeptoren vermittelte Vasokonstriktion gehemmt [22, 40, 167, 168], die Blockade des α_2-Adrenozeptoreffekts scheint jedoch ausgeprägter zu sein. Kalziumantagonisten vermindern ebenfalls die Angiotensin-II-induzierte Vasokonstriktion [114] und normalisieren den Blutdruck in einem Angiotensin-II-abhängigen Tiermodell [156]. Die Auswirkungen antihypertensiver Medikamente auf die zerebrale Zirkulation sind ebenfalls von potentieller Bedeutung, insbesondere bei Patienten mit akzelerierter oder maligner Hypertonie, bei denen die zerebrale Autoregulation gestört oder durchbrochen ist. So wurde bei einem kleinen Kollektiv von hypertensiven Notfällen beobachtet, daß es trotz einer z. T. dramatischen Abnahme des Blutdrucks nach Gabe von Nifedipin zu einer Steigerung des zerebralen Blutflusses kam, wohingegen Clonidin zu einer Abnahme des zerebralen Blutflusses führte [11]. Während einer chronischen Therapie bleibt die zerebrale Durchblutung unverändert [28]. Die zugrundeliegenden Mechanismen für diese unterschiedlichen akuten und chronischen Effekte sind nicht geklärt. Zumindest theoretisch ist jedoch denkbar, daß die Befunde auf die unterschiedliche akute Beeinflussung des Herzminutenvolumens zurückzuführen sind. So könnte die unveränderte oder leicht gesteigerte zerebrale Durchblutung nach Gabe eines Dihydropyridinkalziumantagonisten die Steigerung des Herzminutenvolumens reflektieren, welche sich in dieser Situation günstig bei der gestörten Autoregulation auswirken und trotz Blutdruckabnahme zur Aufrechterhaltung der zerebralen Durchblutung führen könnte. Die Abnahme der zerebralen Durchblutung nach Clonidin bei vergleichbarer Blutdrucksenkung könnte hingegen die Abnahme des Herzminutenvolumens unter dieser Substanz widerspiegeln. Die unveränderte zerebrale Zirkulation während einer chronischen Kalziumantagonistentherapie ist vereinbar mit der bei der unkomplizierten Hypertonie normal funktionierenden zerebralen Autoregulation. Ob die Charakteristika der zerebralen Autoregulationskurve durch die Therapie beeinflußt werden, ist unbekannt.

Klinische Wirkungen

Unkomplizierte primäre Hypertonie

Die Beobachtung, daß Kalziumantagonisten den Blutdruck senken, wurde erstmals vor mehr als 20 Jahren gemacht [64]. Seitdem wurden unzählige Untersuchungen durchgeführt, um ihre Effektivität und Tolerabilität allein oder in Kombination mit anderen Medikamenten zu untersuchen. Zudem wurden vergleichende Untersuchungen durchgeführt, um die relative antihypertensive Wirksamkeit der verschiedenen Kalziumantagonisten zu vergleichen.

Placebokontrollierte Studien: Alle Kalziumantagonisten senken den Blutdruck. Der antihypertensive Effekt von Nifedipin setzt bei sublingualer Verabreichung oder oraler Verabreichung [87, 131] schnell ein (Abb. 1). Die orale Verabreichung

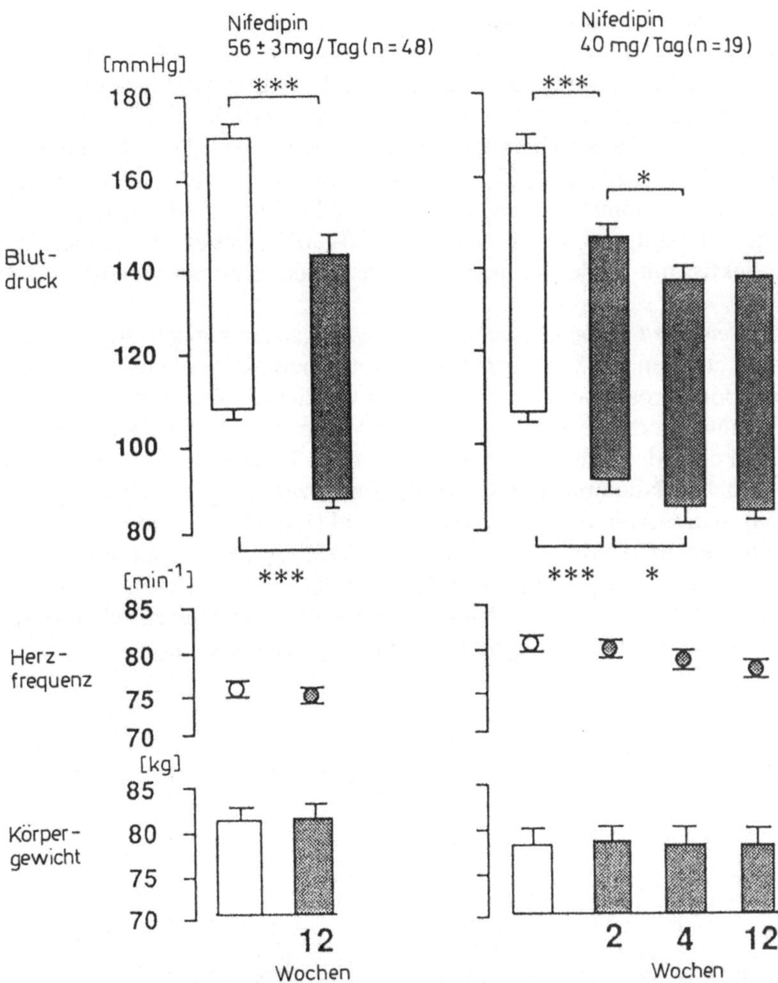

Abb. 2. Antihypertensive Wirkung von Nifedipin bei 48 Patienten mit unkomplizierter primärer Hypertonie. Im Anschluß an eine mindestens 2wöchige Placebophase wurde Nifedipin in einer Dosis von 56 mg/Tag gegeben. Bei nicht ausreichender Blutdrucksenkung (diastolisch > 95 mm Hg) konnte nach 2 Wochen die Dosis gesteigert werden. Bei 19 Patienten, bei denen die Dosis nach 2 Wochen konstant blieb (40 mg/Tag), sank der Blutdruck im Verlauf der Studie noch weiter ab. (Werte: $\bar{x} \pm$ SD; *p < 0,05, *** p < 0,001)

aller Kalziumantagonisten führt zu einer wirksamen Blutdruckreduktion innerhalb von Stunden, und der Hauptteil des Effekts ist innerhalb von Tagen zu erwarten. Ein zusätzlicher Effekt wurde jedoch noch nach 2 Wochen Nifedipintherapie bei gleichbleibender Dosierung bei einigen Patienten gesehen (Abb. 2) [37]. Ähnliche Beobachtungen wurden während einer Langzeitmonotherapie mit Nitrendipin über ein Jahr gemacht [177]. Die Behandlung führt nicht zur Gewichtszunahme, und die Blutdruckkontrolle bleibt auch während einer Langzeittherapie erhalten, obwohl einige Patienten beschrieben wurden, die gegenüber der antihypertensiven Wirkung refraktär wurden [73]. Während die Herzfrequenz in den meisten Studien mit den Dihydropyridintypkalziumantagonisten während einer chronischen Therapie unverändert blieb [7, 37, 43, 59, 67, 87, 107, 133], ist sie bei einer Therapie mit Verapamil [57, 113, 118, 174] und in geringerem Ausmaß mit Diltiazem [3, 74, 184] meistens reduziert. Zusammengefaßt sind Kalziumantagonisten, abhängig von der Definition, die benutzt wird, um den Therapieerfolg zu beschreiben, bei ca. 40–70% eines unselektionierten Patientenkollektivs mit milder bis mittelschwerer Hypertonie bei Monotherapie wirksam.

Vergleich mit anderen Antihypertensiva: Kalziumantagonisten wurden mit fast allen anderen z. Z. gebräuchlichen Antihypertensiva in entweder doppelblinden und/oder Cross-over-Untersuchungen verglichen. Wie in Abb. 3 gezeigt ist, war der antihypertensive Effekt z. B. von Verapamil vergleichbar dem Effekt von β-Blockern oder Diuretika bei den gleichen Patienten. Andere Untersuchungen verglichen Nifedipin mit Bendroflumethiazid [116], Nifedipin mit Methyldopa [58], Nitrendipin mit Hydrochlorothiazid [116], Verapamil mit Propranolol [62], Diltiazem mit Hydrochlorothiazid [74], Diltiazem mit Propranolol [184], Verapamil mit Labetalol [4] und Nitrendipin mit Captopril und Enalapril [49]. Alle kamen zum Ergebnis, daß diese Kalziumantagonisten mindestens ebenso effektiv sind wie die etablierten antihypertensiven Vergleichssubstanzen.

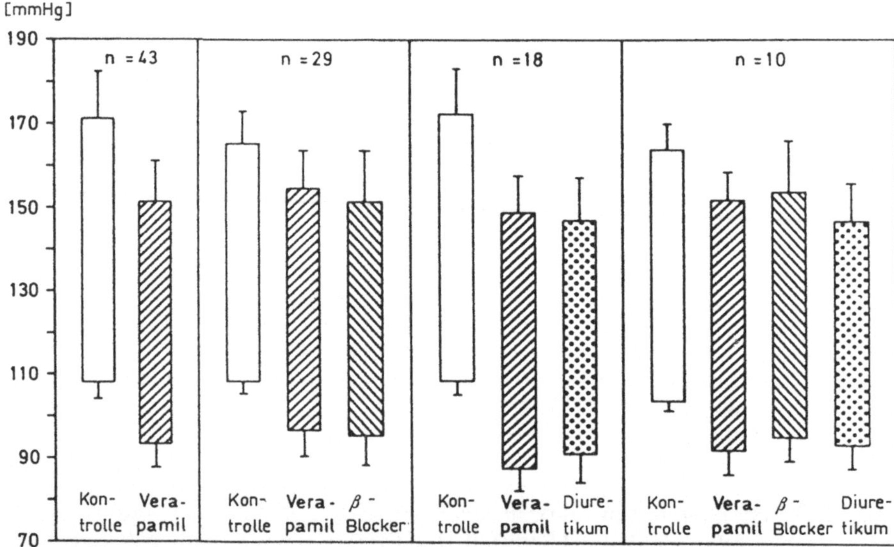

Abb. 3. Abfall des Blutdrucks (mmHg) durch Verapamil im Vergleich zu Placebo bei 43 Patienten mit unkomplizierter primärer Hypertonie. Bei 29 Patienten wurde zudem ein intraindividueller Vergleich von Verapamil gegen einen β-Blocker, bei 18 gegen ein Diuretikum und bei 10 Patienten sowohl gegen ein Diuretikum wie auch einen β-Blocker durchgeführt. Es bestand kein Unterschied zwischen der antihypertensiven Wirkung von Verapamil, β-Blocker oder Diuretikum (Werte: x̄ ± SD)

Vergleich der Kalziumantagonisten untereinander: Die antihypertensive Wirksamkeit von Nifedipin und Verapamil wurde in mehreren Studien gegeneinander verglichen [1, 56, 113, 122]. Unter Berücksichtigung der verwendeten und z. T. nicht äquipotenten Dosierungen sind beide Medikamente über alles gesehen in bezug auf die antihypertensive Wirksamkeit vergleichbar. Zu ähnlichen Ergebnissen kamen vergleichende Untersuchungen zwischen Diltiazem und Nifedipin [45, 146], und zusammenfassend kann gesagt werden, daß in äquipotenten Dosen alle Kalziumantagonisten in ähnlichem Ausmaß den Blutdruck senken.

Retardierte Formulierungen und Substanzen mit langer Halbwertszeit: Die Therapie einer im allgemeinen asymptomatischen Erkrankung wie der arteriellen Hypertonie sollte möglichst einfach sein und idealerweise auf eine einmalige tägliche Medikamentengabe beschränkt bleiben. Dieses Ziel wurde einerseits mit der Entwicklung retardierter Formulierungen der bekannten Kalziumantagonisten wie auch mit der Entwicklung von Kalziumantagonisten mit langer Halbwertszeit zu erreichen versucht.

Sowohl von Nifedipin, Verapamil und Diltiazem existieren retardierte Formulierungen. Mit der retardierten Nifedipintablette ist es möglich, den Blutdruck mit einer 2maligen täglichen Gabe zu kontrollieren im Vergleich zur 3- bis 4maligen täglichen Gabe von Kapseln. Im Fall der 240-mg-Verapamilformulierung konnte eine 24-h-Wirkung mittels 24-h-Blutdruckmessung bei einmaliger täglicher Gabe dokumentiert werden [161]. Wie in Abb. 4 gezeigt ist, war auch die Blutdruckkontrolle nach einmaliger täglicher Verabreichung von Diltiazem in der retardierten Formulierung 24 h nach Tabletteneinnahme mit dem erzielten Blutdruck bei 2maliger täglicher Verabreichung der gleichen Dosis vergleichbar [89]. Im Hinblick auf eine längere Wirkdauer und damit weniger häufigen Tabletteneinnahme wurden verschiedene neue Substanzen entwickelt. So haben z. B. Nitrendipin (Eliminationsplasmahalbwertszeit 7,9 h [81]) Amlodipin (36 h [38]) und Anipamil (36 h [136]) gegenüber den herkömmlichen Kalziumantagonisten eine beträchtlich längere Wirkdauer und dürften bei vielen Patienten zu einer weiteren Vereinfachung der Therapie im Sinne einer einmaligen täglichen Gabe führen. Ob sich diese Substanzen gegenüber den retardierten Formulierungen der Standardsubstanz durchsetzen werden, dürfte allerdings mehr von anderen Unterschieden wie z. B. Nebenwirkungen oder Gefäßspezifität als von der Wirkdauer allein abhängen.

Blutdrucksenkung bei Belastung: Kalziumantagonisten senken den Blutdruck nicht nur in Ruhe, sondern auch unter Belastung. So konnte mittels intraarterieller Blutdruckaufzeichnung über 24 h sowohl für Nifedipin [67] wie auch für Verapamil [55] während der gesamten 24-h-Aufzeichnungsdauer und demnach auch während alltäglicher Belastungen eine signifikante Blutdrucksenkung gezeigt werden. Beide Substanzen zeigten auch während ergometrischer Belastung unter Verwendung der methodisch nicht anfechtbaren intraarteriellen Druckmessung eine signifikante Blutdrucksenkung. Ebenfalls effektiv erwies sich Nitrendipin während ergometrischer Belastung [44], so daß von einem guten antihypertensiven Effekt auch während isometrischer Belastung ausgegangen werden kann.

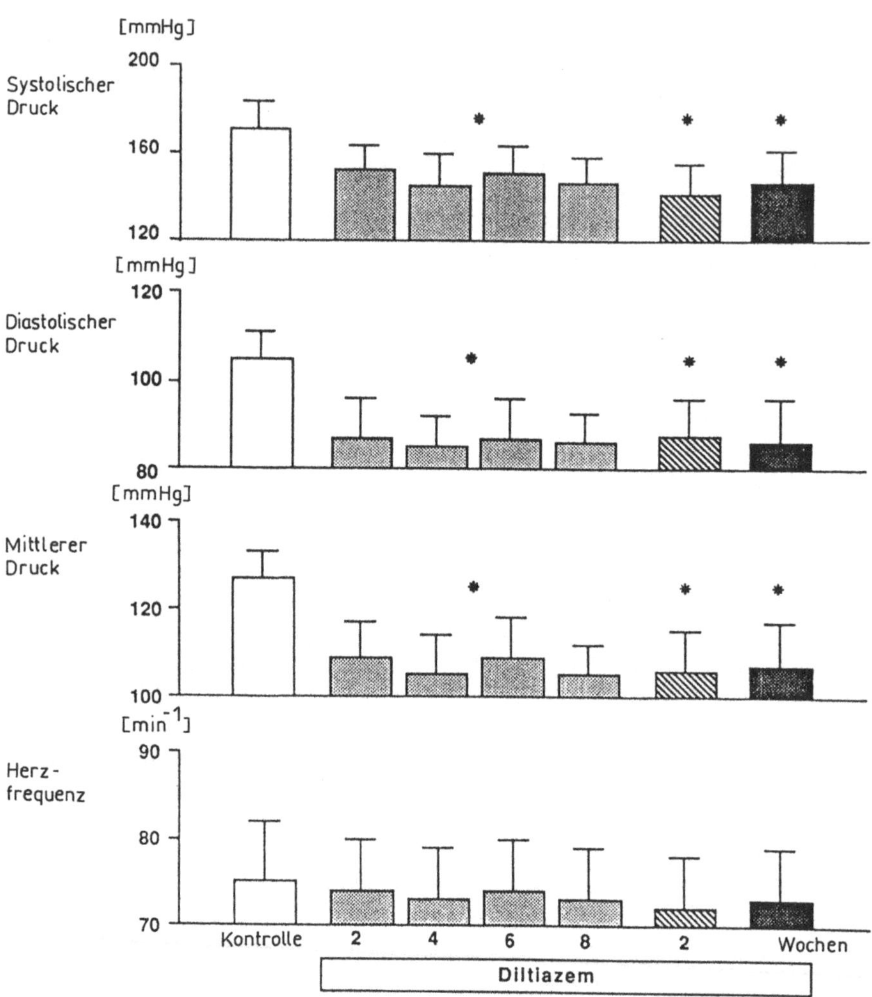

Abb. 4. Antihypertensiver Effekt und Auswirkung auf die Herzfrequenz von Diltiazem bei 36 Patienten mit unkomplizierter primärer Hypertonie. Die Behandlung wurde mit 2mal 90 mg/Tag (▨▨) begonnen und über 8 Wochen durchgeführt. Anschließend wurde bei 21 Patienten die gesamte Tagesdosis von 180 mg morgens verabreicht (▨▨) und der Blutdruck nach 2wöchiger Therapie am Morgen, 24 h nach der letzten Tabletteneinnahme, gemessen. Alle Patienten wurden in der Folge während durchschnittlich 333 Tagen weiterbehandelt (2mal 90 mg/Tag, (▨▨). Diltiazem erwies sich als gut wirksam und die antihypertensive Wirksamkeit der einmaligen täglichen Verabreichungsform erwies sich als gleichwertig gegenüber der 2maligen täglichen Verabreichung. Die Herzfrequenz zeigte eine Tendenz zur Abnahme, diese war statistisch nicht signifikant. (Werte: $\bar{x} \pm$ SD; *p < 0,01)

Ebenfalls von Bedeutung ist die Beobachtung, daß Kalziumantagonisten den Blutdruck während psychischem Streß bei hypertensiven Patienten zu senken vermögen. So konnte gezeigt werden, daß der während psychischem Streß zu beobachtende Anstieg des Blutdrucks und Abfall des Schlagvolumens während einer chronischen Therapie mit Nitrendipin nicht mehr nachweisbar war [132]. Bei einem Vergleich von Nitrendipin und dem nichtselektiven β-Blocker Oxprenolol konnte ferner gezeigt werden, daß Nitrendipin über eine Reduktion des erhöhten peripheren Widerstandes zu einer Normalisierung der Blutdruckantwort auf mentalen Streß führte. Hingegen vermochte ein nichtselektiver β-Blocker den Blutdruckanstieg zwar ebenfalls zu vermindern, dies geschah jedoch vorwiegend über eine Verminderung des Herzminutenvolumens, so daß der periphere Widerstand noch weiter anstieg [145]. Somit erscheint die Art der Blutdrucksenkung während mentalem Streß mit einem Kalziumantagonisten physiologischer zu sein als mit einem β-Blocker. Weiterhin konnte gezeigt werden, daß Nifedipin den akuten Blutdruckanstieg, der mit dem Rauchen einhergeht, vermindert [18].

Voraussagbarkeit der antihypertensiven Wirkung: Die Blutdruckabnahme während einer Therapie mit einem Kalziumantagonisten steht in direkter Beziehung zu dem Kontrollblutdruck vor der Therapie [20, 37, 87]. Diese Beobachtung ist für die klinische Anwendung nicht unbedingt von Relevanz, da dieses Phänomen für die meisten anderen Antihypertensiva ebenfalls gilt. Von potentieller Bedeutung hingegen ist die Beobachtung, daß die Blutdruckabnahme bei älteren Patienten, die häufig eine niedrige Plasmareninaktivität aufweisen, verstärkt ist [20, 37, 87]. Obwohl der prädiktive Wert dieser Variablen nicht in allen Untersuchungen bestätigt werden konnte [61, 62, 122], zeigte eine Analyse eines großen, unselektionierten Patientenkollektivs, daß sowohl das Alter, die Plasmareninaktivität und der Ausgangsblutdruck signifikante und voneinander unabhängige Prädiktoren der Blutdrucksenkung auf einen Kalziumantagonisten waren [86]. Die Einteilung der Patienten in verschiedene Altersgruppen zeigt dabei, daß ältere Patienten im Durchschnitt einen größeren Blutdruckabfall aufweisen als jüngere Patienten und mit größerer Wahrscheinlichkeit ihren Blutdruck normalisieren als jüngere Patienten (Abb. 5). Zudem gibt es Hinweise, obwohl nicht unbestritten [116], daß Schwarze im Durchschnitt gut auf Kalziumantagonisten ansprechen [23, 45, 86,

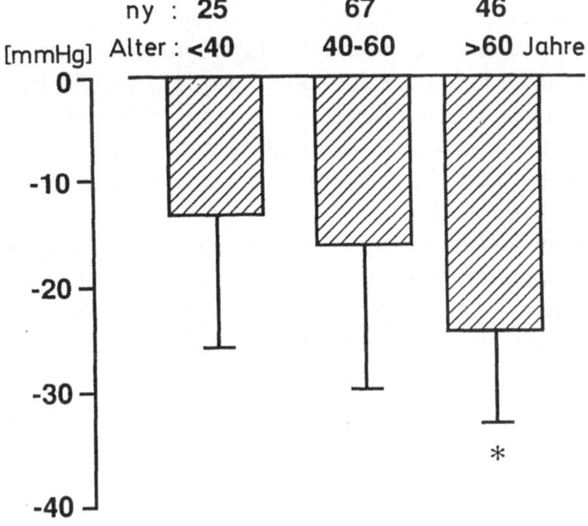

Abb. 5. Abfall des Blutdrucks [mmHg] durch Kalziumantagonisten bei Hypertoniepatienten verschiedener Altersgruppen. Patienten, die älter als 60 Jahre waren, zeigten einen signifikant größeren Blutdruckabfall als jüngere Patienten trotz ähnlichem Ausgangsblutdruck. (Werte: x̄ ± SD; *p < 0,01)

100, 117]. Demnach wären Kalziumantagonisten speziell bei dieser Patienten-
gruppe von Bedeutung, da sie weniger gut auf β-Blocker [118, 174] oder Angioten-
sin-Konversionsenzymhemmer ansprechen [119].

Wirkung auf die Linksherzhypertrophie: Die chronische arterielle Druckerhöhung
führt im Verlauf zur linksventrikulären Hypertrophie. Obwohl dieser adaptative
Prozeß initial sinnvoll ist und der Normalisierung des systolischen Wandstresses
dient, stellt die linksventrikuläre Hypertrophie einen unabhängigen Risikofaktor
im Hinblick auf das Auftreten kardiovaskulärer Komplikationen dar [82] und geht
mit gehäuften ventrikulären Extrasystolen, aber auch Kammertachykardien, einher [110, 112]. Eine Regression der linksventrikulären Hypertrophie ist demzu-
folge eines der Ziele der Behandlung bei Patienten, die diese Komplikation bereits
aufweisen. Kontrollierte Untersuchungen mit echokardiographischer Myokard-
massenbestimmung konnten eine Rückbildung der Hypertrophie nach Behandlung mit Kalziumantagonisten dokumentieren [3, 47, 147], ohne daß Hinweise für
eine Verschlechterung der Ventrikelfunktion gefunden wurden und ohne daß
tierexperimentell eine relative Zunahme des Kollagengehaltes im Vergleich zum
Myokard gefunden werden konnte [121].

Akzelerierte und maligne Hypertonie

Obwohl Verapamil z. Z. selten zur akuten Blutdrucksenkung bei der schweren
oder malignen Hypertonie benutzt wird, war es der erste Kalziumantagonist, den
man zu diesem Zweck einsetzte [9]. 5–10 mg Verapamil intravenös reduzierte
dabei den Blutdruck innerhalb 1 min ohne relevante Nebenwirkungen. Die weite-
ste Verbreitung hat Nifedipin in dieser Beziehung gefunden, wobei meistens
Nifedipinkapseln benutzt worden sind, da die Substanz schnell durch die Mund-
schleimhaut und den Gastrointestinaltrakt resorbiert wird [68]. Sowohl die sublin-
guale [8], die bukkale [60] und die orale [11] Verabreichung von Nifedipin zusätzlich zu der meist vorbestehenden Therapie erwiesen sich dabei als effektiv. Die
Abnahme des Blutdrucks korrelierte, wie bei der milden und mittelschweren
Hypertonie, mit dem Ausgangsblutdruck, und obwohl die Blutdrucksenkung bei
einigen Patienten dramatisch war [11], sind bislang nur wenig schwere Nebenwirkungen beschrieben worden [153]. Die gute Verträglichkeit von Nifedipin in
dieser Situation dürfte möglicherweise auf die bereits beschriebene Steigerung der
zerebralen Durchblutung bei akuter Gabe bei diesen Patienten beruhen [11].
Trotzdem sollte die Blutdrucksenkung bei diesen Patienten wegen des unvermeid-
lichen Risikos einer sehr schnellen Blutdrucksenkung bei Vorliegen klinisch nicht
bekannter Stenosen der zerebralen Zirkulation mit großer Vorsicht erfolgen.
Nichts desto weniger ist die Verabreichung von Nifedipin in den meisten Zentren
wegen seiner dokumentierten Effektivität, der Einfachheit der Verabreichung
und der über alles gesehen guten Verträglichkeit die Therapie der Wahl zur akuten
Blutdrucksenkung bei Patienten mit akzelerierter oder maligner Hypertonie ge-
worden.

Sekundäre Hypertonie

Im Gegensatz zur primären Hypertonie, bei der eine umfangreiche Literatur vorliegt, sind Daten über die Wirksamkeit von Kalziumantagonisten bei sekundären Hypertonieformen spärlich, und placebokontrollierte oder vergleichende Studien liegen nicht vor. Immerhin konnte gezeigt werden, daß Verapamil bei 47 Patienten mit einer schweren renalen Hypertonie (diastolischer Blutdruck bis 135 mmHg) den Blutdruck sehr effektiv senkte [16]. Aufgrund der Beeinflussung der Aldosteronsekretion durch Nifedipin und Nitrendipin [43, 114], welche auf eine Kalziumabhängigkeit der Aldosteronsekretion hinweist, wurden Kalziumantagonisten vereinzelt zur Therapie des primären Hyperaldosteronismus eingesetzt. Obwohl die Auswirkungen der Kalziumantagonisten auf die Plasmaaldosteronkonzentration bei primärem Hyperaldosteronismus widersprüchlich sind, wurde doch mehrheitlich eine gute Blutdrucksenkung gefunden. Es bleibt demnach vorläufig ungeklärt, ob die Blutdrucksenkung bei diesen Patienten auf einem spezifischen Effekt auf die Aldosteronsekretion oder letztlich doch nur auf den gleichen Mechanismen wie bei der primären Hypertonie beruht [126, 157]. Trotz der geringen Fallzahlen und der begrenzten Erfahrung kann von einer guten Wirkung dieser Substanzen bei dieser seltenen sekundären, zumeist schweren Hypertonieform ausgegangen werden.

Bezüglich der Wirksamkeit von Kalziumantagonisten bei Patienten mit einem Phäochromozytom liegen keine gesicherten Daten vor.

Hypertonie in der Schwangerschaft

Ebenso wie für die sekundären Hypertonieformen ist die Information bezüglich des Einsatzes von Kalziumantagonisten bei der Schwangerschaft aus verständlichen Gründen begrenzt. Die experimentellen Daten sind widersprüchlich, indem Nifedipin [63] zu einer Verminderung der uteroplazentaren Durchblutung führte, während Nitrendipin in geringer Dosierung die uteroplazentare Durchblutung nicht beeinflußt [134]. Nitrendipin hatte keinen Effekt auf den Blutdruck bei normotensiven Schwangeren [99], erwies sich aber als effektives Antihypertensivum bei Patientinnen mit schwangerschaftsinduzierter Hypertonie [2]. Sollten sich die tierexperimentellen Befunde bestätigen, daß Nitrendipin zu keiner Abnahme der uteroplazentaren Durchblutung führt, wäre ein Einsatz bei der schwangerschaftsinduzierten Hypertonie, bei welcher die uteroplazentare Durchblutung herabgesetzt ist, möglicherweise sinnvoll. Solange keine kontrollierten Untersuchungen über den Einsatz von Kalziumantagonisten bei der Hypertonie in der Schwangerschaft oder bei der schwangerschaftsinduzierten Hypertonie vorliegen, sollte der Einsatz in dieser Situation jedoch mit größter Zurückhaltung erfolgen.

Myokardischämie

Kalziumantagonisten sind bei allen Manifestationsformen der myokardialen Ischämie auf ihre Effektivität hin untersucht worden. Zum besseren Verständnis der Wirkweise bei den verschiedenen Syndromen ist es sinnvoll, kurz auf die Pathophysiologie der Ischämie einzugehen.

Pathophysiologie

Die beiden Extreme der Ischämieentstehung sind einerseits der gesteigerte O_2-Bedarf bei limitierter Blutversorgung sowie andererseits die verminderte Versorgung bei unverändertem Bedarf. Die erste Situation findet sich klassischerweise bei der chronischen stabilen Angina pectoris, bei der infolge einer kritischen Stenose der großen epikardialen Gefäße ein Mehrbedarf unter Belastung, abzuschätzen anhand des Produktes aus Herzfrequenz und systolischem Blutdruck, nicht gedeckt werden kann. Die Symptome der klassischen Angina pectoris treten dementsprechend vorwiegend während Belastung auf. Auf der anderen Seite des Spektrums findet sich die vasospastische Angina pectoris, bei der es im Extremfall trotz anatomisch normaler Koronarien und ohne Steigerung des Verbrauchs, d. h. bei normalem Druck-Frequenz-Produkt, infolge Spasmen großer epikardialer Koronarsegmente zur Ischämie und Angina pectoris kommt. Zwischen diesen beiden Extremfällen gibt es alle Übergänge, da sich gezeigt hat, daß die noch reagiblen Wandabschnitte im Bereich von atheromatösen Läsionen spontanen Tonusschwankungen unterliegen und damit das Ausmaß der Läsion durch eine spastische Komponente variieren kann. Diese Tonusschwankungen sind ebenfalls bei der instabilen Angina pectoris von großer Bedeutung, bei der im Bereich eines nichtokkludierenden Thrombus, evtl. stimuliert durch aus Thromben freigesetzte vasokonstriktorische Substanzen, die Perfusion durch einen Spasmus weiter verschlechtert werden kann mit entsprechender Zunahme der Beschwerden und ischämischen EKG-Veränderungen, die sich bei Lösen des Spasmus wieder zurückbilden. Entsprechend diesen unterschiedlichen pathophysiologischen Mechanismen variiert die Wirkweise der Kalziumantagonisten bei diesen verschiedenen klinischen Syndromen.

Wirkmechanismus

In Analogie zur Pathophysiologie der verschiedenen myokardialen ischämischen Syndrome kann eine antiischämische Wirkung entweder durch eine Herabsetzung des myokardialen O_2-Verbrauchs oder durch ein gesteigertes Angebot bewirkt werden. Die Wirkmechanismen der Kalziumantagonisten sind diesbezüglich noch nicht völlig geklärt und für die verschiedenen Kalziumantagonistentypen wahrscheinlich verschieden (Tabelle 1). Eine Verminderung des Bedarfs wird einerseits durch die Abnahme der Nachlast des Herzens infolge einer Blutdrucksenkung, v. a. auch unter Belastung, bewirkt. Im Fall von Verapamil und Diltiazem kommt eine Abnahme der Herzfrequenz hinzu, die zusammen mit der Abnahme des Blutdrucks zu einer Verminderung des Druck-Frequenz-Produkts und damit des myokardialen O_2-Verbrauchs während Belastung führt. Eine Abnahme des Verbrauchs dürfte im Fall des Verapamils und wahrscheinlich auch des Diltiazems

Tabelle 1. Mechanismen der antiischämischen Wirkung der Prototypen der Kalziumantagonisten Nifedipin, Verapamil und Diltiazem. ↓ Abnahme, ↑ Zunahme, ↔ keine Änderung, ↔/↑ keine Änderung und/oder Zunahme, ↔/↓ keine Änderung und/oder Abnahme, ↓/↔ Abnahme und/oder keine Änderung, ↑/↑↑ Zunahme und/oder starke Zunahme

	Nifedipin	Verapamil	Diltiazem
Blutdruck/Nachlast	↓↓↓	↓↓	↓↓
Herzfrequenz	↔/↑	↔/↓	↓
Doppelprodukt	↔	↓	↓↓
Inotropie	↔	↓/↔	↓/↔
Koronare Dilatation	↑↑	↑/↑↑	↑/↑↑
Diastolische Funktion	↑	↑	↑

durch deren negativ-inotrope Wirkung miterklärt werden, während für Nifedipin und andere Dihydropyridinkalziumantagonisten dieser Effekt nicht von Bedeutung zu sein scheint. Alle Kalziumantagonisten führen zum anderen zu einer Verbesserung des myokardialen O_2-Angebots durch eine koronare Vasodilatation und können die diastolische Füllung und die frühe Relaxation verbessern, was ebenfalls zu einer Verbesserung der Koronarperfusion führen kann.

Wie aus dieser schematischen Übersicht ersichtlich ist, differieren die Kalziumantagonisten vom Dihydropyridintyp bezüglich ihres Wirkprofils von den beiden anderen Prototypen, indem mit ihnen generell weniger Einfluß auf den myokardialen O_2-Verbrauch gefunden wird. Aufgrund dieser Beobachtung muß postuliert werden, daß zusätzliche Mechanismen für die antiischämische Wirkung von Bedeutung sind. Zusätzlich zu der koronaren Vasodilatation, die z. B. im Bereich der reagiblen Wandabschnitte von koronaren Stenosen zu einer vermehrten Perfusion und gesteigertem O_2-Angebot führen könnte, wurden eine Verbesserung des Kollateralflows [36] sowie ein direkter zellulärer antiischämischer Effekt diskutiert [10, 24, 128]. In den meisten dieser Untersuchungen wurden jedoch sehr hohe Konzentrationen gebraucht, um einen direkten antiischämischen Effekt nachweisen zu können, und die Medikamente mußten vor Auftreten der Ischämie bzw. Anoxie gegeben werden, um effektiv zu sein [10]. Somit ist unklar, inwieweit diese Mechanismen bei der klinischen Anwendung eine Rolle spielen.

Klinische Wirkung

Vasospastische Angina pectoris

Die Mechanismen, die zu Spasmen der großen epikardialen Koronargefäße führen, sind ungeklärt [26]. Demgemäß ist eine ursächliche Therapie bislang nicht möglich. Da jedoch ein Anstieg der freien intrazellulären Konzentration zur Tonuserhöhung der glatten Gefäßmuskulatur erforderlich ist, ist es nicht überraschend, daß alle Kalziumantagonisten bei diesem Syndrom effektiv sind. So konnte angiographisch gezeigt werden, daß Nifedipin durch Ergonovin ausgelöste Koronarspasmen effektiv bei Patienten mit vasospastischer Angina pectoris lösen konnte [137, 166]. In einer offenen Untersuchung wurde zudem gezeigt, daß unter einer Therapie mit Nifedipin in einer Dosis zwischen 40 und 160 mg pro Tag ca. 60% der Patienten mit angiographisch dokumentierten Koronarspasmen keine Schmerzepisoden mehr hatten [5]. In einer japanischen Untersuchung bei 286 Patienten mit typischer vasospastischer Angina waren Nifedipin (40 mg täglich), Diltiazem (160 mg täglich) und Verapamil (240 mg täglich) bei 94, 91 bzw. 86% der Patienten effektiv [85]. Interessanterweise war die Kombination aus Nifedipin und Diltiazem am effektivsten, aber die Zahl der untersuchten Patienten war klein. Zusätzlich zu diesen offenen Untersuchungen, die an der Effektivität der Kalziumantagonisten kaum Zweifel lassen, liegen placebokontrollierte Untersuchungen vor, die ebenfalls die Effektivität von Nifedipin [135, 148], Verapamil [182] und Diltiazem [136] belegen. Die letzteren beiden Untersuchungen erlauben zusätzlich den Vergleich zwischen Nifedipin und Verapamil [135] sowie zwischen Nifedipin und Diltiazem [136], wobei sich zeigte, daß die Anfallshäufigkeit, der Nitroglycerinverbrauch sowie die ST-Streckenveränderungen im EKG durch alle 3 Medikamente sehr effektiv und in ähnlichem Ausmaß gebessert wurden. Die Beeinflußbarkeit von durch Ergonovin induzierten Koronarspasmen durch diese 3 Kalziumantagonisten wurde in einer weiteren, randomisierten Studie untersucht [176]. Dabei reagierten 18 von 27 Patienten auf Verapamil, 22 von 27 Patienten auf Nifedipin und 22 von 27 Patienten auf Diltiazem. Das Ansprechen auf die verschiedenen Kalziumantagonisten variierte dabei innerhalb des gleichen Patienten. Die Patienten, die akut auf ein Medikament angesprochen hatten, zeigten auch während der Beobachtungsperiode über 7 Monate einen anhaltenden Erfolg. Aufgrund dieser Daten erscheint bei Nichtansprechen der Symptome der Wechsel von einem Kalziumantagonisten auf einen anderen gerechtfertigt. Möglicherweise ist auch die Kombination von 2 Kalziumantagonisten aus verschiedenen Substanzgruppen bei einzelnen Patienten sinnvoll [85, 136]. Im Vergleich zu langwirkenden Nitraten, welche ebenfalls zur Behandlung der vasospastischen Angina pectoris eingesetzt werden, war Nifedipin in 2 doppelblinden Vergleichsuntersuchungen in Dosierungen von im Mittel 65 und 82 mg täglich ähnlich wirksam wie Isosorbitdinitrat (75 mg und 66 mg täglich) [52, 65]. Die Kombination aus Nifedipin oder Verapamil zusammen mit einem langwirkenden Nitrat war bei Patienten, die mit Isosorbitdinitrat allein nicht beschwerdefrei waren, äußerst effektiv [181]. Dabei bestand kein Unterschied zwischen der Kombination Verapamil/Isosorbitdinitrat und Nifedipin/Isosorbitdinitrat in bezug auf die klinische Wirksamkeit und die ischämischen ST-Streckenveränderungen.

Somit beeinflussen alle 3 Kalziumantagonisten die klinischen, elektrokardiographischen oder angiographischen Manifestationen der vasospastischen Angina günstig, wobei die Häufigkeit von schmerzhaften Episoden sowie die Auslösbarkeit von durch Ergonovin induzierten Spasmen um ca. 60–90% reduziert werden können. Bei Nichtansprechen auf eine Substanz erscheint der Einsatz einer weiteren gerechtfertigt, und die Kombination von 2 verschiedenen Kalziumantagonistentypen miteinander oder die Kombination mit einem langwirkenden Nitrat kann die Wirksamkeit weiter erhöhen.

Chronische Angina pectoris

Die Behandlung der chronischen stabilen Angina pectoris war lange Zeit und ist für viele auch heute noch die Domäne der β-Blockertherapie. Infolgedessen wurden zur Dokumentation der Wirksamkeit der Kalziumantagonisten die meisten Untersuchungen im Vergleich zu einer β-Blockertherapie durchgeführt. Tabelle 2 faßt die Ergebnisse einiger repräsentativer Untersuchungen mit den 3 Standardkalziumantagonisten zusammen. Sowohl Nifedipin, Verapamil wie auch Diltiazem waren dabei in den meisten Untersuchungen ebenso effektiv wie der verwendete β-Blocker, wobei eine Dosisabhängigkeit des klinischen antiischämischen Effekts vorzuliegen scheint. So war bei den Untersuchungen mit Nifedipin der Kalziumantagonist weniger wirksam bei Dosen von ca. 30 mg pro Tag, und im Fall von Verapamil scheint die minimale effektive Wirkung 240 mg täglich zu sein. Im Fall des Diltiazems sind bereits 120 mg täglich effektiv, jedoch besteht auch hier eine Dosisabhängigkeit, und 360 mg täglich waren effektiver als 240 mg täglich [53, 104]. Aufgrund dieser Untersuchungen ist die Effektivität der Kalziumantagonisten bei der chronischen stabilen Angina pectoris nicht zu bezweifeln und entspricht in den meisten Studien der von β-Blockern.

Es gibt wenig vergleichende Untersuchungen zwischen den verschiedenen Kalziumantagonisten. Dabei zeigt sich, daß Verapamil und Diltiazem in den meisten

Tabelle 2. Wirksamkeit von Nifedipin, Verapamil und Diltiazem im Vergleich zu β-Blockern bei chronischer, belastungsinduzierter Angina pectoris.
AP Zahl der Angina-pectoris-Anfälle, *NTG* Nitroglycerinverbrauch, *Ergo* Ergometrie (Zeit bis zum Auftreten von AP oder ST-Streckenveränderungen), *P* Propranolol, *M* Metoprolol, *A* Atenolol, = kein Unterschied, > besser als, < schlechter als

Autor	Anzahl Patienten (n)	Dauer (Wochen)	β-Blocker (mg/Tag)	Kalziumantagonisten (mg/Tag)	Effektivitätsparameter	Ergebnis (mg/Tag)
				Nifedipin		
Lynch et al. [108]	16	4	P 240–480	30–60	AP, NTG	P 480 > N 60
Uusitalo et al. [171]	54	3	M 200	30	AP, NTG, Ergo	M 200 > N 30
Findlay et al. [39]	16	12	A 100	60	AP, NTG, Ergo	N 60 = A 100
Kenmure u. Scruton [83]	21	2	P 240	30	AP, NTG	P 240 > N 30
				Verapamil		
Livesley et al. [105]	16	4	P 300	240–360	AP, NTG, Ergo	V 360 = P 300
Johnson et al. [75]	18	1	P 160–320	240–360	AP, NTG, Ergo	V 360 > P 240
Frishman et al. [46]	20	1	P 60–320	240–480	AP, NTG, Ergo	V 480 > P 320
Sadick et al. [143]	18	3	P 320	320	Ergo	V 320 = P 320
				Diltiazem		
Strauss u. Paresi [158]	24	2	P 80–320	360	AP, NTG, Ergo	D = P
Hung et al. [71]	12	2	P 240	360	Ergo	D = P/D > P
Humen et al. [70]	24	2	P 170	240	Ergo	D = P

Untersuchungen zu ähnlichen Verbesserungen der Symptomatik (Zunahme der Zeit bis zum Auftreten von Angina pectoris während Belastung, Ausmaß der ST-Veränderungen während Belastung) führten [84, 178]. Obwohl es Hinweise darauf gibt, daß Verapamil und Diltiazem bei der belastungsabhängigen Angina pectoris effektiver als Nifedipin sind [94], konnten andere Untersuchungen dies nicht bestätigen [33, 84]. Die Interpretation dieser Ergebnisse muß auch deshalb mit Vorsicht erfolgen, weil in diesen Untersuchungen nicht versucht wurde, die optimale Dosis der jeweiligen Medikamente für den einzelnen Patienten zu definieren.

In einigen der Vergleichsuntersuchungen mit β-Blockern wurde zudem die Kombination aus Kalziumantagonist und β-Blocker in bezug auf die Wirksamkeit untersucht. Dabei zeigte sich, daß die Kombination aus β-Blocker und Kalziumantagonist effektiver war als die Einzelsubstanzen [39, 70, 81, 83, 153, 171]. Aufgrund der additiven negativ-inotropen, chronotropen und dromotropen Wirkungen von Verapamil und Diltiazem sowie β-Blockern sind jedoch die Kombinationen dieser Kalziumantagonisten mit einem β-Blocker eher mit hämodynamischen oder elektrophysiologischen Nebenwirkungen behaftet als die Kombination aus einem Betablocker und einem Dihydropyridinkalziumantagonisten. Unter sorgfältiger Kontrolle des EKG auf Überleitungsstörungen oder exzessive Bradykardie hin, des klinischen Status sowie evtl. der linksventrikulären Funktion mittels Radionuklidventrikulographie oder Echokardiographie und mit einschleichender Dosierung können die meisten Probleme im Verlauf einer Therapie mit einer Kombination aus β-Blocker und Verapamil oder Diltiazem rechtzeitig erkannt oder vermieden werden. Die Kombination aus einem β-Blocker und einem Dihydropyridinkalziumantagonisten ist jedoch bei ähnlicher Effektivität problemloser und bedarf einer geringeren Überwachung des Patienten.

Instabile Angina pectoris

Neben der atherosklerotischen Plaque, die meist aufgebrochen ist und über der ein nichtokkludierender Thrombus die Blutversorgung weiter behindert, und neben gefäßaktiven Substanzen, die u. a. von Thrombozyten freigesetzt werden und den Gefäßtonus erhöhen, spielt der Koronarspasmus bei der instabilen Angina pectoris in vielen Fällen ebenfalls eine wichtige Rolle. Die klinischen Daten bezüglich der Wirksamkeit von Kalziumantagonisten bei instabiler Angina pectoris sind **etwas widersprüchlich**, was zumindest z. T. auch auf die unterschiedlich verwendeten Definitionen dieses Syndroms zurückzuführen sein dürfte. So konnte bei Patienten mit instabiler Angina pectoris, die bereits Propranolol erhielten, Nifedipin, aber nicht Placebo, eine Stabilisierung der Symptomatik bewirken [50]. Andere Untersuchungen zeigten, daß Nifedipin allein bei instabiler Angina pectoris nicht so gut ist wie Propranolol [124] und möglicherweise sogar dem Patienten schaden kann [66, 123]. Diese Untersuchungen zeigten, daß Nifedipin bei Patienten, die bereits mit β-Blockern behandelt waren, effektiver war als eine Steigerung der β-Blockerdosis, daß aber Nifedipin allein zu einer statistisch nicht signifikanten Zunahme der kritischen Ereignisse (erneute Angina pectoris, akuter Myokardinfarkt innerhalb von 48 h) führte.

Im Gegensatz zu Nifedipin wurde für Diltiazem gezeigt, daß bei Patienten mit instabiler Angina pectoris Diltiazem und Propranolol ähnlich effektiv waren [164]. In einer weiteren Untersuchung erwies sich Verapamil als mindestens ebenso effektiv wie Propranolol bei Patienten mit instabiler Angina pectoris und drohendem Infarkt [21].

Aufgrund der vorliegenden Ergebnisse kann deshalb Nifedipin allein zur Behandlung der instabilen Angina pectoris nicht empfohlen werden. Hingegen stellt es bei Patienten, die bereits mit β-Blockern behandelt worden sind, eine wirksame Therapie dar. Sollte bei einem Patienten mit diesem klinischen Syndrom keine β-Blockertherapie möglich sein, erscheint es angebracht, Diltiazem oder Verapamil den Vorzug zu geben. Bis zum Vorliegen weiterer vergleichender Untersuchungen zwischen diesen Substanzen und β-Blockern bleibt eine Unsicherheit über den Einsatz dieser Substanzen bei der instabilen Angina pectoris.

Akuter Myokardinfarkt

Aufgrund der tierexperimentell und in vitro nachweisbaren zellprotektiven Effekte von Kalziumantagonisten [10, 24, 128] wurden die Substanzen auch beim akuten Myokardinfarkt in der Hoffnung eingesetzt, eine Begrenzung der Myokardnekrose zu erreichen. Die Ergebnisse diesbezüglich sind bislang nicht sehr ermutigend. So konnte für Nifedipin bislang kein klinischer Nutzen gefunden werden [123, 149, 179].

Obwohl Verapamil in 2 kleinen Untersuchungen bei früher intravenöser Verabreichung zu einer Verringerung des CK-Anstiegs im Verlauf des Infarktes führte [19, 183], konnten größere, doppelblinde Untersuchungen keinen günstigen Einfluß von Verapamil auf die Infarktgröße finden [32, 165]. Darüber hinaus traten eine Linksherzinsuffizienz sowie höhergradige AV-Blockierungen in der Verapamilgruppe häufiger als in der Placebogruppe auf. Zudem zeigte Verapamil keinen Effekt auf das Auftreten einer frühen Postinfarktangina pectoris oder auf die Reinfarzierungshäufigkeit [30].

Bislang konnte nur für Diltiazem in einer größeren Untersuchung bei Patienten mit nichttransmuralem Infarkt (Non-Q-wave-Infarkt) bei Verabreichung 24–72 h nach dem Ereignis eine Verminderung der Reinfarzierungs- und Postinfarktangina-pectoris-Häufigkeit ohne Abnahme der (insgesamt niedrigen) Mortalität gezeigt werden [51]. Diese Studie untersuchte jedoch ein sehr spezielles Kollektiv, das zudem zu ca. 60% ebenfalls β-Blocker erhielt und damit kaum eine Aussage über die Wirksamkeit dieses Kalziumantagonisten allein bezüglich Limitierung der Infarkgröße zuläßt.

Somit bestehen z. Z. keine sicheren Hinweise, daß Kalziumantagonisten in Analogie zu ihren in vitro und tierexperimentell nachweisbaren antiischämischen Effekten einen günstigen Einfluß auf die Größe des akuten Myokardinfarkts beim Menschen haben.

Sekundärprophylaxe nach Myokardinfarkt

Auch bei dieser Indikation müssen sich die Kalziumantagonisten mit den β-Blokkern, für die global ein günstiger Effekt bezüglich Reinfarzierung und Mortalität nach einem Myokardinfarkt nachgewiesen worden ist [188], vergleichen lassen. Bislang liegen zwar weniger Daten vor als für β-Blocker, diese zeigen jedoch keinen gesicherten Effekt [120, 187]. Zwar konnte in der dänischen Verapamiluntersuchung [32] bei einer Untergruppenanalyse im späteren Verlauf (22 bis 180 Tage nach Infarkt) eine verminderte Reinfarzierungshäufigkeit und Mortalität nachgewiesen werden, was zusammen mit einer höheren frühen Komplikationsrate infolge einer negativen Verapamilwirkung zu einem insgesamt ausgeglichenen Ergebnis geführt haben könnte. In einer zweiten Studie der gleichen Arbeitsgruppe (32a) fand sich für Verapamil ein günstiger Effekt auf die Reinfarktrate und die Mortalität, wenn es als sog. Spätintervention (ab 8. Tag nach Infarkt) eingesetzt wurde. Der Effekt war besonders deutlich bei Patienten ohne begleitende Herzinsuffizienz. In die gleiche Richtung zeigt die multizentrische Diltiazemuntersuchung nach Infarkt [162], bei der global ebenfalls kein Effekt gesehen werden konnte, jedoch bei Patienten ohne Zeichen der Herzinsuffizienz im Röntgenbild und mit einer Auswurffraktion von > 40% ein günstiger Effekt auf die kardialen Ereignisse und die Mortalität gesehen werden konnte. Auch in dieser Untersuchung wurde argumentiert, daß die negativen Einflüsse des Diltiazems bei Patienten mit eingeschränkter Ventrikelfunktion und Zeichen der Herzinsuffizienz den günstigen Effekt bei den anderen Patienten in der Gesamtanalyse ausgeglichen hätten. Diese Subgruppenanalysen sollten jedoch nicht verallgemeinert werden, solange sie nicht durch prospektive Untersuchungen mit dem Ziel der Beantwortung dieser speziellen Fragestellung erhärtet worden sind. Somit kann z. Z. der Gebrauch von Kalziumantagonisten zur Sekundärprophylaxe nach einem Myokardinfarkt noch nicht generell empfohlen werden.

Antiatherogene Wirkungen und Prophylaxe der Arteriosklerose

Zwar liegen viele Hinweise vor, daß Kalziumantagonisten diverse Mechanismen der Entwicklung der Arteriosklerose günstig beeinflussen können, beim Menschen gibt es jedoch bislang nur spärliche Daten. Immerhin konnte in einer Studie [69] gezeigt werden, daß Nifedipin in einer hohen Dosierung (80 mg täglich) die Entstehung neuer Läsionen bei Patienten mit bekannter koronarer Herzkrankheit signifikant vermindern konnte [103]. Weitere Untersuchungen laufen z. Z. um die Einflüsse von Kalziumantagonisten auf die Atherogenese beim Menschen näher zu untersuchen [154]. Von Vorteil könnte sich dabei die biochemische Neutralität der Kalziumantagonisten in bezug auf den Lipid- und Glukosestoffwechsel, die nicht negativ beeinflußt werden [170], erweisen.

Arrhythmien

Da der langsame Kalziumeinstrom im spezifischen Reizbildungs- und Reizleitungsgewebe des Herzens für die Depolarisation eine wichtige Rolle spielt, ist ein antiarrhythmischer Effekt von Kalziumantagonisten bei Arrhythmien, die in diesen Geweben ihren Ursprung haben bzw. an der Aufrechterhaltung der Arrhythmien beteiligt sind, zu erwarten.

Elektrophysiologische Wirkmechanismen

Sowohl im Sinus- wie auch im AV-Knoten spielt der langsame Kalziumeinstrom neben einem langsamen Natriumeinstrom und einem langsamen Kaliumausstrom eine wichtige Rolle bei der Depolarisation. Obwohl alle Kalziumantagonisten in vitro den langsamen Kalziumeinstrom durch die Kalziumkanäle hemmen und somit zu einer Verminderung der Reizbildung und Reizleitung führen, läßt sich ein Einfluß in klinisch gebrauchten Dosierungen nur für verapamil- und diltiazemähnliche Kalziumantagonisten finden. Dihydropyridinkalziumantagonisten zeigen generell wenig oder keinen Einfluß auf Reizbildung und Reizleitung. Die Ursache hierfür ist nicht völlig geklärt. Dies könnte zum einen darauf zurückzuführen sein, daß der negative Effekt der Kalziumblockade in diesen Geweben durch die ausgeprägte sympathische Reflexaktivierung infolge Vasodilatation bei diesen Medikamenten balanciert wird. Zum anderen hat das Konzept der „use dependency" an Popularität gewonnen. Demnach wirken verapamil- und diltiazemähnliche Kalziumantagonisten von der Innenseite der Zellmembran her auf die Kalziumkanäle ein, während Dihydropyridinkalziumantagonisten über einen Bindungsort an der Oberfläche oder innerhalb der Zellmembran wirken. Dieses würde bedeuten, daß diltiazem- und verapamilähnliche Kalziumantagonisten durch den Kalziumkanal in die Zelle gelangen müßten, um ihre Wirkung auszuüben. Dies geschieht experimentell um so leichter, je mehr die Zellen stimuliert werden, da anschließend eine Konformationsänderung der Kalziumkanäle eintritt, welche ein Eintreten dieser Kalziumantagonisten in die Zelle und eine Bindung an die entsprechenden Bindungsstellen an der Innenseite der Zellmembran erleichtert. Dies ist nicht der Fall für Nifedipin und verwandte Substanzen. Entsprechend diesem Konzept wären Kalziumantagonisten von Diltiazem- oder Verapamiltyp um so wirksamer, je schneller die Zellen depolarisiert würden, wie im Falle einer Tachykardie. Eine allgemein akzeptierte Erklärung für das Phänomen, daß Dihydropyridinkalziumantagonisten in vivo praktisch keinen Effekt auf die Reizbildung und Reizleitung haben, existiert jedoch nicht.

Klinische Wirkung bei supraventrikulären Arrhythmien

Eine der ersten klinischen Arbeiten mit Verapamil befaßte sich mit der Wirkung von intravenös verabreichtem Verapamil auf die ventrikuläre Frequenz bei Patienten mit chronischem Vorhofflimmern [144]. Verapamil in Dosen von 5–10 mg als Bolus i. v. oder als intravenöse Infusion in Dosen von 0,001 mg/kg KG/min. (Steigerung entsprechend der angestrebten Kammerfrequenz) sind geeignet, die Kammerfrequenz akut um 20–30% zu reduzieren [160]. Die orale Therapie mit Verapamil in Dosierungen zwischen 240 und 360 mg täglich erwies sich ebenfalls als effektiv in bezug auf die Reduktion der Kammerfrequenz beim chronischen Vorhofflimmern und verbesserte die Belastungstoleranz [97, 98, 102]. Bezüglich der Wirksamkeit von Diltiazem liegen weniger Daten vor, aber auch dieses Medikament verlangsamt die AV-Überleitungszeit und damit die Kammerfrequenz beim chronischen Vorhofflimmern in Ruhe und unter Belastung [140, 142, 163].

Sowohl Verapamil wie auch Diltiazem sind in Verbindung mit Digoxin, das über einen gesteigerten vagalen Tonus die AV-Überleitung hemmt, stärker wirksam. Diese Kombination kann die Kammerfrequenz bei Patienten, die auf eines dieser Medikamente allein nicht ansprechen, weiter herabsetzen [140, 155]. Wie zu erwarten, bewirken beide Medikamente auch beim chronischen Vorhofflattern eine Zunahme des AV-Blocks mit konsekutiver Abnahme der Kammerfrequenz [13]. Bei einigen Patienten wird das Vorhofflattern in ein Vorhofflimmern übergeführt [13]. Nur ausnahmsweise führen Verapamil oder Diltiazem in Monotherapie zur Konversion des Vorhofflimmerns oder -flatterns in den Sinusrhythmus.

Beide Medikamente sind sehr effektiv bei der Beendigung paroxysmaler supraventrikulärer Tachykardien. Eine Bolusinjektion von 5–10 mg Verapamil kann in 75% der Fälle den zugrunde liegenden Reentrykreis durchbrechen, und auch die intravenöse Verabreichung von Diltiazem ist in den meisten Fällen innerhalb von Minuten effektiv [72, 141, 142]. Die übliche intravenöse Diltiazemdosis beträgt dabei zwischen 0,15 und 0,25 mg/kg KG. Beide Medikamente sind in Dosierungen wie zur Prophylaxe des Vorhofflimmerns auch zur oralen Prophylaxe effektiv und vergleichbar mit der Wirkung von Digoxin oder Propranolol [109, 186]. Die Kombination mit einem β-Blocker – unter Berücksichtigung der möglichen additiven Nebenwirkungen – kann die Effektivität verstärken [185].

Beide Medikamente haben sich bei supraventrikulären Tachykardien beim Vorliegen eines akzessorischen Bündels (Wolff-Parkinson-White-Syndrom) bewährt, indem sie die Reentrytachykardie im AV-Knoten blockieren [186]. Vorsicht ist jedoch bei Patienten mit einem akzessorischen Bündel geboten, welches eine sehr kurze Refraktärperiode aufweist. Kommt es bei diesen Patienten zum Vorhofflimmern, kann es bei antegrader Leitung über das akzessorische Bündel zu einer sehr schnellen Kammerfrequenz kommen. In dieser Situation können sowohl Verapamil wie auch Diltiazem zu einer Beschleunigung der schnellen antegraden Überleitung führen mit dem Risiko eines Kammerflimmerns. Beim Vorliegen eines Vorhofflimmerns mit sehr schneller ventrikulärer Antwort und dem Verdacht auf ein zugrunde liegendes akzessorisches Bündel sind diese Substanzen daher kontraindiziert.

Andere Indikationen

Über die Behandlung der arteriellen Hypertonie, der ischämischen Herzkrankheit sowie der supraventrikulären Arrhythmien hinaus werden Kalziumantagonisten bei Erkrankungen eingesetzt, bei denen aufgrund der bekannten Pathophysiologie ein Effekt zumindest theoretisch zu erwarten ist. Daten bezüglich Wirksamkeit und Verträglichkeit der Kalziumantagonisten bei diesen Indikationen sind jedoch weniger ausführlich, und der Nutzen dementsprechend häufig nicht zweifelsfrei belegt.

Raynaud-Phänomen

Das Raynaud-Phänomen ist als episodisch auftretende Spasmen der Fingerarterien bei Kälteexposition oder emotionalem Streß definiert. Die zugrunde liegenden pathogenetischen Mechanismen sind nicht völlig klar, aber dieses Phänomen kann entweder ohne offensichtlich zugrunde liegende Erkrankung auftreten (primäres oder idiopathisches Raynaud-Phänomen) oder in Verbindung mit Kollagenosen (sekundärem Raynaud-Phänomen). Aufgrund der bekannten gefäßmuskelrelaxierenden Eigenschaften der Kalziumantagonisten und der Wirksamkeit bei Patienten mit koronaren Vasospasmen wurden Kalziumantagonisten auch zur Behandlung von Patienten mit Raynaud-Phänomen eingesetzt. So wurde für Nifedipin in Dosierungen zwischen 30 und 60 mg täglich eine signifikante Reduktion der Anzahl und des Schweregrades von spontan auftretenden Fingerarterienvasospasmen in mehreren kontrollierten Untersuchungen beschrieben [29, 31, 138, 150]. Der klinische Erfolg variiert jedoch beträchtlich und liegt zwischen 30 und 90%. Es scheinen zudem Unterschiede zwischen dem Ansprechen von Patienten mit primärem Raynaud-Phänomen und Patienten mit zugrundeliegender Kollagenose zu bestehen. Während das primäre Raynaud-Phänomen im allgemeinen sehr gut auf Nifedipin anspricht und die Anfallshäufigkeit um ca. 50–90% reduziert wird [29, 76, 138], liegen die entsprechenden Zahlen bei Patienten mit sekundärem Raynaud-Phänomen nur zwischen 20 und 60%. Die Unterschiede für dieses unterschiedliche Ansprechen sind nicht geklärt. Es erscheint jedoch wahrscheinlich, daß Patienten mit sekundärem Raynaud-Phänomen aufgrund der pathologischen Veränderungen der kleinen Gefäße mit ausgeprägter Lumeneinengung zu ausgeprägteren Vasospasmen neigen als Patienten mit primärem Raynaud-Phänomen, die anatomisch normale Fingeraterien aufweisen. Obwohl die Behandlung nicht bei allen Patienten zur Beschwerdefreiheit oder Besserung führt, erscheint Nifedipin eine effektive Therapie zur Behandlung des Raynaud-Phänomens zu sein, indem es die Anfallshäufigkeit, die Schmerzen und die funktionelle Einschränkung bei vielen Patienten, besonders mit primärem Raynaud-Phänomen, verbessert.

Während die meisten Untersuchungen Nifedipin als Kalziumantagonisten benutzen, haben andere Diltiazem, Nicardipin oder Verapamil [76, 77, 173] eingesetzt. Während für Diltiazem und Nicardipin ein Effekt gefunden werden konnte, hatte Verapamil in Dosen zwischen 160 und 320 mg täglich keinen Effekt. Die Daten bezüglich der Wirksamkeit dieser Kalziumantagonisten sind jedoch unzureichend, um den endgültigen Stellenwert dieser Medikamente bei der Behandlung von Patienten mit Raynaud-Phänomen zu beurteilen.

Migräne

Bei der Entstehung der Migräne spielen sowohl vasokonstriktorische wie auch vasodilatatorische Mechanismen eine Rolle. Es ist deshalb nicht überraschend, daß auch Kalziumantagonisten bei diesem Syndrom eingesetzt wurden. So konnte in einer doppelblinden Untersuchung [152] gezeigt werden, daß Verapamil die

Migräneanfallshäufigkeit ungefähr halbieren konnte. Diltiazem war ebenfalls erfolgreich bei Patienten, die nicht auf eine β-Blockertherapie angesprochen hatten [151]. Auch Nifedipin, dessen klinischer Einsatz ansonsten häufig mit Kopfschmerzen einher geht, konnte erfolgreich zur Anfallsprophylaxe eingesetzt werden [78]. Ein guter Effekt wurde auch mit Nimodipin, das eine Prädilektion für zerebrale Gefäße aufweist, gesehen [48]. Obwohl die Fallzahlen in den bisherigen Untersuchungen klein waren, deuten diese Ergebnisse auf einen günstigen Effekt der Kalziumantagonisten bei der Anfallsprophylaxe der Migräne hin. Weitere Untersuchungen, speziell im Hinblick auf die Bedeutung der zerebrovaskulären Spezifität einiger Kalziumantagonisten, sind jedoch erforderlich, um den endgültigen Stellenwert festzulegen.

Asthma bronchiale

Kalziumantagonisten führen auch an der glatten Muskulatur der Bronchien in vitro zu einer Tonusverminderung. Klinisch hat sich allerdings gezeigt, daß Nifedipin nur ein milder Bronchodilatator bei Patienten mit chronisch-obstruktiver Lungenerkrankung ist [35]. Auch Nitrendipin hatte keinen signifikanten Effekt auf die durch Inhalation von hypertoner Kochsalzlösung oder Histamin provozierte Bronchokonstriktion bei Patienten mit Asthma bronchiale. Hingegen führte Nifedipin bei Patienten mit belastungsinduziertem Asthma zu einer geringeren Zunahme des Bronchialwiderstandes während Belastung. Somit erscheint der Einsatz von Kalziumantagonisten zur Therapie des Asthma bronchiale generell nicht gerechtfertigt.

Hypertrophe obstruktive Kardiomyopathie

Aufgrund der Beeinflussung der diastolischen Funktion mit einer Zunahme der Compliance des Myokards wurden Kalziumantagonisten auch zur Therapie der hypertrophen obstruktiven Kardiomyopathie verwendet. Da bei dieser Erkrankung ein negativ-inotroper Effekt erwünscht ist, um den systolischen Druckgradienten in der linken Kammer zu vermindern, wurde meistens Verapamil eingesetzt, da dieses klinisch die ausgeprägteste negativ-inotrope Wirkung aufweist. So konnte für Verapamil gezeigt werden, daß es akut zu einer Zunahme des linksventrikulären Volumens und zu einer Verbesserung der diastolischen Funktion führt [14]. Klinisch führt es bei ca. der Hälfte der Patienten zu einer Verbesserung der Symptomatik [79, 139]. Bei einigen Patienten kommt es jedoch, wahrscheinlich durch die Nachlastreduktion und die damit verbundenen Reduktion der Auswurfpedanz, zu einer Verschlechterung der Hämodynamik [14]. Die Möglichkeit, daß die Nachlastreduktion den an sich günstigen Effekten des Verapamils entgegenwirkt, wird durch Untersuchungen mit intravenöser Verabreichung von Verapamil unterstrichen, bei denen keine Verbesserung des myokardialen Metabolismus oder hämodynamischer Parameter gefunden werden konnte [180]. Weniger Information liegt für Diltiazem vor, aber auch dieser Kalziumantagonist führte akut sowie während einer Therapie über 2 Wochen zu einer Verbesserung der diastolischen Funktion und der klinischen Symptomatik [127, 159]. Nifedipin führt ebenfalls zu einer Verbesserung der diastolischen Funktion bei Patienten mit hypertropher Kardiomyopathie [106]. Bei Patienten mit einer obstruktiven Komponente kann jedoch die bei diesem Medikament sehr ausgeprägte periphere Vasodilatation und die zumindest initiale Steigerung der sympathischen Stimulation zu einer Verschlechterung der Hämodynamik mit einer Zunahme des intrakavitären Druckgradienten und der klinischen Symptomatik führen. Aus diesen Gründen sollte Nifedipin bei diesen Patienten nur mit größter Vorsicht oder in Kombination mit einem β-Blocker eingesetzt werden, wobei sich die Kombination aus Nifedipin und Propranolol bei Patienten mit hypertropher obstruktiver Kardiomyopathie hämodynamisch günstig auswirkt [96].

Linksherzinsuffizienz

Der Einsatz von Vasodilatatoren zur Nachlastreduktion hat sich bei der Behandlung der schweren Herzinsuffizienz klinisch bewährt. Da Kalziumantagonisten zwar potente arterioläre Vasodilatatoren sind, zugleich aber, zumindest in vitro, einen negativ-inotropen Effekt am Myokard haben, ist das hämodynamische Resultat bei Gabe eines Kalziumantagonisten eine Mischung aus erwünschter Nachlastreduktion und unerwünschter negativ-inotroper Wirkung. Klinisch haben Dihydropyridinkalziumantagonisten für einen gegebenen vasodilatatorischen Effekt weniger negative myokardiale Auswirkungen als Verapamil oder Diltiazem [54, 172, 125], bei denen der negativ-inotrope Effekt um so ausgeprägter ist, je größer die vorbestehende Funktionsstörung ist [91, 25]. Bei intrakoronarer Applikation läßt sich aber auch mit Nifedipin eine negativ-inotrope Wirkung nachweisen [80]. In seltenen Fällen wurde eine Zunahme der Herzinsuffizienz aber auch bei oraler Nifedipingabe gesehen [34, 17]. Die Entwicklung von Dihydropyridinkalziumantagonisten, die in vitro einen größeren Unterschied zwischen erwünschten vaskulären und unerwünschten myokardialen Effekten zeigen (z. B. Nitrendipin, Nisoldipin, Felodipin, Isradipin), könnte jedoch zu einem Einsatz dieser Medikamente bei Patienten mit Herzinsuffizienz führen. So wurde für Nitrendipin akut eine Senkung des linksventrikulären Füllungsdrucks, verbunden mit einer Zunahme des Schlagvolumens, bei herzinsuffizienten Patienten gefunden [27], und Nisoldipin bewirkte eine Abnahme der Füllungsdrücke unter Belastung verbunden mit einer Zunahme des Schlagvolumens [90] (Abb. 6). Nisoldipin verbesserte in einer anderen Untersuchung ebenfalls die Hämodynamik, während Nifedipin zu einer Verschlechterung führte [129], und Felodipin verbesserte die Arbeitstoleranz [169]. Obwohl die Auswirkungen von neueren, vasoselektiven Kalziumantagonisten auf die Hämodynamik, klinische Symptomatik und Belastungstoleranz und, letztendlich, Überleben bei Patienten mit Herzinsuffizienz noch nicht hinreichend untersucht sind, um ihren Einsatz bei diesen Patienten zu empfehlen, erscheinen weitere Untersuchungen gerechtfertigt, um den Stellenwert dieser Kalziumantagonisten für diese Indikation besser definieren zu können.

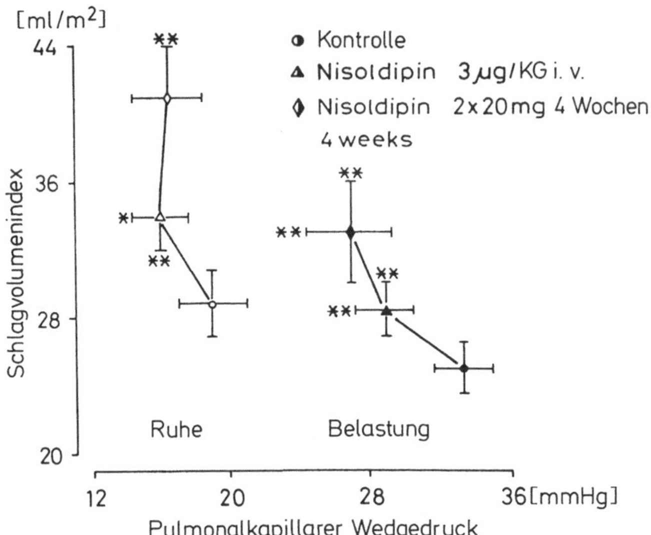

Abb. 6. Hämodynamische Wirkung des vasoselektiven Dihydropyridinkalziumantagonisten Nisoldipin bei 13 Patienten mit Linksherzinsuffizienz und schwer eingeschränkter linksventrikulärer Funktion (Auswurffraktion 18,2%). Die akute, intravenöse Gabe wie auch die chronische orale Gabe von Nisoldipin führte zu einer Zunahme des Schlagvolumens, v. a. während oraler Therapie. Während Belastung stiegen zudem die linksventrikulären Füllungsdrücke weniger stark an als während der Kontrolluntersuchung. Dieses Beispiel zeigt, daß dieser Kalziumantagonist selbst bei Patienten mit schwer eingeschränkter linksventrikulärer Funktion zu keiner Verschlechterung, sondern infolge der Nachlastreduktion zu einer Verbesserung der Funktion führte. (Werte: x̄ ± SD; *p < 0,05, **p < 0,01)

Zusammenfassung

Kalziumantagonisten sind antihypertensive Vasodilatatoren, die den Blutdruck wirksam in Ruhe und unter Belastung durch eine sinnvolle Reduktion des erhöhten Gefäßwiderstandes bei allen Schweregraden der primären Hypertonie und wahrscheinlich auch bei den sekundären Hypertonieformen senken. Offen bleibt vorläufig ihr Einsatz in der Schwangerschaft. Kalziumantagonisten wirken ebenfalls ausgezeichnet bei der vasospastischen wie auch bei der chronischen, belastungsabhängigen Angina pectoris. Hingegen ist ihr Stellenwert bei der instabilen Angina pectoris, beim akuten Myokardinfarkt sowie zur Sekundärprophylaxe nach einem Myokardinfarkt umstritten, insbesondere für Nifedipin. Verapamil und Diltiazem sind zudem bei der akuten Anfallsbehandlung wie auch bei der Langzeitprophylaxe supraventrikulärer Rhythmusstörungen effektiv. Die gute Wirksamkeit bei diesen gesicherten Indikationen zusammen mit dem Fehlen schwerer Nebenwirkungen machen diese Substanzen zu Medikamenten der ersten Wahl bei vielen Patienten. Das Vorliegen begleitender Erkrankungen, auf die sie ebenfalls einen günstigen Einfluß haben, z. B. Migräne, Raynaud-Phänomen, belastungsinduziertes Asthma, hypertrophe Kardiomyopathie, Linksherzinsuffizienz, die biochemische Neutralität in bezug auf den Lipid- und Glukosestoffwechsel sowie die Kenntnis der Unterschiede zwischen den verschiedenen Typen der Kalziumantagonisten sollte bei der Auswahl der Therapie mitberücksichtigt werden.

Literatur

1. Agabiti-Rosei E, Muiesan ML, Romanelli G et al. (1986) Similarities and differences in the antihypertensive effect of two calcium antagonist drugs, verapamil and nifedipine. J Am Coll Cardiol 7:916–924
2. Allen J, Maigaard S, Forman A et al. (1987) Acute effects of nitrendipine in pregnancy-induced hypertension. Br J Obstet Gynaecol 94:222–226
3. Amodeo C, Kobrin I, Ventura HO, Messerli FH, Frohlich ED (1986) Immediate and short-term hemodynamic effects of diltiazem in patients with hypertension. Circulation 73:108
4. Anavekar SN, Barter C, Adam WR, Doyle AE (1982) A double-blind comparison of verapamil and labetalol in hypertensive patients with coexisting chronic obstructive airways disease. J Cardiovasc Pharmacol 4 [Suppl 3]:374
5. Antman E, Muller J, Goldberg S et al. (1980) Nifedipine therapy for coronary artery spasm. Experience in 127 patients. N Engl J Med 302:1269–1273
6. Bauer JH, Reams GP (1987) Short- and long-term effects of calcium entry blockers on the kidney. Am J Cardiol 59:66A–71A
7. Bayley S, Dobbs RJ, Robinson BF (1982) Nifedipine in the treatment of hypertension: Report of a double blind controlled trial. Br J Clin Pharmacol 14:509
8. Beer N, Gallegos I, Cohen A, Klein N, Sonnenblick E, Frishman W (1981) Efficacy of sublingual nifedipine in the acute treatment of systemic hypertension. Chest 79:571
9. Bender VF (1970) Die Behandlung der tachycarden Arrhythmien und der arteriellen Hypertonie mit Verapamil. Drug Res 20:1310–1316
10. Bersohn MM, Shine KL (1983) Verapamil protection of ischemic isolated rabbit heart: dependence on pretreatment. J Mol Cell Cardiol 15:659–671
11. Bertel O, Conen D, Radue EW, Lang C, Dubach UC (1983) Nifedipine in hypertensive emergencies. Br Med J 283:19
12. Betocchi S, Cannon RO, Watson RM et al. (1985) Effects of sublingual nifedipine on haemodynamics and systolic and diastolic function in patients with hypertrophic cardiomyopathy. Circulation 72:1001–1007
13. Betriu A, Chaitman BR, Bourassa MG et al. (1983) Beneficial effect of intravenous diltiazem in the acute management of paroxysmal supraventricular tachyarrhythmias. Circulation 67:88–94
14. Bonow RO, Ostrow HG, Rosing DR et al. (1983) Effects of verapamil on left ventricular systolic and diastolic function in patients with hypertrophic cardiomyopathy: Pressure-volume analysis with a nonimaging scintillation probe. Circulation 68:1062–1073
15. Branagan JP, Walsh K, Kelly P et al. (1986) Effect of early treatment with nifedipine in suspected acute myocardial infarction. Eur Heart J 7:858–865
16. Brittinger WD, Schwarzbeck A, Wittenmeier KW et al. (1970) Klinisch-experimentelle Untersuchungen über die blutdrucksenkende Wirkung von Verapamil. Dtsch Med Wochenschr 37:1871–1877
17. Brooks N, Cattell M, Pidgeon J, Balcon R (1980) Unpredictable response to nifedipine in severe cardiac failure. Br Med J 281:1324
18. Burgener E, Mooser V, Waeber B et al. (1988) Calcium entry blockade attenuates the acute blood pressure rise induced by cigarette smoking. J Cardiovasc Pharmacol 12 [Suppl 6]:S126–S130
19. Bussmann WD, Schar W, Grungras M (1983) Reduktion der CK und CKMB-Infarktgröße durch Verapamil. Dtsch Med Wochenschr 108:1047–1053
20. Bühler FR, Hulthen UL, Kiowski W, Bolli P (1982) Greater antihypertensive efficacy of the calcium channel inhibitor verapamil in older and low renin patient. Clin Sci 63:439

21. Capucci A, Bassein L, Bracchetti D et al. (1983) Propranolol v. verapamil in the treatment of unstable angina. A double-blind cross-over study. Eur Heart J 4:148–154
22. Cavero I, Shepperson NB, Lefèvre-Borg F, Langer SZ (1983) Differential inhibition of vascular smooth muscle responses to alpha-1 and alpha-2-adrenoceptor agonists by diltiazem and verapamil. Circ Res 52:169–176
23. Cebuddu LX, Aranda J, Singh B, Klein M, Brachfeld J, Freis E, Roman J, Eades T (1986) A comparison of verapamil and propranolol for the initial treatment of hypertension. Racial differences in response. J Am Med Ass 256:2214
24. Cheung YF, Leaf A, Bonventre JV (1984) Mechanism of protection of by verapamil and nifedipine from anoxic injury in isolated cardiac myocytes. Am J Physiol 246:C323–C329
25. Chew CYC, Hecht HS, Collett JT, McAllister RG, Singh BN (1981) Influence of the severity of ventricular dysfunction on hemodynamic responses to intravenously administered verapamil in ischemic heart disease. Am J Cardiol 47:917–922
26. Coffman JD, Davies WT (1975) Vasospastic diseases: a review. Prog Cardiovasc Dis 18:123–146
27. Cohn JN (1986) Calcium antagonists and left ventricular function: Effects of nitrendipine in congestive heart failure. Am J Cardiol 58:27D–30D
28. Conen D, Gerber A, Orfei R, Müller J (1987) Long-term therapy with nitrendipine: effect on cerebral blood flow in elderly hypertensive patients. J Cardiovasc Pharmacol 9 [Suppl 4]:169–173
29. Corbin DOC, Wood DA, MacIntyre CCA, Housley E (1986) A randomized double blind cross-over trial of nifedipine in the treatment of primary Raynaud's phenomenon. Eur Heart J 7:165–170
30. Crea F, Deanfield J, Crean P et al. (1985) Effects of verapamil in preventing early postinfarction angina and reinfarction. Am J Cardiol 55:900–904
31. Creager MA, Pariser KM, Winston EM, Rasmussen HM, Miller KB, Coffman JD (1984) Nifedipine induced fingertip vasodilation in patients with Raynaud's phenomenon. Am Heart J 108:370–373
32. Danish Study Group on Verapamil in Myocardial Infarction (1986) Verapamil in acute myocardial infarction. Br J Clin Pharmacol 21:197S–204S
32a. The Danish Study Group on Verapamil in Myocardial Infarction: Effect of verapamil on mortality and major events after acute myocardial infarction (The Danish Verapamil Infarction Trial II– DAVIT II). Am J Cardiol 66:779–785 (1990)
33. Dawson JR, Whitaker NHG, Sutton GC (1981) Calcium antagonists in chronic stable angina. Comparison of verapamil and nifedipine. Br Heart J 46:508–512
34. Elkayam U, Weber L, Torkan B, Berman D, Rahimtoola SH (1983) Acute hemodynamic effect of oral nifedipine in severe chronic congestive heart failure. Am J Cardiol 52:1041–1045
35. Elmslander HP, Sauer E, Munteanu J et al. (1986) The acute effect of nifedipine on airways resistance in patients with chronic obstructive lung disease. In: Lichtlen PR (ed) Sixth International Adalat Symposium. Amsterdam Excerpta Medica:497–503
36. Engel HJ, Lichtlen P (1981) Beneficial enhancement of coronary blood flow by nifedipine. Comparison with nitroglycerine and beta blocking agents. Am J Med 71:658–666
37. Erne P, Bolli P, Bertel O, Hulthen UL, Kiowski W, Mueller FB, Buehler FR (1983) Factors influencing the hypotensive effects of calcium antagonists. Hypertension 5 [Suppl 2]:II–97
38. Faulkner JK, McGibney D, Chasseaud LF et al. (1986) The pharmacokinetics of amlodipine in healthy volunteers after single intravenous and oral doses and after 14 repeated oral doses given once daily. Br J Clin Pharmacol 22:21–25
39. Findlay IN, MacLeod K, Ford M et al. (1986) Treatment of angina pectoris with nifedipine and atenolol: efficacy and effect on cardiac function. Br Heart J 55:240–245
40. Fleckenstein A (1977) Specific pharmacology of calcium in myocardium, cardiac pacemakers and vascular smooth muscle. Ann Rev Pharmacol Toxicol 17:149
41. Floras J, Vann Jones J, Hassan O, Osikowska BA, Sever PS, Sleight P (1986) Failure of plasma norepinephrine to consistently reflect sympathetic activity in humans. Hypertension 8:641

42. Folkow B, Di Bona GF, Hjemdahl P, Thoren P, Wollni PE (1983) Measurements of plasma norepinephrine concentrations in human primary hypertension. A word of caution on their applicability for assessing neurogenic contributions. Hypertension 5:399

43. Fouad FM, Pedrinelli R, Bravo EL, Abi-Samra F, Textor SC, Tarazi RC (1984) Clinical and systemic hemodynamic effects of nitrendipine. Clin Pharmacol Ther 35:768

44. Franz IW, Wiewel D (1984) Antihypertensive effects on blood pressure at rest and during exercise of calcium antagonists, β-receptor blockers, and their combination in hypertensive patients. J Cardiovasc Pharmacol 6 [Suppl 7]:S1037–S1042

45. Frishman WH, Zawada ET, Smith LK, Sowers J, Swartz SL, Kirkendall W, Lunn J, McCarron D, Moser M, Schanper H (1987) Comparison of hydrochlorothiazide and sustained-release diltiazem for mild-to-moderate systemic hypertension. Am J Cardiol 59:615

46. Frishman WH, Klein NA, Strom JA et al. (1982) Superiority of verapamil to propranolol in stable chronic angina pectoris: a double-blind randomized cross-over trial. Circulation 65 [Suppl I]:51–59

47. Frohlich ED (1987) Reversal of target-organ involvement in systemic hypertension: a pharmacologic experience. Am J Cardiol 60:3I

48. Gelmers HJ (1983) Nimodipine, a new calcium antagonist, in the prophylactic treatment of migraine. Headache 23:106–109

49. Gennari C, Nami R, Bianchini C, Pavese G (1987) Nitrendipine and the angiotensin converting enzyme inhibitors in the treatment of hypertension. J Cardiovasc Pharmacol 9 [Suppl 4]:245–251

50. Gerstenblith G, Ouyang P, Achuff SC et al. (1982) Nifedipine in unstable angina: A double-blind randomized trial. N Engl J Med 306:885–889

51. Gibson RS, Boden WE, Theroux P et al. (1986) Diltiazem and reinfarction in patients with non-Q-wave myocardial infarction. N Engl J Med 315:423–429

52. Ginsburg R, Lamb IH, Schroeder JS et al. (1982) Randomized double-blind comparison of nifedipine and isosorbide dinitrate therapy in variant angina pectoris due to coronary artery spasm. Am Heart J 103:44–48

53. Go M, Hollenberg M (1984) Improved efficacy of high-dose versus medium- and low-dose diltiazem therapy for chronic stable angina pectoris. Am J Cardiol 53:669–673

54. Godfraind T, Miller RC, Wibo M (1986) Calcium antagonism and calcium entry blockade Pharmacol Rev 38:321–417

55. Gould BA, Hornung RS, Mann S et al. (1983) Nifedipine or verapamil as sole treatment of hypertension. An intraarterial study. Hypertension 5 [Suppl II]:II-91–II-96

56. Gould BA, Hornung RS, Mann S et al. (1982) Slow channel inhibitors verapamil and nifedipine in the management of hypertension. J Cardiovasc Pharmacol 4 [Suppl III]:S369–S373

57. Gould BA, Mann S, Kieso H, Balasubramanian V, Raftery EB (1982) Slow channel inhibitors verapamil and nifedipine in the management of hypertension. J Cardiovasc Pharmacol 4 [Suppl 3]:369

58. Guazzi MD, Fiorentini C, Olivari MT, Bartorelli A, Necchi G, Polese A (1980) Short and long-term efficacy of a calcium-antagonistic agent (nifedipine) combined with methyldopa in the treatment of severe hypertension. Circulation 61:913

59. Guazzi MD, Polese A, Fiorentini C (1983) Treatment of hypertension with calcium antagonists. Review. Hypertension 5:II–85

60. Haft JI, Litterer WE (1984) Chewing nifedipine to rapidly treat hypertension. Arch Int Med 144:2357

61. Hallin L, Andren L, Hansson L (1983) Controlled trial of nifedipine and bendroflumethazide in hypertension. J Cardiovasc Pharmacol 5:1083

62. Halperin AK, Gross KM, Rogers JF, Cubeddu LX (1984) Verapamil and propranolol in essential hypertension. Clin Pharmacol Ther 36:750

63. Harake B, Gilbert RD, Ashwal S, Power GG (1987) Nifedipine: effects on fetal and maternal hemodynamics in pregnant sheep. Am J Obstet Gynecol 157:1003–1008

64. Heidland A, Kluetsch K, Obeck A (1962) Myogen bedingte Vasodilatation bei Nierenischaemie. Münch Med Wschr 25:1636

65. Hill JA, Feldmann RL, Pepine CJ et al. (1982) Randomized double-blind comparison of nifedipine and isosorbide dinitrate in patients with coronary arterial spasm. Am J Cardiol 49:431–438

66. HINT Research Group (Holland Interuniversity Nifedipine/Metroprolol Trial) (1986) Early treatment of unstable angina in the coronary care unit: A randomized double-blind placebo-controlled comparison of recurrent ischaemia in patients treated with nifedipine or metoprolol or both. Br Heart J 56:400–413

67. Hornung RS, Gould BA, Jones RI, Sonecha TN, Raftery EB (1983) Nifedipine tablets for systemic hypertension: A study using intraarterial recording. Am J Cardiol 51:1323

68. Horster FA (1977) Zur Resorption und Elimination von Adalat bei oraler und sublingualer (buccaler) Administration. MMW 22:33

69. Hugenholtz PG, Lichtlen P (1986) On a possible role for calcium antagonists in atherosclerosis. Eur Heart J 7:546–559

70. Humen DP, O'Brien P, Purves P et al. (1986) Effort angina with adequate beta-receptor blockade: comparison with diltiazem alone and in combination. J Am Coll Cardiol 7:329–335

71. Hung J, Lamb IH, Connolly SJ et al. (1983) The effect of diltiazem and propranolol, alone and in combination, on exercise performance and left ventricular function in patients with stable effort angina: a double-blind, randomized, and placebo controlled study. Circulation 68:560–567

72. Hung J, Yeh S, Lin F, et al. (1984) Unsefulness of intravenous diltiazem in predicting subsequent electrophysiologic and clinical responses to oral diltiazem. Am J Cardiol 54:1259–1262

73. Husted SE, Nielsen HK, Christensen CK, Pedersen OL (1982) Long-term therapy of arterial hypertension with nifedipine given alone or in combination with a beta-blocking agent. Eur J Clin Pharmacol 22:101

74. Inouye IK, Massie BM, Benowitz N, Simpson P, Loge D (1984) Antihypertensive therapy with diltiazem and comparison with hydrochlorothiazide. Am J Cardiol 53:1588

75. Johnson SM, Mauritson DR, Corbett JR, et al. (1981) Double-blind, randomized, placebo-controlled comparison of propranolol and verapamil in the treatment of patients with stable angina pectoris. Am J Med 66:574–579

76. Kahan A, Weber S, Amor B, Menkes CJ, Saporta L, Hodara M, Guerin F, Degeorges M (1983) Calcium entry blocking agents in digital vasospasm (Raynaud's phenomenon). Eur Heart J 4 [Suppl C]:123–129

77. Kahan A, Amor B, Menkes CJ (1985) A randomized double-blind trial of diltiazem in the treatment of Raynaud's phenomenon. Ann Rheum Dis 44:30–33

78. Kahan A, Weber S, Amor B, et al. (1983) Nifedipine in the treatment of migraine in patients with Raynaud's phenomenon. N Engl J Med 308:1102–1103

79. Kaltenbach M, Hopf R (1985) Treatment of hypertrophic cardiomyopathy: Relation to pathological mechanisms. J Mol Cell Cardiol 17 [Suppl 2]:59–68

80. Kaltenbach M, Schulz W, Kober G (1979) Effects of nifedipine after intracoronary administration. Am J Cardiol 44:832–838

81. Kann J, Krol GJ, Raemsch KD et al. (1984) Bioequivalence and metabolism of nitrendipine administered orally to healthy volunteers. J Cardiovasc Pharmacol [Suppl 7]: S968–S973

82. Kannel WB (1989) Risk factors in hypertension. J Cardiovasc Pharmacol 13 [Suppl 1]: 4–10

83. Kenmure ACF, Scruton JH (1980) A double-blind controlled trial of the anti-anginal efficacy of nifedipine compared with propranolol. Br J Clin Pract 52 [Suppl 1]:129–138

84. Khurmi NS, Raftery EB (1987) Comparative effects of prolonged therapy with four calcium ion antagonists (diltiazem, nicardipine, tiapamil and verapamil) in patients with chronic stable angina pectoris. Cardiovasc Drugs Ther 1:81–87

85. Kimura E, Kishida H (1981) Treatment of variant angina with drugs: A survey of 11 cardiology institutes in Japan. Circulation 63:844–848

86. Kiowski W, Buehler FR, Fadyomi M, Erne P, Mueller FB, Hulthen UL, Bolli P (1986) Age, race, blood pressure and renin: Predictors for antihypertensive treatment with calcium antagonists. Am J Cardiol 56:81H

87. Kiowski W, Erne P, Bertel O, Bolli P, Buehler FR (1986) Acute and chronic sympathetic reflex activation and antihypertensive response to nifedipine. J Am Coll Cardiol 7:344
88. Kiowski W, Erne P, Bertel O, Hulthen UL, Ritz R, Buehler FR (1983) Unchanged baroreflex sensitivity during acute and chronic antihypertensive therapy with nifedipine. J Hypertension 1 [Suppl 2]:365
89. Kiowski W, Linder L, Bühler FR (1989) Experimental and clinical experience with the calcium antagonist diltiazem in hypertension. J Cardiovasc Pharmacol 13 [Suppl 1]:25
90. Kiowski W, Erne P, Pfisterer M, Müller J, Bühler FR, Burkart F (1987) Arterial vasodilator, systemic and coronary hemodynamic effects of nisoldipine in congestive heart failure secondary to ischemic or dilated cardiomyopathy. Am J Cardiol 59:1118–1125
91. Klein HO, Ninio R, Oren V, Lang R, Sarell P, DiSegni E, David G, Guerrero J, Kaplinsky E (1983) The acute hemodynamic effects of intravenous verapamil in coronary artery disease: assessment by equilibrium-gated radionuclide ventriculography. Circulation 67:101–110
92. Koch-Weser J (1974) Vasodilating drugs in the treatment of hypertension. Arch Int Med 133:1017
93. Krusell LR, Jespersen LT, Schmitz A, Thomsen K, Lederballe Pederson O (1987) Repetetive natriuresis and blood pressure. Long-term calcium entry blockade with isradipine. Hypertension 10:577–581
94. Kurmi NS, Raftery EB (1987) Comparative effects of prolonged therapy with four calcium antagonists (diltiazem, nicardipine, tiapamil and verapamil) in patients with chronic stable angina pectoris. Cardiovasc Drugs Ther 1:81–87
95. Laederach K, Weidmann P, Lauener F et al. (1986) Comparative acute effects of the calcium channel blockers tiapamil, nisoldipine and nifedipine on blood pressure and some regulatory factors in normal and hypertensive subjects. J Cardiovasc Pharmacol 8:294–302
96. Landmark K, Sire S, Thaulow E et al. (1982) Haemodynamic effects of nifedipine and propranolol in patients with hypertrophic obstructive cardiomyopathy. Br Heart J 48:19–26
97. Lang R, Klein HO, Di Segni E (1983) Verampamil improves exercise capacity in chronic atrial fibrillation: Double-blind crossover study. Am Heart J 105:820–825
98. Lang R, Klein HO, Weiss E et al. (1983) Superiority of oral verapamil therapy to digoxin in treatment of chronic atrial fibrillation. Chest 83:491–499
99. Lawrence MR, Broughton Pipkin F (1987) Some observations on the effects of a calcium channel blocker, nitrendipine, in early human pregnancy. Br J Clin Pharmacol 23:683–692
100. Leary WP, Asmal AC (1979) Treatment of hypertension with verapamil. Curr Therap Res 25:747
101. Leonetti G, Cuspidi C, Sampieri L, Terzoli L, Zanchetti A (1982) Comparison of cardiovascular, renal, and humoral effects of acute administration of two calcium channel blockers in normotensive and hypertensive subjects. J Cardiovasc Pharmacol 4 [Suppl 3]:319
102. Lewis R, Lakhani M, Moreland TA et al. (1987) A comparison of verapamil and digoxin in the treatment of atrial fibrillation. Eur Heart J 8:148–153
103. Lichtlen P (1989) Preliminary results of the INTACT trial. (7th International Adalat Symposium, Vancouver, May 1989)
104. Lindenberg BS, Weiner DA, McCabe CH et al. (1983) Efficacy and safety of incremental doses of diltiazem for the treatment of stable angina pectoris. J Am Coll Cardiol 2:1129–1133
105. Livesley B, Catley PF, Campbell RC (1973) Double-blind evaluation of verapamil, propranolol and isosorbide dinitrate against a placebo in the treatment of angina pectoris. Br Med J 1:375–378
106. Lorell BH, Paulus WJ, Grossmann W et al. (1982) Modification of abnormal left ventricular diastolic properties by nifedipine in patients with hypertrophic cardiomyopathy. Circulation 65:499–507
107. Lund-Johansson P, Omvik P (1983) Haemodynamic effects of nifedipine in essential hypertension at rest and during exercise. J Hypertension 1:159
108. Lynch P, Dargie H, Krikler S et al. (1980) Objective assessment of antianginal treatment: a double-blind comparison of propranolol, nifedipine and their combination. Br Med J 281:184

109. Mauritson DR, Winniford MD, Walker WS et al. (1982) Oral verapamil for paroxysmal supraventricular tachycardia. A long-term, double-blind randomized trial. Ann Intern Med 96:409–412

110. Mc Lenachan JM, Henderson E, Morris KI, Dargie HJ (1987) Ventricular arrhythmias in hypertensive left ventricular hypertrophy. N Engl J Med 317:787–792

111. McLeay RAB, Stallard TJ, Watson RDS, Littler WA (1983) The effect of nifedipine on arterial pressure and reflex cardiac control. Circulation 67:1084

112. Messerli FH, Ventura HO, Elizardi DJ, Dunn FG (1984) Hypertension and sudden death. Increased ventricular ectopic activity in left ventricular hypertrophy. Am J Med 77:18–22

113. Midtbo K, Heds O, Von der Meer J (1982) Verapamil compared with nifedipine in the treatment of essential hypertension. J Cardiovasc Pharmacol 4 [Suppl 3]:363

114. Millar JA, Struthers AD, Beastall GH, Reid JL (1982) Effect of nifedipine on bloop pressure and adrenocortical responses to trophic stimuli in humans. J Cardiovasc Pharmacol 4:S330–S334

115. Millar JA, McLean KA, Reid JL (1983) The effects of the calcium antagonist nifedipine on pressor and aldosterone responses to angiotensin II in normal man. Eur J Clin Pharmacol 24:315–321

116. Morledge JH (1987) Comparative study of the effects of nitrendipine and hydrochlorothiazide in hypertensive patients. J Cardiovasc Pharmacol 9 [Suppl 4]:224

117. Moser M, Cunn J, Materson BJ (1984) Comparative effects of diltiazem and hydrochlorothiazide in blacks with systemic hypertension. Am J Cardiol 56:101H

118. Moser M, Cunn J (1981) Comparative effects of pindolol and hydrochlorothiazide in black hypertensive patients. Angiology 32:561

119. Moser M, Cunn J (1982) Responses to captopril and hydrochlorothiazide in black patients with hypertension. Clin Pharmacol Ther 32:307

120. Moss AJ (1987) Secondary prevention with calcium channel-blocking drugs in patients after myocardial infarction: a critical review. Circulation 75 [Suppl V]: 148–153

121. Moth W, Strauer BE (1989) Left ventricular function and colagen content after regression of hypertensive hypertrophy. Hypertension 13:43

122. Muiesan G, Agabiti-Rosei E, Castellano M, Alicandri CL, Corea L, Fariello R, Beschi M, Romanelli G (1982) Antihypertensive and humoral effects of verapamil and nifedipine in essential hypertension. J Cardiovasc Pharmacol 4:S325–S329

123. Muller J, Morrison J, Stone PH et al. (1984) Nifedipine therapy for patients with threatened and acute myocardial infarction: A randomized double-blind placebo-controlled comparison. Circulation 69:740–747

124. Muller JE, Turi ZG, Pearle DL et al. (1984) Nifedipine and conventional therapy for unstable angina pectoris: A randomized, double-blind comparison. Circulation 69:728–739

125. Murakami T, Hess OM, Krayenbühl HP (1985) Left ventricular function before and after diltiazem in patients with coronary artery disease. J Am Coll Cardiol 57:723–730

126. Nadler JL, Hsuch W, Horton R (1985) Therapeutic effect of calcium channel blockade in primary aldosteronism. J Clin Endocrinol Metab 60:896–899

127. Nagao M, Yasue H, Omote S et al. (1981) Diltiazem-induced decrease of exercise elevate pulmonary arterial diastolic pressure in hypertrophic cardiomyopathy patients. Am Heart J 102:789–790

128. Nayler WG (1987) Calcium antagonists and ischemic myocardium. Review. Int J Cardiol 15:267–285

129. Nienaber CA, Spielmann RP, Aschenberg W, Fehr A, Clausen A, Bleifeld W (1987) Comparison of the acute hemodynamic response to intravenous nisoldipine (Bay k 5552) and intravenous nifedipine for left ventricular dysfunction secondary to myocardial infarction. Am J Cardiol 60:836–841

130. O'Malley K, Velaseo M, Wells J, McNay JL (1977) Control plasma renin activity and changes in sympathetic tone as determinants of minoxidil-induced increase in plasma renin activity. J Clin Invest 55:230

131. Olivari MT, Bartorelli C, Polese A, Fiorentini C, Moruzzi P, Guazzi M (1979) Treatment of hypertension with nifedipine, a calcium antagonistic agent. Circulation 59:1056

132. Palombo C, Marabotti C, Genovesi-Ebert A et al. (1988) Cardiovascular reactivity to physical and psychologic stress during long-term treatment with nitrendipine in essential hypertension. J Cardiovasc Pharmacol 12 [Suppl 6]:S135–S142
133. Pedrinelli R, Foud FM, Tarazi RC, Bravo EL, Textor SC (1986) Nitrendipine, a calcium blocker: renal and humoral effects in human arterial hypertension. Arch Intern Med 146:62
134. Pipkin FB, Lawrence MR (1988) The effect of nitrendipine (NIT) on maternal and fetal blood pressure, uterine blood flow, and blood gas status in pregnant sheep. J Cardiovasc Pharmacol 12 [Suppl 6]: S123–S125
135. Previtali M, Salerno JA, Tavazzi L et al. (1980) Treatment of angina at rest with nifedipine: A short-term controlled study. Am J Cardiol 45:825–830
136. Prida XE, Gelman JS, Feldman RL, et al. (1987) Comparison of diltiazem and nifedipine alone and in combination in patients with coronary artery spasm. J Am Coll Cardiol 9:412–419
137. Rich S, Ford LE, Al-Sadir J (1980) The angiographic effect of ergonovine and nifedipine in coronary artery spasm. Circulation 62:1127–1130
138. Rodeheffer RJ, Rommer JA, Wigley F, Smith CR (1983) Controlled double-blind trial of nifedipine in the treatment of Raynaud's phenomenon. New Engl J Med 308:880–883
139. Rosing DR, Condi JR, Maron BJ et al. (1981) Verapamil therapy: A new approach to the pharmacologic treatment of hypertrophic cardiomyopathy, III. Effects of long-term administration. Am J Cardiol 48:545–553
140. Roth A, Harrison E, Mitani G, et al. (1986) Efficacy and safety of medium- and high-dose diltiazem alone and in combination with digoxin for control of heart rate at rest and during exercise in patients with chronic atrial fibrillation. Circulation 73:316–324
141. Rowland E, McKenna WJ, Gulker H et al. (1983) Comparative effects of diltiazem and verapamil on atrioventricular conduction and atrioventricular eentry tachycardia. Circ Res 52 [Suppl 1]:163–168
142. Rozanski JJ, Zaman L, Castellanos A (1982) Electrophysiologic effects of diltiazem hydrochloride on supraventricular tachycardia. Am J Cardiol 49:621–628
143. Sadick N, Tan ATH, Fletcher PJ et al. (1982) A double-blind, randomized trial of propranolol and verapamil in the treatment of effort angina. Circulation 66:574–579
144. Schamroth L (1971) Immediate effects of intravenous verapamil on atrial fibrillation. Cardiovasc Res 5:419–424
145. Schmieder R, Ruddel H, Neus H, Messerli FH, Eiff AW von (1987) Disparate hemodynamic responses to mental challenge after antihypertensive therapy with beta blockers and calcium entry blockers. Am J Med 82:11–16
146. Schulte K-L, Meyer-Sabellek WA, Distler A, et al. (1984) Long-term treatment with diltiazem and nifedipine in essential hypertension. J Hypertens 2:93
147. Sheiban I, Arcaro G, Covi G, Accardi R, Zenorini C, Lechi A (1987) Regression of cardiac hypertrophy after antihypertensive therapy with nifedipine and captopril. J Cardiovasc Pharmacol 10 [Suppl 10]:187
148. Shick EC, Liang CS, Heupler FA et al. (1982) Randomized withdrawal from nifedipine: Placebo-controlled study in patients with coronary artery spasm. Am Heart J 104:690–697
149. Sirnes PA, Overskeid K, Pedersen TR et al. (1984) Evolution of infarct size during the early use of nifedipine in patients with acute myocardial infarction: The Norwegian Nifedipine Multicenter Trial. Circulation 70:638–644
150. Smith CD, McKendry RJR (1982) Controlled trial of nifedipine in the treatment of Raynaud's phenomenon. Lancet II:1299–1301
151. Smith R, Schwartz A (1984) Diltiazem prophylaxis in refractory migraine. N Engl J Med 310:1327–1328
152. Solomon GD, Steel G, Spaccavento LJ (1983) Verapamil prophylaxis of migraine. A double-blind, placebo-controlled study. JAMA 250:2500–2502
153. Sorkin EM, Clissold SP, Brogden RN (1985) Nifedipine. A review of its pharmacodynamic and pharmacokinetic properties, and therapeutic efficacy, in ischemic heart disease, hypertension and related cardiovascular disorders. Drugs 30:182–274
154. Stamler J, Prineas RJ, Neaton JD et al. (1987) Background and design of the new US trial on diet and drug treatment of mild hypertension (TOMHS). Am J Cardiol 59:51G–60G

155. Steinberg JS, Katz RJ, Bren GB et al. (1987) Efficacy of oral diltiazem to control ventricular response in chronic atrial fibrillation at rest and during exercise. J Am Coll Cardiol 9:405–411
156. Sterzel RB, Huelsemann JL, McKenzie DE, Wilcox CS (1984) Nitrendipine reverses vasoconstriction and renal hemodynamic changes in experimental hypertension. J Cardiovasc Pharmacol [Suppl 7]:1032–1035
157. Stimpel M, Ivens K, Wambach G et al. (1988) Are calcium antagonists helpful in the management of primary aldosteronism? J Cardiovasc Pharmacol 12 [Suppl 6]:131–134
158. Strauss WE, Parisi AF (1985) Superiority of combined diltiazem and propranolol therapy fore angina pectoris. Circulation 71:951–957
159. Suwa M, Hirota Y, Kawamura K (1984) Improvement in left ventricular diastolic function during intravenous and oral diltiazem therapy in patients with hypertrophic cardiomyopathy: An echocardiographic study. Am J Cardiol 54:1047–1053
160. Talano JV, Tommaso C (1982) Slow channel calcium antagonists in the treatment of supraventricular tachycardia. Prog Cardiovasc Dis 25:141–156
161. Taylor SH, Silke B (1987) Continuous blood pressure control with sustained verapamil in essential hypertension. In: Raftery EB (ed) Verapamil SR. Once-daily calcium blockade in angina and hypertension. Langhorne, ADIS Press Internat pp 57–62
162. The Multicenter Diltiazem Postinfarction Trial Research Group (1988) The effect of diltiazem on mortality and reinfarction after myocardial infarction. N Engl J Med 319:385–392
163. Theisen K, Haufe M, Peters J et al. (1985) Effect of the calcium antagonist diltiazem on atrioventricular conduction in chronic atrial fibrillation. Am J Cardiol 55:98–102
164. Theroux P, Taeymans Y, Morissette D et al. (1985) A randomized study comparing propranolol and diltiazem in the treatment of unstable angina. J Am Coll Cardiol 5:717–722
165. Thuesen L, Jorgenson JR, Kvistgaard HJ et al. (1983) Effect of verapamil on enzyme release after early intravenous administration in acute myocardial infarction: Double-blind randomized trial. Br Med J 286:1107–1108
166. Tiefenbrunn AJ, Sobel BE, Gowda S et al. (1981) Nifedipine blockade of ergonovine-induced coronary arterial spasm: Angiographic documentation. Am J Cardiol 48:184–187
167. Timmermans PBMWM, Mathy MJ, Thoolen MJMC, De Jonge A, Wilffert B, Zwieten PA van (1984) Invariable susceptibility to blockade by nifedipine of vasoconstriction to various alpha-2-adrenoceptor agonists in pithed rats. J Pharm Pharmacol 36:772–775
168. Timmermans PBMWM, Mathy MJ, Wilffert B et al. (1983) Differential effect of calcium entry blockers on alpha-1-adrenoceptor-mediated vasoconstriction in vivo. Naunyn Schmiedebergs Arch Pharmacol 324:239–245
169. Timmis AD, Smyth P, Kenny JF, Campbell S, Jewitt DE (1984) Effects of vasodilator treatment with felodipine on haemodynamic responses to treadmill exercise in congestive heart failure. Br Heart J 52:314–320
170. Trost BN, Weidmann P, Berretta-Piccoli C (1985) Antihypertensive therapy in diabetic patients. Hypertension 7 [Suppl II):102–108
171. Uusitalo A, Arstila M, Bae EA et al. (1986) Metoprolol, nifedipine, and their combination in stable effort angina pectoris. Am J Cardiol 57:733–737
172. Van Nueten JM (1986) Vasodilatation or inhibition of vasoconstriction. In: Vanhoutte PM, Leusen I (eds) Mechanism of vasodilatation. Karger, Basel, pp 137–143
173. Vayssairat M, Captron L, Flessinger J-N et al. (1981) Calcium channel blockers and Raynaud's disease. Ann Intern Med 95:243
174. Veterans Administration Cooperative Study Group (1982) Comparison of propranolol and hydrochlorothiazide for the initial treatment of hypertension. Part I: Results of short term titration with emphasis on racial differences in response. JAMA 248:1996
175. Wallia R, Greenberg A, Puschett JB (1985) Renal hemodynamic and tubular transport effects of nitrendipine. J Lab Clin Med 105:498–503
176. Waters DD, Theroux P, Szlachcic J et al. (1981) Provocative testing with ergonovine to assess the efficacy of treatment with nifedipine, diltiazem and verapamil in variant angina. Am J Cardiol 48:123–130
177. Weber MA (1987) A one-year experience with the calcium-channel blocking agent nitrendipine in patients with essential hypertension. J Cardiovasc Pharmacol 9 [Suppl 4]:182

178. Weiner LDA, McCabe CH, Cutler SS et al. (1984) The efficacy and safety of high-dose verapamil and diltiazem in the long-term treatment of stable exertional angina. Clin Cardiol 7:648–653
179. Wilcox RG, Hampton JR, Banks DC et al. (1986) Trial of early nifedipine in acute myocardial infarction: The Trent study. Br Med J 293:1204–1208
180. Wilhurst PT, Thompson DS, Juul SM et al. (1986) Effects of verapamil on haemodynamic function and myocardial metabolism in patients with hypertrophic cardiomyopathy. Br Heart J 56:544–554
181. Winniford MD, Gabliani G, Johnson SM et al. (1984) Concomitant calcium antagonists plus isosorbide dinitrate therapy for markedly active variant angina. Am Heart J 108:1269–1273
182. Winniford MD, Johnson SM, Mauritson DR et al. (1982) Verapamil therapy for Prinzmetal's variant angina: Comparison with placebo and nifedipine. Am J Cardiol 50:913–918
183. Wolf R, Habel F, Witt E et al. (1977) Wirkung von Verapamil auf die Hämodynamik und Größe des akuten Myokardinfarkts. Herz 2:110–119
184. Yamakado T, Oonishi N, Kondo S, Noziri A, Nakano T, Takezawa H (1983) Effects of diltiazem on cardiovascular responses during exercise in systemic hypertension and comparison with propranolol. Am J Cardiol 52:1023
185. Yee R, Gulamhusein SS, Klein GJ (1984) Combined verapamil and propranolol for supraventricular tachycardia. Am J Cardiol 53:757–763
186. Yeh S-J, Kou H-C, Lin F-C et al. (1983) Effects of oral diltiazem in paroxysmal supraventricular tachycardia. Am J Cardiol 52:271–278
187. Yusuf S, Furberg CD (1987) Effects of calcium channel blockers on survival after myocardial infarction. Cardiovasc Drugs Ther 1:343–344
188. Yusuf S, Peto R, Lewis J et al. (1985) Beta-blockade during and after myocardial infarction: An overview of the randomized trials. Prog Cardiovasc Dis 27:335–371

5 Kombinationstherapie mit anderen Therapieprinzipien

Überblick für die Praxis

Kombinationsmöglichkeiten bei der Hypertoniebehandlung

Kalziumantagonisten vom Dihydropyridintyp sind bei der Behandlung der arteriellen Hypertonie günstige Kombinationspartner für β-Blocker und ACE-Hemmer. Der Wert einer schwächer wirksamen Kombination aus Kalziumantagonisten und Diuretika wird kontrovers beurteilt, stellt aber für ältere Patienten eine Alternative dar. Natriumrestriktion führt nicht zu einer Verstärkung der blutdrucksenkenden Wirkung von Kalziumantagonisten, vermutlich, weil diese eine eigene natriuretische Wirkung besitzen. Eine Kombination von α_1-Blockern und Kalziumantagonisten ist wegen des ähnlichen Wirkmechanismus schwer zu bewerten. So diskutieren einige Autoren eine fehlende additive Wirkung beim Einsatz von zwei vasodilatierenden Substanzen. Andere Autoren beobachten hingegen einen überadditiven Effekt von Dihydropyridinen und Prazosin und empfehlen einen äußerst vorsichtig und niedrig dosierten Therapiebeginn mit einer solchen Kombination, insbesondere beim älteren Patienten.

Die Wahl des Kombinationspartners zum Kalziumantagonisten sollte sich wie üblich nach Schwere des Bluthochdrucks, Alter, Begleiterkrankungen und Risikofaktoren für Folgeerkrankungen richten. So sollte bei Störungen des Lipid- und Glukosestoffwechsels eher mit ACE-Hemmern kombiniert werden. Bei chronisch-obstruktiver Lungenerkrankung, arterieller Verschlußkrankheit und Herzinsuffizienz sollten in der Regel keine β-Blocker kombiniert werden.

Als Kombinationspartner in der Dreifachtherapie sind Kalziumantagonisten gute Alternativen gegenüber Dihydralazin, da sie bei mindestens gleicher blutdrucksenkender Wirkung keine (Verapamil, Diltiazem, Isradipin) oder zumindest eine geringere (Nifedipin, Nitrendipin) Stimulation des sympathischen Nervensystems verursachen. Gegenüber anderen Vasodilatatoren, wie z. B. α_1-Blockern, besitzen sie den Vorteil, daß sie keine Pseudotoleranz durch Natriumretention verursachen.

Eine Vierfachtherapie unter Einschluß eines zentral wirksamen α_2-Agonisten und Kalziumantagonisten stellt in einigen Fällen mit schwerer Hypertonie eine Behandlungsmöglichkeit dar, die den Einsatz des potenten, aber nebenwirkungsreichen Vasodilatators Minoxidil in vielen Fällen erübrigt.

Kombinationsmöglichkeiten bei der koronaren Herzerkrankung

Eine Zweifachkombinationstherapie sollte bei mittelschwerer Angina pectoris frühzeitig erfolgen und verschiedene antianginöse Mechanismen ansprechen. Kalziumantagonisten vom Verapamil- und Nifedipintyp verstärken den antianginösen Effekt von β-Blockern. Empfehlenswerte Zweierkombinationen sind Kalziumantagonisten vom Nifedipintyp und β-Blocker, Nitrate und Kalziumantagonisten vom Verapamil- oder Diltiazemtyp bzw. Nitrate und β-Blocker. Die Kombination von β-Blockern mit Dihydropyridinen dürfte in der Praxis vorzuziehen sein, da weniger objektive Nebenwirkungen zu erwarten sind als unter Verapamil und Analogen. Die für Dihydropyridine typischen Nebenwirkungen treten unter Nisoldipin möglicherweise seltener auf. Die Kombination von Nitraten mit Verapamil, Gallopamil oder Diltiazem ist vorteilhaft, wenn der bradykardisierende Effekt dieser Kalziumantagonisten erwünscht ist.

Eine Kombination von Nitraten mit Dihydropyridinen, die die Herzfrequenz steigern, ist nicht sinnvoll. Bei Patienten mit Herzinsuffizienz sollten β-Blocker und Kalziumantagonisten mit klinisch relevanter negativ-inotroper Wirkung vermieden werden.

Eine Dreifachkombination aus Nitraten, Dihydropyridinderivaten und β-Blocker wird zwar häufig angewendet, sollte aber in der Regel erst eingesetzt werden, wenn sich die Zweierkombination trotz maximaler Dosissteigerung als unzureichend erwiesen hat.

Kombinationsmöglichkeiten mit Antiarrhythmika

Der Einsatz von Kalziumantagonisten vom Verapamil- und Diltiazemtyp wird bei intraatrialen Tachyarrhythmien empfohlen. Bei Vorhofflimmern wird der Sinusrhythmus in der Regel nur durch eine Kombination von Chinidin mit Verapamil erreicht. Bei Kombination von Verapamil mit Digitoxin, noch ausgeprägter unter gleichzeitiger Gabe von Chinidin, ist mit Digitalisspiegelerhöhungen zu rechnen.

Die intravenöse Kombination von Verapamil und β-Blockern ist wegen der Gefahr von Überleitungsstörungen kontraindiziert. Eine Kombination von Verapamil oder Diltiazem mit Amiodaron sollte ebenfalls vermieden werden.

Kombinationstherapie mit anderen Therapieprinzipien

E. Fritschka, M. Wehr

Einleitung

In diesem Kapitel sollen schwerpunktmäßig die gängigen Kombinationsmöglichkeiten von Kalziumantagonisten mit blutdrucksenkenden Therapieprinzipien (Diät und/oder andere Antihypertensiva) und mit Koronartherapeutika diskutiert werden. Bezüglich der Kombinationen von Kalziumantagonisten mit Digitalis und Antiarrhythmika und Zystostatika, die kurze Erwähnung finden, sei auch auf Abschn. „Interaktionen" im Beitrag Fritschka, Claus, Philipp und Bönner verwiesen.

Nicht nur in Deutschland, sondern auch in den USA ist man inzwischen von der Anwendung eines starren Stufenschemas zur Behandlung der arteriellen Hypertonie abgerückt (De Quattro 1990) und befürwortet eine individualisierte Therapie.

Viele klinische Studien belegen, daß Kalziumantagonisten vom Dihydropyridintyp bei der Behandlung der arteriellen Hypertonie günstige Kombinationspartner für β-Blocker und ACE-Hemmer darstellen. Weitere Befunde zeigen, daß mit wenigen Ausnahmen auch alle anderen Antihypertensiva mit Kalziumantagonisten kombinierbar sind.

Die Wahl des Kombinationspartners sollte individuell auf die Situation des einzelnen Patienten abgestellt werden und Faktoren wie Begleiterkrankungen, Alter und Risikofaktoren für Folgeerkrankungen berücksichtigen. Die meisten Kalziumantagonisten können in der Regel ohne Nachteil der Medikation polymorbider Patienten hinzugefügt werden. Dies betrifft v. a. Patienten mit Diabetes mellitus, Lipidstoffwechselstörungen, chronisch-obstruktiver Lungenerkrankung, Herzinsuffizienz, Gicht, Niereninsuffizienz, arterieller Verschlußkrankheit oder anderen Gefäßerkrankungen.

Die Kombination der Kalziumantagonisten mit salzarmer Diät oder Diuretika bedarf der differenzierten Betrachtung, da hierzu widersprüchliche Ergebnisse vorliegen.

Diuretika sollten als Kombinationspartner in niedriger Dosierung und in der Regel eher im höheren Alter oder bei Patienten mit schwarzer Hautfarbe eingesetzt werden, da letztere auf diese Substanzgruppe empfindlicher reagieren als auf β-Blocker oder ACE-Hemmer. Kalziumantagonisten und ACE-Hemmer sind im höheren Alter effektive blutdrucksenkende Substanzen (Sloan 1989) und können im Bedarfsfall mit niedrigen Dosen von Diuretika kombiniert werden. Die Responderrate gegenüber Kalziumantagonisten bei Patienten über 60 Jahren dürfte höher sein als die gegenüber β-Blockern. Eine Kombinationstherapie zur

Blutdrucksenkung ist im höheren Alter nicht so häufig erforderlich und dient gelegentlich der Minimierung von Nebenwirkungen.

Als Kombinationspartner in einer Dreifachtherapie stellen die Kalziumantagonisten als vasodilatierende Substanzen einen mindestens so potenten Partner dar wie Dihydralazin, ohne zu einer signifikanten Stimulation des sympathischen Nervensystems zu führen. Bei schwerer Hypertonie können Kalziumantagonisten auch mit Clonidin oder im Extremfall mit Minoxidil kombiniert werden, während eine Kombination mit α_1-Blockern problematisch zu sein scheint. Kalziumantagonisten vom Verapamiltyp haben insofern eine Sonderstellung, als die Kombination mit anderen negativ inotrop oder chronotrop wirkenden Partnern, wie z.B. β-Blockern, in der Regel nicht indiziert ist.

Bei Patienten mit arterieller Hypertonie ohne Zeichen einer manifesten koronaren Herzerkrankung fehlen bisher überzeugende prospektive Daten dafür, daß Kalziumantagonisten die Mortalität an koronaren Ereignissen reduzieren können (Man in't Veld 1989).

Bei der Behandlung der koronaren Herzerkrankung sind Kalziumantagonisten vom Dihydropyridintyp in der Regel gute Kombinationspartner von Nitraten oder β-Blockern. Kalziumantagonisten vom Verapamiltyp (Verapamil und Gallopamil) sind ebenfalls mit Nitraten gut kombinierbar. Bestimmte Patienten könnten eher von der einen oder anderen Kombinationsmöglichkeit profitieren.

Bei der Behandlung von tachykarden supraventrikulären Rhythmusstörungen und bei der absoluten Arrhythmie ist Verapamil mit Chinidin kombinierbar.

Bei der Behandlung der chronischen Herzinsuffizienz konnte bisher – im Gegensatz zur Anwendung von ACE-Hemmern bei Patienten im NYHA-Stadium II bis IV – nicht gezeigt werden, daß der Einschluß von Kalziumantagonisten in die Kombinationstherapie mit Digitalis und Diuretika zu einer Verbesserung der Prognose der Patienten führt.

Im folgenden soll anhand der einzelnen Therapieprinzipien und Substanzgruppen auf die Kombinationstherapie mit Kalziumantagonisten eingegangen werden.

Diät

Nichtpharmakologische Therapieformen zur Blutdrucksenkung sind Gewichtskontrolle, Natriumrestriktion, hohe Kaliumzufuhr und reduzierter Alkoholkonsum. Die Rolle von Kalzium, Magnesium, Fischprodukten und Fischölen ist umstritten. Die meisten nichtpharmakologischen Maßnahmen wurden bisher nicht über längere Zeit systematisch ausgewertet. Es ist daher nicht verwunderlich, daß auch zum Erfolg einer Kombinationstherapie von spezifischen Diäten mit Kalziumantagonisten nur lückenhafte Kenntnisse vorhanden sind, obwohl nichtpharmakologische Maßnahmen nicht nur bei Patienten mit milder Hypertonie, sondern auch bei Patienten, deren Blutdruck medikamentös schwer einzustellen ist, von Bedeutung sein können (Beilin 1988). Für die Kombinationstherapie von Kalziumantagonisten mit Diäten sind aber im Vergleich zu anderen Antihypertensiva Besonderheiten zu berücksichtigen. Im folgenden soll daher auf einzelne Diätkomponenten näher eingegangen werden.

Natrium

Salzrestriktion verstärkt die antihypertensive Wirkung einiger Antihypertensiva.
Nach einigen Beobachtungen scheint eine Kochsalzrestriktion jedoch nicht die
blutdrucksenkende Wirkung von Kalziumantagonisten zu verstärken, nach einzelnen Berichten sogar zu vermindern. Nach einer jüngeren doppelblind durchgeführten Studie bei Patienten mit arterieller Hypertonie war eine Modifikation der
Kochsalzzufuhr zwischen 90 und 190 mmol/Tag für jeweils 4 Wochen (5 g bzw. 11 g
Kochsalz/Tag) ohne Einfluß auf die blutdrucksenkende Wirkung von Nifedipin (40
mg/Tag; Del Rio et al. 1990).

Diese Beobachtung wird erklärlich durch den substanzeigenen natriuretischen
Effekt der Kalziumantagonisten. So führt zum Beispiel Isradipin auch während
einer chronischen Therapie im Vergleich zu Placebo zu einer jeweils der Einnahme folgenden leichten Natriurese (Persson et al. 1989). Nach anderen Autoren
ist der natriuretische Effekt von Isradipin bei Patienten mit Hypertonie im Bereich
von 2,5 bis 7,5 mg/Tag dosisunabhängig (Rupoli et al. 1989), so daß auch bei
niedrigen Dosen von Isradipin keine Modifikation der Natriumzufuhr diskutiert
werden braucht.

Anders als einige andere Vasodilatatoren führen Kalziumantagonisten daher
nicht zur Natriumretention (Kiowski et al. 1990), und spezifische natriuretische
Medikamente oder Änderungen der Kochsalzzufuhr sind nicht erforderlich.
Obwohl Hinweise dafür vorliegen, daß Ausmaß und Dauer der Natriurese während einer chronischen Kalziumantagonistentherapie bei den jeweiligen Kalziumantagonisten unterschiedlich sein dürften (Nagaoka et al. 1989), gibt es bei Patienten mit essentieller Hypertonie hierzu wenig vergleichende Daten. In der Regel
dürfte die Bedeutung der Natriurese für die Blutdrucksenkung während einer
chronischen Therapie mit Kalziumantagonisten rückläufig sein. So wurde für
Isradipin gezeigt, daß die Natriurese und Blutdrucksenkung zwar nach 3,5 Mona-
ten, aber nicht mehr nach 2 Jahren Therapiedauer korrelierten, obwohl in diesem
Fall die Natriumclearance zu beiden Zeitpunkten um > 40% erhöht blieb (Pedersen et al. 1989).

Kalium

Eine hohe Kaliumzufuhr (100 mmol/Tag) kann bei Grenzwerthypertonikern den
blutdrucksteigernden Effekt einer hohen Kochsalzzufuhr (400 mmol/Tag) mil-
dern, während eine niedrige Kaliumzufuhr (30 mmol/Tag zu einer Blutdrucksteige-
rung führt, die möglicherweise unabhängig von Veränderungen im Renin-
Angiotensin-System oder von Tonuserhöhungen des sympathischen Nervensystems ist (Lawton et al. 1990). Systematische Untersuchungen zum Einfluß der
Kaliumzufuhr auf den blutdrucksenkenden Effekt von Kalziumantagonisten
liegen nicht vor.

Kalzium

Die Rolle des Kalziums bei der Pathogenese der Hypertonie wird kontrovers beurteilt. Es bestehen derzeit neuere Hinweise, daß der Kalziummetabolismus bei einem Teil der Patienten mit essentieller Hypertonie in zweierlei Hinsicht von der Norm abweichen könnte (Resnick 1989):

1. Bei einer Gruppe von Patienten scheint die Hypertonie mehr vom extrazellulären Kalzium abzuhängen. Diese Patienten lassen sich durch niedrige Plasmareninaktivität, höhere Kochsalzsensitivität und gute Blutdrucksenkung durch Kalziumantagonisten charakterisieren.
2. Bei einer anderen Gruppe von Patienten, die durch höhere Plasmareninaktivität, fehlende Kochsalzempfindlichkeit und gute Blutdrucksenkung durch ACE-Hemmer oder β-Blocker charakterisiert ist, scheint der Blutdruck mehr vom intrazellulären Kalzium abzuhängen und vorwiegend durch Angiotensin II vermittelt zu sein.

Es sind jedoch auch hierzu weitere Untersuchungen erforderlich, um diese attraktiven Hypothesen zu erhärten.

Bei einem Teil der Patienten mit essentieller Hypertonie dürfte eine niedrige Kalziumzufuhr mit der Hypertonie assoziiert sein. Zusätzlich führt im Tiermodell eine niedrige Kalziumzufuhr zu erhöhten Plasmakatecholaminspiegeln (Hagihara et al. 1990). Interessanterweise bewirkt dagegen im Tiermodell der spontan hypertensiven Ratte eine Steigerung der täglichen Kalziumzufuhr eine Verstärkung des antihypertensiven Effekts des Kalziumantagonisten Nitrendipin (Semafuko et al. 1990).

Die Erhöhung der oralen Kalziumzufuhr führt bei Patienten mit essentieller Hypertonie nach einer Literaturübersicht von Cappuccio et al. (1989) allenfalls zu einer geringfügigen Senkung des im Stehen gemessenen diastolischen Blutdrucks und kann deshalb nicht generell empfohlen werden.

In einer jüngeren Arbeit wurden bei Patienten mit essentieller Hypertonie der Einfluß von Nisoldipin auf den renalen Elektrolytverlust untersucht. Die Urinausscheidung von Kalzium, die fraktionelle Kalziumexkretion und das 24-h-Urinvolumen waren während der 4wöchigen Beobachtungszeit erhöht. Die Plasmakalziumkonzentration war unverändert, und die Plasmaspiegel des Parathormons nahmen ab. Die Autoren schlossen, daß neben der vasodilatierenden Wirkung von Nisoldipin und neben der erwarteten Natriurese auch ein Abfall des Parathormons und die damit verbundene Kalziurese mit der antihypertensiven Wirkung im Zusammenhang stehen könnte (Iimura et al. 1989). Weitere Untersuchungen zu diesem Zusammenhang stehen aus.

Cholesterinreiche Diät

Kalziumantagonisten verzögern die Atherosklerosenentwicklung im Tiermodell des cholesterinreich ernährten Kaninchens und vermitteln eine gewisse Regression dieser Veränderungen, nachdem die cholesterinreiche Diät durch eine normale Ernährung ersetzt wird (vgl. Abschn. „Kalzium und Hypertonie" im Beitrag Haller). Kalziumantagonisten haben keinen Einfluß auf die Plasmaspiegel von Cholesterin und von Lipoproteinen, reduzieren aber im Tiermodell den Cholesterin- und Kalziumgehalt der Arterienwände.

Umgekehrt hat eine vorbestehende Atherosklerose Einfluß auf die hämodynamische Wirkung von Kalziumantagonisten. So bewirkt Isradipin eine Abschwächung der bei atherosklerotischen Tieren gesteigerten pressorischen Wirkung von Noradrenalin, Phenylephrin und Angiotensin II (Hof et al. 1990). Bisher gibt es vorläufige Hinweise dafür, daß die antiatherosklerotische Wirkung von verschiedenen Kalziumantagonisten im Tiermodell unterschiedlich stark sein dürfte (Koibuchi et al. 1989). Einschränkungen beim Einsatz von Kalziumantagonisten bei Patienten mit Lipidstoffwechselstörungen bestehen nicht.

Glukosetoleranz bei Diabetes mellitus

Kalziumantagonisten, ACE-Hemmer und α_1-Blocker haben keinen negativen Einfluß auf die Glukosetoleranz und sind daher für die Behandlung von Diabetikern mit Hypertonie besonders geeignet (Andren 1989). Bei Diabetikern mit Hypertonie, die durch eine Monotherapie nicht einzustellen sind, dürfte die Kombination von ACE-Hemmern und Kalziumantagonisten besonders vorteilhaft sein.

Kalziumantagonisten mit Diuretika

Im folgenden werden die Ergebnisse einiger Studien zum Erfolg einer antihypertensiven Kombinationstherapie, bestehend aus verschiedenen Kalziumantagonisten und Diuretika, anhand der einzelnen Substanzgruppen zusammengefaßt.

Verapamil

In mehreren Untersuchungen wurde ein positiver Effekt einer zusätzlichen Gabe von Diuretika zu einer Therapie mit Verapamil gefunden (Marlettini et al. 1986, Ribeiro 1987). So bewirkten z. B. Diuretika in einer Untersuchung von Corea et al. (1984) bei 19 von 40 Patienten, die mit einer Dosierung von 2mal 120 mg/Tag („Slow release-Präparation") nicht ausreichend eingestellt waren, eine signifikante zusätzliche Blutdrucksenkung.

Dagegen konnte in einer neueren Untersuchung (Nicholson et al. 1989) kein additiver blutdrucksenkender Effekt von Hydrochlorothiazid bei einer Kombinationstherapie mit Verapamil gefunden werden. Bei 13 Patienten mit milder oder mäßiger arterieller Hypertonie wurde Verapamil in einer Dosierung von 360 mg/Tag, Hydrochlorothiazid in einer Dosierung von 25 mg/Tag, bzw. eine Kombinationstherapie verabreicht. Sowohl Verapamil als auch Hydrochlorothiazid senkten den Blutdruck (170 ± 17/109 ± 6 mmHg vor Behandlung auf 150 ± 25/95 ± 8 mmHg mit Verapamil; 170 ± 5/109 ± 2 mmHg vor Behandlung auf 164 ± 25/103 ±

10 mmHg mit Hydrochlorothiazid), jedoch resultierte die zusätzliche Gabe von Hydrochlorothiazid zu Verapamil nicht in einer zusätzlichen Blutdrucksenkung (150 ± 25/95 ± 8 mmHg vs. 150 ± 20/95 ± 6 mmHg).

Diltiazem

Bei Patienten mit essentieller Hypertonie, die unter einer Monotherapie mit Diltiazem nicht ausreichend eingestellt waren, führte die Kombination mit einem Diuretikum zu einer besseren Blutdruckeinstellung (Akanabe et al. 1985; Massie et al. 1987). In einer Untersuchung von Moser (1987) erwies sich eine Kombinationstherapie von Diltiazem mit Hydrochlorothiazid sogar bei einem hohen Prozentsatz der Patienten, die auf eine Monotherapie gar nicht ansprachen, als effektiv blutdrucksenkend.

Nifedipin

Einige Autoren fanden unter der Gabe unterschiedlicher Diuretika zu einer bestehenden Nifedipintherapie eine zusätzliche Blutdrucksenkung (Hallin et al. 1983; Poulter et al. 1986; Zezulka et al. 1987).

So bewirkte Nifedipin bei Patienten unter diuretischer Monotherapie einen zusätzlichen Abfall des arteriellen Blutdrucks (Gavras u. Gavras 1985; Mac Gregor et al. 1987).

Bei Patienten, die unter kombinierter Diuretika- und β-Blockertherapie standen, kam es unter der Gabe von 2mal 20−40 mg Nifedipin/Tag ebenfalls zu einer signifikanten zusätzlichen Blutdrucksenkung (Myers et al. 1986).

Mehrere Arbeitsgruppen fanden allerdings keinen zusätzlichen blutdrucksenkenden Effekt, wenn in umgekehrter Reihenfolge ein Diuretikum zu einer bereits bestehenden Nifedipintherapie hinzugefügt wurde (Magagna et al. 1986; MacGregor et al. 1987).

Nitrendipin

Unter einer Kombination von Nitrendipin mit einem Thiaziddiuretikum wurde eine bessere Blutdruckeinstellung erzielt als mit Nitrendipin allein (Kazda u. Knorr 1990).

Felodipin

Bei 12 Patienten mit essentieller Hypertonie, die mit einem Diuretikum unzureichend eingestellt waren, wurde in einer doppelblind angelegten Cross-over-Studie der Einfluß einer zusätzlichen Gabe von Felodipin oder Placebo untersucht (Hedner et al. 1986). Nach 4 Wochen konnte nunmehr in der Felodipingruppe eine 24 h anhaltende Blutdrucksenkung festgestellt werden.

Isradipin

Isradipin senkt nach einer Übersicht von Hamilton (1987) in einer Kombination mit Hydrochlorothiazid den Blutdruck ebenso deutlich wie eine Kombination von Propranolol mit Hydrochlorothiazid.

Nisoldipin

In einer 6wöchigen Untersuchung bei Patienten mit Hypertonie, die auf eine Monotherapie nicht ansprachen, konnte gezeigt werden, daß eine niedrig dosierte Kombinationstherapie von Nisoldipin (10 mg einmal täglich) mit einem niedrig dosierten Diuretikum (Hydrochlorothiazid 25 mg + Amilorid 2,5 mg/Tag) bei 8 von 9 Fällen zu einer befriedigenden Blutdrucksenkung führte, ohne mit nennenswerten Nebenwirkungen einherzugehen (Daniels et al. 1987).

Amlodipin

Die antihypertensive Wirkung von Amlodipin in Kombination mit Hydrochlorothiazid wurde mit der Kombination von Hydrochlorothiazid mit Placebo verglichen (Chrysant et al. 1989). Nach einer offenen Behandlungsphase von 4 Wochen mit 50 mg Hydrochlorothiazid/Tag wurden 20 Patienten (mit einem diastolischen Blutdruck zwischen 95 und 115 mmHg) mit Placebo und 20 Patienten mit Amlodipin behandelt. Während einer 12wöchigen Beobachtungsphase wurde 50 mg Hydrochlorothiazid appliziert, während Amlodipin von 2,5 auf 10 mg/Tag bei Bedarf gesteigert wurde. Am Studienende wurde festgestellt, daß die zusätzliche Gabe von Amlodipin bei diuretisch vorbehandelten Patienten die antihypertensive Wirkung von Hydrochlorothiazid verstärkt.

Zusammenfassend wird die Frage, ob die zusätzliche Gabe eines Diuretikums zu Kalziumantagonisten einen zusätzlichen blutdrucksenkenden Effekt bewirkt, nach wie vor kontrovers beurteilt (Sever et al. 1987); in jedem Fall dürfte es sich hierbei nicht um eine der stärker wirksamen Zweierkombinationen handeln.

Die zusätzliche Gabe von Kalziumantagonisten zu einem Diuretikum bewirkte jedoch in der Mehrzahl der Untersuchungen einen zusätzlichen blutdrucksenkenden Effekt.

Angesichts der Unterschiede im Design der Untersuchungen, der Anzahl der eingeschlossenen Patienten, der Unterschiede im Alter und Reninstatus der Patienten und der unterschiedlichen Berücksichtigung von Placeboeffekten im Design der Untersuchungen sind noch weitere Untersuchungen erforderlich, um eindeutige Dosis-Wirkungs-Kurven für diese Kombinationstherapien zu erstellen.

Kalziumantagonisten mit ACE-Hemmer

ACE-Hemmer stellen bei der Behandlung der arteriellen Hypertonie günstige Kombinationspartner für alle Kalziumantagonisten dar. Dies konnte in klinischen Studien für alle eingeführten, aber inzwischen auch für einige der neueren Kalziumantagonisten mit minimaler negativ-inotroper Wirkung wie z. B. für Isradipin gezeigt werden (Fitton u. Benfield 1990). Da Kalziumantagonisten im Vergleich zu ACE-Hemmern einen unterschiedlichen Wirkmechanismus aufweisen, erscheint ihre Kombination pathophysiologisch sinnvoll.

Neuere tierexperimentelle Befunde weisen auch den ACE-Hemmern eine günstige Wirkung auf die Atherogenese zu (Chobanian 1990), so daß möglicherweise auch die im Tierexperiment günstige Gefäßwirkung der Kalziumantagonisten durch die Zugabe von ACE-Hemmern ergänzt werden könnte. Hierfür fehlen aber bisher ausreichende klinische Belege.

Patienten mit diabetischer Nephropathie könnten von einer Kombination von Kalziumantagonisten mit ACE-Hemmern profitieren, da beide Substanzen unterschiedliche renale Angriffspunkte aufweisen und für beide Substanzgruppen Hinweise für besondere nephroprotektive Eigenschaften vorliegen.

Kalziumantagonisten könnten effektiver sein, wenn es sich um Patienten mit Natriumretention und niedrigen Plasmareninwerten handelt, während ACE-Hemmer eher bei Patienten mit hohen Reninwerten und Natriumdepletion wirkstark sind.

Da Patienten mit chronischer Niereninsuffizienz oft eine Neigung zur Natriumretention und hohe Plasmareninaktivitäten aufweisen, kann ein additiver Effekt beider Substanzen erwartet werden (Kloke et al. 1989).

Verapamil

Die antihypertensive Wirkung einer Kombination von Verapamil mit Captopril war in einer Studie von Brouwer et al. (1985) einer vorherigen Kombinationstherapie aus β-Blockern, Diuretika und Vasodilatator sowie einer Monotherapie mit Kalziumantagonisten überlegen. Umgekehrt bewirkte die zusätzliche Gabe von Verapamil in einer Dosierung von 2mal 160 mg/Tag eine zusätzliche signifikante Blutdrucksenkung bei Patienten, bei denen mit Captopril allein keine ausreichende Blutdrucksenkung erzielt werden konnte (Heagerty u. Swales 1987).

Nifedipin

Die Kombination von Nifedipin mit ACE-Hemmern führt zu einer besseren Blutdruckkontrolle als die Kombination von Nifedipin mit Diuretika (Mimran u. Ribstein 1986).

Nitrendipin

Der blutdrucksenkende Effekt einer Kombinationstherapie mit dem ACE-Hemmer Captopril und Kalziumantagonisten, bzw. Diuretikum wurde von Brouwer et al. (1985) untersucht. Bei 16 Patienten mit essentieller Hypertonie und Blutdruckwerten von über 160/95 mmHg führte eine Monotherapie mit einem Kalziumantagonisten – auch mit überdurchschnittlichen Dosen wie Verapamil 500 mg/Tag oder Nitrendipin 70 mg/Tag – nicht zu einer Senkung des diastolischen Blutdrucks unter 95 mmHg. Dagegen konnte dieses Ziel bei 15 von 16 Patienten mit einer Kombinationstherapie des Kalziumantagonisten mit Captopril (53 mg/Tag) erreicht werden

(151 ± 4/88 ± 2 mmHg), während unter einer Kombinationstherapie mit dem ACE-Hemmer (84 mg/Tag) und einem Diuretikum nur bei 13 von 16 Patienten der Blutdruck unter 95 mmHg gesenkt werden konnte (158 ± 4/91 ± 1 mmHg). Die Autoren folgerten, daß die blutdrucksenkende Wirkung von Captopril sowohl durch Kalziumantagonisten als auch durch Diuretika verstärkt werden kann. Hierbei erschien jedoch die Kombination aus ACE-Hemmer und Kalziumantagonisten für Patienten, die schwierig einzustellen sind, besonders günstig.

Nicardipin

Bei Patienten mit unzureichender Blutdruckeinstellung unter Enalapril konnte durch die zusätzliche Gabe von 3mal 30 mg Nicardipin/Tag eine befriedigendere Blutdrucksenkung erzielt werden (Donelly et al. 1986).

Isradipin

Eine Kombinationstherapie von Captopril mit Isradipin wurde durch Eggertsen et al. (1989) untersucht. Bei 28 Patienten mit essentieller Hypertonie wurden im Rahmen einer randomisierten, placebokontrollierten Untersuchung zunächst für 4 Wochen 2mal 50 mg Captopril/Tag und Placebo verabreicht. Danach wurden die Patienten mit dem Zufallsprinzip in 2 Gruppen aufgeteilt, wobei eine Gruppe weiter Placebo erhielt, die andere Gruppe jedoch Isradipin zunächst in einer Dosierung von 2mal 1,25 mg/Tag. Die Isradipindosis wurde danach in einem Intervall von jeweils 4 Wochen gesteigert. Während der 20. bis 24. Woche erhielt die Captopril-Plazebogruppe zusätzlich ein Diuretikum (12,5 mg Hydrochlorothiazid/Tag).

Im Ergebnis wurden der systolische und der diastolische Blutdruck in der Captopril-Isradipin-Gruppe im Vergleich mit der Captopril-Plazebo-Gruppe signifikant reduziert. Lediglich ein Patient schied aufgrund von Nebenwirkungen (Hautausschlag) aus. Zusammenfassend senkte in dieser Studie die Kombination von Isradipin mit ACE-Hemmer den Blutdruck effektiver als die Kombination von Captopril mit einem niedrigdosierten Diuretikum.

In einer Untersuchung von Fitscha et al. (1991) bei 140 Patienten betrug die Responderrate nach einer 24wöchigen Therapie (Normalisierung des diastolischen Blutdrucks), nämlich einer Kombinationstherapie von Isradipin mit Captopril, 87% gegenüber einer Monotherapie mit Isradipin (49%) oder mit Captopril (56%).

Amlodipin

Maclean und Mitarbeiter (1988) untersuchten im Rahmen einer doppelblinden placebokontrollierten Crossoverstudie den therapeutischen Nutzen einer Zugabe von täglich 1mal 10 mg Amlodipin für 4 Wochen bei 29 Patienten mit mittelschwerer bis schwerer Hypertonie, die unter einer Therapie mit 2mal 25 mg Captopril/ Tag unzureichend eingestellt waren. Im Vergleich zur alleinigen Captopriltherapie betrugen die Blutdruckdifferenzen (systolisch/diastolisch) unter Berücksichtigung des Placeboeffektes −18/−12 mmHg für den liegend gemessenen Blutdruck und −20/−12 mmHg für den im Stehen gemessenen Blutdruck. Kein Patient brach die Therapie ab. An Nebenwirkungen wurden bei 5 Patienten Knöchelödeme und bei 4 Patienten Gesichtsröte registriert.

Kalziumantagonisten mit Sympatholytika

Kalziumantagonisten mit β-Blockern

Unter den möglichen Zweierkombinationen, die geeignet erscheinen, den Blutdruck von Hypertonikern auf strikt normotensive Werte einzustellen, damit das erhöhte kardiovaskuläre Risiko dieser Patienten möglichst niedrig gehalten werden kann, erscheinen die Kombinationen von Dihydropyridinen mit β-Blockern oder ACE-Hemmern besonders geeignet (Dahlof et al. 1988).

In diesem Zusammenhang wurden mehrere kontrollierte Untersuchungen durchgeführt, bei denen sich eine Kombination eines β-Blockers mit Nifedipin, Nitrendipin, Isradipin oder Felodipin jeweils als bemerkenswert wirkstark erwies. Diese Kombinationen haben sich in der Regel als effektiver und mit weniger Nebenwirkungen behaftet gezeigt, als eine Kombination eines β-Blockers mit Dihydralazin. Hierbei erscheint die Kombination aus Kalziumantagonisten und β-Blocker ähnlich wirkstark und nebenwirkungsarm wie eine Kombination aus Kalziumantagonisten und ACE-Hemmer.

Die Kombination eines rasch wirksamen Dihydropyridinderivats mit β-Blockern dürfte zu einer Abschwächung der Nebenwirkungen führen, die auf die Vasodilatation durch den Kalziumantagonisten zurückzuführen sind (Kazda u. Knorr 1990). Umgekehrt ist die Einschränkung der körperlichen Leistungsfähigkeit durch den β-Blocker geringer, wenn eine Kombination mit einem Kalziumantagonisten gegeben wird (Kindermann et al. 1987).

Verapamil

Die intravenöse Gabe von Verapamil ist bei Patienten, die unter β-Blockern stehen, jedoch kontraindiziert. Die gemeinsame orale Gabe von Verapamil mit β-Blockern ist bei Patienten mit AV-Überleitungsstörungen, krankem Sinusknoten und/oder Herzinsuffizienz in der Regel zu vermeiden. Bei Patienten mit essentieller Hypertonie gibt es keine kontrollierte Studie, die eine eventuelle Überlegenheit einer Verapamil-β-Blocker-Kombination gegenüber anderen Zweierkombinationen belegen würde. Die blutdrucksenkende Wirkung einer Kombination von Verapamil (3mal 120 mg/Tag) in Kombination mit Propranolol (3mal 80 mg/Tag) war in einer Studie von McInnes et al. (1984) besser als die der Einzelkomponenten, jedoch kam es jeweils zu einer meßbaren Verlängerung der AV-Überleitungszeit und zur ausgeprägten Senkung der Herzfrequenz.

Nifedipin

Die fixe Kombination von 2mal 20 mg Nifedipin („slow release") mit 50 mg Atenolol erwies sich in 2 randomisiert-doppelblind durchgeführten Studien v. a. hinsichtlich der beobachteten Nebenwirkungen des Kalziumantagonisten der Monotherapie überlegen. Aber auch die antihypertensive Wirkung der Kombinationstherapie war der blutdrucksenkenden Wirkung der Einzelkomponenten überlegen (Fitzsimons 1987).

Bei Patienten, die unter einer Monotherapie mit β-Blockern unzureichend eingestellt waren, führte die Kombination mit Nifedipin zu einer zufriedenstellenden Blutdruckeinstellung (Bayley et al. 1982; Ogilvie 1985).

In einigen doppelblind durchgeführten Untersuchungen konnte nachgewiesen werden, daß die zusätzliche Gabe von Nifedipin bei Patienten, die bereits unter anderen Kombinationstherapien standen, zu einer weiteren signifikanten Blutdrucksenkung führte. So bewirkte die Zugabe von 3mal 10–30 mg Nifedipin/Tag bei Patienten, die mit einer Kombination von β-Blockern und Diuretikum (Bayley et al. 1982; Dean u. Kendall 1983; Murphy et al. 1983) unzureichend eingestellt waren, eine weitere Senkung des im Liegen oder im Stehen gemessenen Blutdrucks. Hierunter kam es zu keiner Veränderung der Herzfrequenz.

Nitrendipin

Eine Kombinationstherapie von Nitrendipin mit Atenolol wurde von de Divitiis et al. untersucht (1985). Hierbei erhielten Patienten mit milder bis mäßiger essentieller Hypertonie im Rahmen einer randomisierten Doppelblindstudie 1mal 20 mg Nitrendipin/Tag oder 1mal 100 mg Atenolol/Tag in Monotherapie oder die Kombination beider Substanzen in zufälliger Reihenfolge der Behandlungssequenzen. 5 von 20 Patienten wurden als „Responder" unter Atenolol eingestuft, 4 von 20 unter Nitrendipin allein und 14 von 20 nach kombinierter Therapie. Die Häufigkeit von Nebenwirkungen erschien in der Kombinationsphase am geringsten.

Ergebnisse zur Kombinationstherapie von Nitrendipin mit Propranolol wurden von McMahon mitgeteilt (1986). Danach bewirkte auch die Zugabe von Propranolol zu Nitrendipin eine zusätzliche Blutdrucksenkung während einer einjährigen Beobachtungsphase.

Nicardipin

Kolloch et al. (1985) untersuchten den antihypertensiven Effekt einer Kombinationstherapie aus Nicardipin und Atenolol im Rahmen einer doppelblinden, randomisierten Untersuchung bei 20 Patienten. Alle Patienten erhielten Atenolol (1mal 100 mg/Tag). Nach dem Zufallsprinzip erhielten die Patienten entweder Placebo oder Nicardipin in steigender Dosierung (3mal 5–20 mg). Im Vergleich zu Placebo hatte Nicardipin bei den mit Atenolol vorbehandelten Patienten einen zusätzlichen dosisabhängigen blutdrucksenkenden Einfluß. Ein Therapieabbruch wurde nicht beobachtet.

Isradipin

Eine Kombinationstherapie von Isradipin mit einem β-Blocker wurde von Dahlof (1989) empfohlen, da sie sicher erscheint und eine zusätzliche Blutdrucksenkung bewirkt. Hierbei ist zu berücksichtigen, daß Isradipin allein bereits zu einer deutlichen Vasodilation ohne klinisch signifikante Tachykardie führt. Die blutdrucksenkende Wirkung von Isradipin gilt im Vergleich zu Propranolol als stärker. Bei einer Kombinationstherapie von Isradipin (bis 10 mg/Tag) mit einem β-Blocker waren die beobachteten Nebenwirkungen nicht häufiger als unter Placebo.

In einer Untersuchung der Isradipin in Hypertension Study Group (1989) wurde bei 152 Patienten mit essentieller Hypertonie (WHO I/II) die Wirksamkeit von Isradipin und Atenolol allein oder in Kombination untersucht.

Hierbei erhielten die Patienten nach einer 3wöchigen Placebophase entweder Isradipin (2mal 2,5, 5, 7,5 oder 10 mg/Tag oder Atenolol (1mal 50 oder 100 mg/ Tag) für 7 Wochen. Patienten, die unter Monotherapie in maximaler Dosierung keine Senkung des diastolischen Blutdrucks unter 90 mmHg aufwiesen, erhielten eine Kombinationstherapie aus beiden Substanzen über weitere 7 Wochen. Während bei der Monotherapie der diastolische Blutdruck in beiden Gruppen gleichermaßen gesenkt wurde, wurde der systolische Blutdruck unter Isradipin deutlicher als unter Atenolol gesenkt. Von den 14 Patienten, die unter einer Monotherapie unzureichend eingestellt waren, erreichten 12 Patienten mit der Kombinationstherapie diastolische Blutdruckwerte unter 90 mmHg.

Hansson u. Dahlof (1987) untersuchten die Kombination von Isradipin mit Pindolol. Hierbei wurden 61 Patienten mit essentieller Hypertonie, die bereits unter einer Monotherapie mit 10 mg Pindolol/Tag standen, randomisiert entweder mit Placebo oder mit Isradipin (mittlere Dosis 2mal 6,5 mg/Tag) behandelt. Die im Liegen gemessenen Blutdruckwerte sanken unter einer Kombinationstherapie von 162/103 mmHg auf 144/88 mmHg ab. Nur 2 Patienten brachen wegen Nebenwirkungen die Therapie vorzeitig ab.

Amlodipin

Auf der Grundlage eines Reviews von 18 klinischen Studien schloß Julius (1988), daß Amlodipin, ein langwirksames Dihydropyridinderivat, in einer täglichen Einmaldosierung von 5–10 mg/Tag im Vergleich zu Atenolol, Hydrochlorothiazid oder Verapamil eine gute Verträglichkeit aufweist und mit einem β-Blocker, einem Diuretikum oder einem ACE-Hemmer gut kombinierbar ist.

Die Kombinationstherapie von Amlodipin mit Atenolol wurde von Burris et al. untersucht (1988). In dieser Untersuchung wurden 145 Patienten mit milder bis mäßiger Hypertonie zunächst entweder mit Amlodipin (1mal 2,5–10 mg/Tag, n = 97) oder mit Hydrochlorothiazid (1mal 25–100 mg/Tag) behandelt. Die Responderrate betrug unter Amlodipin 61,5% und unter Hydrochlorothiazid 60,5%. Nach der 12. Behandlungswoche wurde bei den Patienten, bei denen eine Monotherapie unzureichend erschien, mit gutem Erfolg Atenolol (1mal 50–100 mg/Tag) hinzugefügt.

Kalziumantagonisten mit α_1-Blockern

Kalziumantagonisten haben aufgrund der Erkenntnisse in Tierexperimenten eher einen Einfluß auf eine α_2-Adrenozeptorvermittelte Blutdruckantwort und beeinflussen wenig die α_1-Adrenozeptorvermittelten Mechanismen. Reid et al. (1985) fanden bei gesunden Probanden, daß Verapamil in einer Dosierung von 160 mg den Blutdruckabfall nach 1 mg Prazosin (orale Gabe) deutlich verstärkt. Hierbei könnte aber zusätzlich der kardiale Einfluß von Verapamil, aber auch eine veränderte Bioverfügbarkeit von Prazosin unter Verapamil, eine Rolle spielen. Die Autoren schlossen, daß eine Kombination von α_1-Blockern mit Kalziumantagonisten eine zusätzliche antihypertensive Wirkung haben dürfte.

Im Gegensatz hierzu fanden andere Autoren, daß die Kombination des Dihydropyridinderivates Nicardipin mit Prazosin nicht zu einer stärkeren Blutdrucksenkung führt. Danach hatte Prazosin kombiniert mit Nicardipin bei 14 hypertensiven Patienten keinen additiven antihypertensiven Effekt.

Eine Dreierkombination von Clonidin mit Prazosin und Nicardipin wurde nicht gut toleriert (Kanniainen et al. 1990). Nach den vorliegenden Befunden gehört somit eine Kombinationstherapie von Kalziumantagonisten mit α_1-Adrenozeptorblockern noch nicht zu den etablierten antihypertensiven Kombinationen, sei es, weil kein additiver Effekt beobachtet wurde, oder aber in Einzelfällen auch Extremreaktionen mit Senkungen auftraten, die vom Patienten nur schlecht toleriert wurden.

Kalziumantagonisten mit Clonidin

Die Kombination von Clonidin, einem zentralwirksamen α_2-Agonisten, mit Kalziumantagonisten bei der schwer einstellbaren Hypertonie ist dagegen oft hilfreich.

So bewirkte Nifedipin in einer Dosierung von 3mal 10–30 mg/Tag bei Patienten, die mit einer Kombination von Clonidin mit Diuretikum unzureichend eingestellt waren, eine signifikante weitere Blutdrucksenkung (Del Guercio u. Gentile 1981).

Die Kombination von Nicardipin mit Clonidin stellt eine sehr effektive blutdrucksenkende Therapie dar (Kanniainen et al. 1990). Obwohl die zentralwirksamen α-Blocker wegen ihrer sedierenden Eigenschaften in der Therapie an Stellenwert verloren haben, sind sie doch bei schwierig einzustellenden Hypertoniepatienten weiterhin als wichtige Antihypertensiva ohne metabolische Nebenwirkungen einzustufen. Hinzu kommt, daß die Nebenwirkungsrate von Clonidin bei versuchsweiser transdermaler Applikation niedriger einzuschätzen ist und Entwicklungen auf diesem Gebiet noch nicht abgeschlossen sind (Weber 1989).

Kalziumantagonisten mit Guanfacin

In einer 12wöchigen einfachblinden Untersuchung an 212 Patienten wurde die Wirksamkeit von Isradipin allein bzw. in Kombination mit Guanfacin geprüft (De

Keyser et al. 1989). Die Patienten erhielten Isradipin in einer Dosierung von 2mal 1,25–2,5 mg/Tag. Eine Senkung des 12 h nach der letzten Dosis gemessenen diastolischen Blutdrucks auf 90 mmHg konnte unter Monotherapie bei 52,6% der Patienten erreicht werden. Nach 8 Wochen wurden 30% der Patienten zusätzlich mit Guanfacin (1 mg/Tag) behandelt. Nach 12 Wochen konnte nunmehr bei 67,6% der Patienten eine Blutdrucksenkung auf 90 mmHg festgestellt werden. Aus dieser Studie, die von niedergelassenen Ärzten durchgeführt wurde, schlossen die Autoren, daß eine Kombination mit Guanfacin als effektiv anzusehen ist.

Kalziumantagonisten mit Labetalol

Die Kombination von Labetalol (mit α- und β-blockierender Wirkung) mit dem Kalziumantagonisten Flunarizin zur Behandlung von Patienten mit arterieller Hypertonie und peripheren vaskulären bzw. zerebrovaskulären Erkrankungen wurde von Bonavita (1984) untersucht. Nach einer 60tägigen Beobachtungszeit bei 41 Patienten wurden eine effektive Blutdrucksenkung und keine zum Abbruch führende orthostatische Störung festgestellt. Diese Kombinationstherapie dürfte allerdings selten durchgeführt werden.

Zusammenfassend liegen zu einer Kombinationstherapie von Kalziumantagonisten mit α_1-Blockern bisher wenig systematische Untersuchungen vor. Die Kombination von Clonidin mit Kalziumantagonisten dürfte bei einzelnen Patienten mit schwer einstellbarer Hypertonie von Nutzen sein. Unterschiede zwischen den einzelnen Kalziumantagonisten bei Anwendung dieser Kombination können bisher nicht ausgeschlossen, aber auch nicht zureichend belegt werden.

Kalziumantagonisten anstelle Minoxidil

Kalziumantagonisten stellen in der Kombinationstherapie der schwer einstellbaren Hypertonie oft eine Alternative zu Minoxidil dar. Sie bieten ebenso eine Alternative gegenüber einer Kombinationstherapie unter Einschluß von Captopril oder Dihydralazin (Rosenthal 1988).

Bei 52 Patienten mit schwer einstellbarer Hypertonie, die zuvor unter einer Therapie unter Einschluß von Diuretika, β-Blocker, Reserpin, Clonidin, Prazosin, Captopril oder Minoxidil unzureichend eingestellt waren, wurde nach einem Bericht von Höffler et al. (1984) die Therapie mit Diuretika und β-Blocker allein oder in Kombination mit Reserpin, Clonidin oder Methyldopa sowie in jedem Fall mit Nitrendipin (2mal 20–450 mg/Tag) fortgeführt. Hierdurch konnte eine Normalisierung des Blutdrucks bei 46 der 55 zuvor unzureichend eingestellten Patienten erzielt werden.

Die Möglichkeit, bei Patienten mit schwerer Hypertonie Minoxidil direkt durch einen Kalziumantagonisten zu ersetzen, wurde durch Wathen et al. (1986) untersucht. Hierbei wurde bei 17 Männern mit schwerer Hypertonie, die unter β-Blocker, Thiazid und Vasodilatator unzureichend eingestellt waren, nach einem doppelblinden Studiendesign entweder Minoxidil oder Felodipin eingesetzt. Eine befriedigende Blutdruckeinstellung wurde bei allen Patienten unter einer Kombination von β-Blocker, Schleifendiuretikum und Minoxidil beobachtet. Patienten unter Felodipin hatten am Studienende die gleichen Blutdruckwerte wie unter Minoxidil (150/88 ± 19/8 mmHg bei Felodipin vs. 148/87 ± 23/11 mmHg bei Minoxidil). Körpergewicht und Herzfrequenz waren unter Felodipin niedriger als unter Minoxidil.

Bei Patienten mit schwer einstellbarer Hypertonie sollte daher vor Einsatz von Minoxidil der Einschluß eines Kalziumantagonisten in die Kombinationstherapie geprüft werden.

Die zusätzliche Gabe eines Kalziumantagonisten zu einer Kombinationstherapie unter Einschluß von Minoxidil ist in seltenen Fällen zu diskutieren. Sie ist theoretisch begründbar, da beide Substanzen unterschiedliche Wirkmechanismen aufweisen.

Kalziumantagonisten mit Digitalispräparaten

Bei Patienten mit Herzinsuffizienz muß nach einer placebokontrollierten doppelblinden Untersuchung von Kirch et al. (1986) unter einer Kombinationstherapie von Nisoldipin mit Digoxin mit gering erhöhten Plasmadigoxinspiegeln gerechnet werden, die in einigen Fällen klinische Relevanz erreichen könnten. Auch beim Einsatz verschiedener anderer Kalziumantagonisten wurde zur Vorsicht beim gemeinsamen Einsatz mit Digoxin oder auch Antiarrhythmika (s. unten) gemahnt (Sole 1989). Erhöhungen des Digoxinspiegels unter Kalziumantagonisten wurden z.T. bei gesunden Personen für Verapamil, Diltiazem, in geringerem Maße auch für Nifedipin, Nitrendipin und Nicardipin gezeigt (Cheymol et al. 1989). Digitalisspiegelerhöhungen sind v.a. bei älteren kardial vorgeschädigten Patienten klinisch relevant und daher auszuschließen.

Indiziert ist eine Kombination von Verapamil mit Digitalis bei Patienten mit absoluter Tachyarrhythmie, wobei die Digitalisspiegel überwacht werden müssen. Diese Kombination kann im Einzelfall auch bei Patienten mit Herzinsuffizienz und Tachyarrhythmie notwendig werden.

Eine Kombination von Nifedipin mit Digitalis kann bei Patienten mit Herzinsuffizienz und Hochdruck zum Einsatz kommen.

Negative Effekte beim Einsatz von Dihydropyridinen in der Kombinationstherapie bei Patienten mit Herzinsuffizienz und Hochdruck sind nicht bekannt. Die Nachlastsenkung durch Kalziumantagonisten dürfte hämodynamisch in der Regel positiv wirken. Eine Verbesserung der Prognose von Patienten mit Herzinsuffizienz durch den Einschluß von Kalziumantagonisten in die Kombinationsbehandlung konnte allerdings bisher nicht nachgewiesen werden.

Kalziumantagonisten mit Koronartherapeutika

Die Notwendigkeit einer antianginösen Kombinationstherapie hängt vom Schweregrad der koronaren Herzerkrankung, von dem Bedarf an Nitraten, vom Aktivitätsgrad des Patienten und von den Nebenwirkungen unter hochdosierter Monotherapie ab. Eine Zweifachtherapie sollte bei mittelschwerer Angina pectoris frühzeitig begonnen werden. Vorsicht ist jedoch wegen möglicher Nebenwirkungen bei einer Dreifachmedikation geboten.

Mit einer Kombinationstherapie können mehrere antianginöse Mechanismen angesprochen werden. Diese betreffen neben der direkten Koronardilatation die Vasodilatation peripherer Gefäße mit den Effekten einer Senkung der Vor- und Nachlast und Senkung des Blutdruck, sowie myokardiale Effekte, wie Verminderung der Kontraktilität, Senkung des endiastolischen Drucks, Erhöhung der Ejektionsfraktion und Verminderung der Wandsteifigkeit durch Beseitigung von Ischämien.

Kalziumantagonisten vom Verapamil- und Nifedipintyp verstärken den antianginösen Effekt von β-Blockern (Dargie 1986). Die Effektivität von Kalziumantagonisten bei der stabilen Angina pectoris dürfte in der Beseitigung vasospastischer Komponenten begründet sein, die zusätzlich zu einer Koronarstenose vorliegen können (Nager 1990).

Während β-Blocker bei Angina pectoris im großen und ganzen etwas effektiver zu sein scheinen, als Kalziumantagonisten, weist die Kombination von Kalziumantagonisten vom Dihydropyridintyp mit niedrigdosierten β-Blockern eher den Vorteil geringerer objektiver Nebenwirkungen auf. Die Kombination von β-Blockern mit Kalziumantagonisten vom Dihydropyridintyp führt nicht zu einer klinisch relevanten Beeinträchtigung der linksventrikulären Funktion oder anderen klinisch relevanten Problemen (Kostuk et al. 1987). Die Kombination von β-Blockern mit Nifedipin dürfte weniger Probleme aufkommen lassen als die Kombination von Verapamil mit β-Blockern speziell bei Patienten mit Koronargefäßerkrankungen, bei denen die linksventrikuläre Funktion beeinträchtigt sein könnte. Nach i. v.-Gabe von β-Blockern kann es allerdings zu einer koronaren Vasokonstriktion kommen.

Der Einschluß von Kalziumantagonisten in die Kombinationstherapie bei Patienten mit stabiler Angina pectoris führt in der Regel zu einer besseren ergometrischen Belastbarkeit der Patienten (Krikler 1987). Die jeweilige Kombinationstherapie sollte v. a. nach der individuellen Wirksamkeit verordnet werden. Weitere Behandlungsziele umfassen die Reduktion von stummen Myokardischämieepisoden und die Kardioprotektion mit dem Ziel einer Prävention einer instabilen Angina pectoris, Myokardinfarkt und plötzlichem Herztod.

Kalziumantagonisten reduzieren den myokardialen O_2-Verbrauch und verbessern die Koronardurchblutung in vasospastischen Anteilen (Follath et al. 1989). Die Wirksamkeit der Kalziumantagonisten ist daher bei der seltenen vasospastischen Angina pectoris (Prinzmetal-Angina) am größten, wo diese die Zahl der ischämischen Episoden reduzieren und die Prognose verbessern.

Bei der instablien Angina pectoris und im akuten Infarktstadium wird dagegen der Einsatz von Kalziumantagonisten eher negativ beurteilt. In der Spätintervention kommen allerdings dem Verapamil und dem Diltiazem wieder prognostische Vorteile zu (s. Beitrag Kiowski).

Verapamiltyp (Verapamil, Gallopamil)

Die Kombination von Verapamil mit β-Blockern bei Patienten mit Angina pectoris ist unüblich, da hierdurch Sinusknoten- und AV-Depressionen verursacht werden können. Verapamil und Diltiazem haben bei instabiler Angina pectoris eine den β-Blockern vergleichbare Wirkung.

Bei Patienten mit Angina pectoris kann im Einzelfall eine Kombination von Verapamil mit β-Blockern aufgrund der Senkung der Herzfrequenz evtl. erwünscht sein, jedoch liegt hierzu, ebenso wie zu einer Kombinationstherapie von Diltiazem mit β-Blockern, noch keine ausreichende Zahl von Untersuchungen vor (Kazda u. Knorr 1990).

In früheren Untersuchungen bei Patienten mit Angina pectoris wurde unter einer Therapie mit Propranolol oder Metoprolol bei zusätzlicher Gabe von Verapamil (40–120 mg) eine dosisabhängige Abnahme des Schlagvolumens und der Herzfrequenz in Verbindung mit einer Zunahme des pulmonalen kapillaren Verschlußdrucks und des mittleren Vorhofdrucks im rechten Herzen registriert (Packer et al. 1982).

Nach einer Übersicht von Brouwer et al. (1985) über die Ergebnisse einer Kombinationsbehandlung von β-Blockern mit Verapamil, Diltiazem oder Nifedipin lag die Nebenwirkungsrate bei Verapamil am höchsten. Bei Patienten mit koronarer Herzerkrankung traten unter einer Kombination mit β-Blockern in bis zu 9% der Fälle Überleitungsstörungen und in bis zu 8% Luftnot oder Herzinsuffizienz auf. Wegen Nebenwirkungen mußte bei 5–8% der Patienten die Kalziumantagonisten-Betablocker-Kombination abgesetzt werden.

Diltiazem

Bei 24 Patienten, die unter einer β-Blockade weiterhin symptomatisch blieben, konnte gezeigt werden, daß eine Kombination von Propranolol mit Diltiazem (240 oder 360 mg/Tag) zu einer besseren ergometrischen Belastbarkeit führte, während die Monotherapie mit Diltiazem der mit Propranolol ebenbürtig war (Humen et al. 1986).

In einer weiteren Studie von Johnston et al. (1985) wurde der klinische und hämodynamische Effekt von Propranolol, Propranolol-Verapamil, Propranolol-Nifedipin und Propranolol-Diltiazem bei 19 Patienten mit chronischer belastungsabhängiger Angina pectoris im Rahmen einer placebokontrollierten, randomisierten Cross-over-Studie verglichen. Jede Behandlung wurde über 4 Wochen gegeben. Die 3 Kombinationen erwiesen sich hierbei als gleich effektiv bei der Reduktion von Angina-pectoris-Attacken und ST-Streckensenkungen. Die Häufigkeit von Nebenwirkungen war unterschiedlich: die meisten wurden unter Verapamil-Propranolol, die geringsten unter Diltiazem-Propranolol beobachtet. Das PR-Intervall und die Herzgröße nahmen unter Verapamil- und Diltiazem-Kombinationen zu.

Für den Einschluß von Diltiazem in die antianginöse Kombinationstherapie gelten in abgeschwächter Form bezüglich der negativen Inotropie und Chronotropie die gleichen Vorbehalte wie für Verapamil.

Nifedipin

Nifedipin hat bei zusätzlicher Gabe zu β-Blockern einen additiven antianginösen Effekt durch Verbesserung des myokardialen O_2-Angebots. Eine Kombination von Nifedipin mit β-Blockern ist sehr verbreitet, da hierdurch die Möglichkeit einer Reflextachykardie abgeschwächt wird. Die Wirkung von Nifedipin bei einer Monotherapie reicht bei instabiler Angina pectoris nicht aus.

Nisoldipin

Nisoldipin bewirkt neben einer starken peripheren Gefäßdilatation auch eine besonders ausgeprägte Koronardilatation. Es weist jedoch keine relevante negativ-inotrope oder chronotrope Wirkung auf. Die für Dihydropyridine typischen Nebenwirkungen, wie Kopfschmerzen, Flush und periphere Ödeme sollen etwas seltener auftreten als bei anderen Kalziumantagonisten dieser Substanzgruppe.

Klinische Studien haben gezeigt, daß Nisoldipin bei Patienten mit chronischer Angina pectoris eine symptomatische und objektive Verbesserung bewirkt. Bei vergleichenden Untersuchungen hat sich Nisoldipin im Vergleich zu Nifedipin als ebenso effektiv erwiesen. Eine Dosierung von 1mal 10 mg Nisoldipin/Tag dürfte einer Dosierung von 3mal 10 mg Nifedipin/Tag, bzw. 1mal 50 mg Isosorbit-5-mononitrat (ret.)/Tag äquivalent sein. Die Standarddosierung beträgt jedoch 2mal 5–10 mg/Tag.

In Kombination mit einem β-Blocker zeigt Nisoldipin eine additive Wirkung (Friedel u. Sorkin 1988). Hierbei ist eine Kombination aus 10 mg Nisoldipin/Tag und 1mal 80 mg Propranolol/Tag der jeweiligen Monotherapie in bezug auf die Reduktion von ST-Streckensenkungen überlegen. Vergleichende Langzeitstudien mit anderen Kalziumantagonisten bei der Behandlung der chronischen Angina pectoris fehlen.

Aufgrund hämodynamischer Untersuchungen wurde gezeigt, daß die zusätzliche Gabe von Nisoldipin den kardiodepressorischen Effekt von Metoprolol bei Patienten mit stabiler Angina pectoris partiell aufheben kann (Silke et al. 1986).

Nicardipin

Der Einfluß einer intravenösen Kombination von Nicardipin (10 mg) mit Metoprolol (10 mg) wurde bei 20 Patienten mit nachgewiesener koronarer Herzerkrankung untersucht. Die Kombinationstherapie senkte den arteriellen Blutdruck und die Herzfrequenz. Die reduzierte Nachlast glich weitgehend die kardiodepressorischen Effekte von Metoprolol aus (Silke et al. 1985).

Kalziumantagonisten mit Nitraten

Die Kombination von Nitraten mit Kalziumantagonisten, die die Herzfrequenz bei einem Patienten steigern, ist nicht sinnvoll. Unter einer Kombination von Dihydropyridinen mit Nitraten besteht zusätzlich die Gefahr einer orthostatischen Hypotonie (Crawford et al. 1987). Die Kombination von Nitraten mit Verapamil ist möglich, wenn der zusätzliche bradykardisierende Effekt erwünscht ist. Die Kombination von Nitraten mit herzfrequenzsteigernden Kalziumantagonisten (im Gegensatz zum Verapamiltyp) kann jedoch bei Patienten mit Sinusbradykardie oder AV-Block 1. Grades erwogen werden. Bei Patienten mit Herzinsuffizienz sollten β-Blocker und Kalziumantagonisten mit klinisch relevanter negativ-inotroper Wirkung vermieden werden. Insgesamt liegen wenige Untersuchungen zur Kombinationstherapie von Kalziumantagonisten mit Nitraten vor.

Dreifachkombination

Eine Dreifachkombination aus Nitraten, Dihydropyridinen und β-Blockern wird zwar häufig angewendet, ist aber nicht immer sinnvoll, da Nitrate und Kalziumantagonisten z. T. ähnliche Wirkmechanismen aufweisen und Kombinationen mit verschiedenen Wirkmechanismen vorzuziehen sind.

Der Wert einer Dreifachkombinationstherapie unter zusätzlichem Einschluß eines Kalziumantagonisten bei Patienten, die unter einer Zweierkombination von β-Blockern und Nitraten symptomatisch bleiben, ist unumstritten. Vorsicht ist jedoch bei Patienten mit eingeschränkter Ventrikelfunktion und bei Patienten mit Überleitungsstörungen geboten.

Auf jeden Fall sollte einer Zweierkombination der Vorzug gegeben werden und gegebenenfalls erst eine Dosiserhöhung der beiden Komponenten versucht werden, bevor eine Dreierkombination eingesetzt wird. Empfehlenswerte Zweierkombinationen mit Nitraten sind: Nitrate und β-Blocker, Nitrate und Diltiazem oder Verapamil bzw. Nifedipintyp und β-Blocker.

Kalziumantagonisten mit Antiarrhythmika

Der Einsatz von Kalziumantagonisten vom Typ Verapamil-Diltiazem wird bei AV-Knotenreentrytachykardien und bei intraatrialen Tachyarrhythmien empfohlen.

Bei Vorhofflimmern wird die Wiederherstellung des Sinusrhythmus nur durch die Kombination von Chinidin mit Verapamil erreicht.

Die Kombination von Verapamil mit β-Blockern oder Disopyramid und Diltiazem mit Amiodaron sollte weitgehend vermieden werden. Amiodaron weist neben der ausgeprägten Klasse-III-Eigenschaft (Verlängerung der Repolarisationsphase) eine β-sympathikolytische Wirkung (Klasse-II-Eigenschaft) auf.

Die intravenöse Kombination von Verapamil mit Betablockern kann einen AV-Block und eine Asystolie bewirken.

Die elektrophysiologischen Effekte einer Kombinationstherapie von Metoprolol (10 mg) mit Felodipin (0,1 mg/kg KG) wurden von Jones et al. (1985) untersucht. Während Metoprolol allein das AH-Intervall und die Refraktärzeit des AV-Knotens verlängerte, folgte der Gabe von Felodipin eine Normalisierung dieser Parameter.

Literatur

Akanabe H, Ishiguro M, Yagi Y, Ohshima S, Ohmae M, Mori M, Watanabe S, Yasue T (1985) Effect of diltiazem hydrochloride in essential hypertension. Int J Clin Pharmacol Ther Toxicol 23:63–69

Andren L (1989) General considerations in selecting antihypertensive agents in patients with type II diabetes mellitus and hypertension. Am J Med 87(6A):39S–41S

Bayley S, Dobbs RJ, Robinson BF (1982) Nifedipine in the treatment of hypertension report of a double-blind controlled trial. Br J Clin Pharmacol 14:509–512

Beilin LJ (1988) Non-pharmacological control of blood pressure. Clin Exp Pharmacol Physiol 15:215–223

Bonavita E (1984) Combined labetalol plus flunarizine treatment for arterial hypertension. Int J Clin Pharmacol Res 4:475–480

Brouwer RM, Bolli P, Erne P, Conen D, Kiowski W, Buhler FR (1985) Antihypertensive treatment using calcium antagonists in combination with captopril rather than diuretics. J Cardiovasc Pharmacol 7 [Suppl 1]:S88–S91

Brouwer RM, Follath F, Bühler FR (1985) Review of the cardiovascular adversity of the calcium antagonist beta-blocker combination implications for antihypertensive therapy. J Cardiovasc Pharmacol 7[Suppl 4]:S38–S44

Burris JF, Ames RP, Applegate WB, Ram CV, Davidov ME, Mroczek WJ (1988) Double-blind comparison of amlodipine and hydrochlorothiazide in patients with mild to moderate hypertension. J Cardiovasc Pharmacol 12 [Suppl 7(6)]:S98–S102

Cappuccio FP, Siani A, Strazzullo P (1989) Oral calcium supplementation and blood pressure: an overview of randomized controlled trials. J Hypertens 7:941–946

Cheymol G, Engel F (1989) Durg interactions with calcium inhibitors in man. Therapie 44:189–196

Chobanian AV (1990) The effects of ACE inhibitors and other antihypertensive drugs on cardiovascular risk factors and atherogenesis. Clin Cardiol 13 [Suppl 7]:43–48

Chrysant SG, Chrysant C, Trus J, Hitchcock A (1989) Antihypertensive effectiveness of amlodipine in combination with hydrochlorothiazide. Am J Hypertens 2:537–541

Corea L, Bentivoglio M, Verdecchia P, Provvidenza M (1983) Calcium antagonists and diuretics in arterial hypertension: a useful combination. In: Reid JL, Pickup AJ (eds) Calcium antagonists and the treatment of hypertension. Royal Society of Medicine, London, pp 23–30

Crawford MH (1987) The role of triple therapy in patients with chronic stable angina pectoris. Circulation 75:V122–V127

Dahlof B (1989) Hemodynamic response, safety, and efficacy of isradipine in the treatment of essential hypertension. Am J Med 86:19–26

Dahlof B, Eggertsen R, Hansson L (1988) Calcium antagonists combined with betablockers or ACE inhibitors in the treatment of hypertension. J Cardiovasc Pharmacol 12 [Suppl 6]:S104–108

Daniels AR, Opie LH (1987) Monotherapy with the calcium channel antagonist nisoldipine for systemic hypertension and comparison with diuretic drugs. Am J Cardiol 60(8):703–707

Dargie HJ (1986) Combination therapy with beta-adrenoceptor blockers and calcium antagonists. Br J Clin Pharmacol 21 [Suppl 2]:155S–160S

De Keyser P, Bouve J, Clement D, Degraef R, Meurant JP, Rorive G, Van Thillo J (1989) Isradipine in essential hypertension – the Belgian General Practitioners' study. Am J Med 86:103–109

de Divitiis O, Petitto M, Di Somma S, Galderisi M, Villari B, Santomauro M (1985) Fazio S: Nitrendipine and atenolol comparison and combination in the treatment of arterial hypertension. Arzneimittelforschung 35:727–729

Dean S, Kendall MJ (1983) Nifedipine in the treatment of difficult hypertension. Eur J Clin Pharmacol 24:1–5

Del Rio A, Rodriguez-Villamil JL, Lopez-Campos JM, Carrera F (1990) Effect of moderate salt restriction on the antihypertensive action of nifedipine a double blind study. Rev Clin Esp 186:5–10

DelGuercio R, Gentile S (1981) Nifedipina et ipertensione arteriosa essenziale refrattaria a terapia ipotensiva risultati di up'indagine preliminare in doppio cieco. Clin Ter 96:45–54

De Quattro V (1990) JNC-IV and the evolution of stepped care to individualized treatment of hypertension. J Cardiovasc Pharmacol 15 [Suppl 3]:S16–S21

Donelly R, Elliott HL, Reid SL (1986) Nicardipine combined with enalapril in patients with essential hypertension. Br J Clin Pharmacol 22 [Suppl 3]: 283S–287S

Eggertsen R, Svensson A, Dahlof B, Hansson L (1989) Additive effect of isradipine in combination with captopril in hypertensive patients. Am J Med 86(4A):124–126

Fitscha P, Meisner W, Hitzenberger G (1991) Antihypertensive effects of isradipine and captopril as monotherapy or in combination. Am J Hypertens 4:151S–153S

Fitton A, Benfield P (1990) Isradipine. A review of its pharmacodynamic and pharmacokinetic properties, and therapeutic use in cardiovascular disease. Drugs 40(1):31–74

Fitzsimons TJ (1987) Calcium antagonists: a review of the recent comparative trials. J Hypertens [Suppl 5(3)]:P S11–S15

Follath F (1989) The role of calcium antagonists in the treatment of myocardial ischemia. Am Heart J 118:1093–1096 (discussion 1)

Friedel HA, Sorkin EM (1988) Nisoldipine. A preliminary review of its pharmacodynamic and pharmacokinetic properties, and therapeutic efficacy in the treatment of angina pectoris, hypertension and related cardiovascular disorders. Drugs 36:682–731

Gavras I, Gavras H (1985) Nifedipine in the treatment of essential hypertension. J Clin Pharmacol 24:429–432

Hagihara M, Togari A, Matsumoto S, Nagatsu T (1990) Dietary calcium deprivation increased the levels of plasma catecholamines and catecholamine-synthesizing enzymes of adrenal glands in rats. Biochem Pharmacol 39:1229–1231

Hallin L, Andren L, Hansson L (1983) Controlled trial of nifedipine and bendroflumethiazide in hypertension. J Cardiovasc Pharmacol 5:1083–1085

Hamilton BP (1987) Treatment of essential hypertension with PN 200-110 (isradipine). Am J Cardiol 59:141B–145B

Hansson L, Dahlof B (1987) Antihypertensive effect of a new dihydropyridine calcium antagonist, PN 200-110 (isradipine), combined with pindolol. Am J Cardiol 59:137B–140B

Heagerty AM, Swales JD (1987) The combination of verapamil and captopril in the treatment of essential hypertension. Pharmatherapeutica 5:21–25

Hedner T, Samuelsson O, Sjogren E, Elmfeldt D (1986) Treatment of essential hypertension with felodipine in combination with a diuretic. Eur J Clin Pharmacol 30:133–139

Hof RP, Tapparelli C, Weinstein DB (1990) Hemodynamic antivasoconstrictor, and antiatherosclerotic effects of calciumantagonists in animal models of atherosclerosis. J Cardiovasc Pharmacol 15 [Suppl 1]:S7–S12

Hoffler D, Stoepel K (1984) Nitrendipine in hypertension that is difficult to control. J Cardiovasc Pharmacol 6 [Suppl 7]:S1060–S1062

Humen DP, O'Brien P, Purves P, Johnson D, Kostuk WJ (1986) Effort angina with adequate beta-receptor blockade comparison with diltiazem alone and in combination. J Am Coll Cardiol 7:329–335

Iimura O, Kikuchi K, Shimamoto K, Nozawa A, Hasegawa R, Homma C, Komura H, Kobayakawa H (1989) Effects of nisoldipine on sympathetic activity, the renin-angiotensin-aldosterone system, and water-sodium-calcium metabolism in patients with essential hypertension. Arzneimittelforschung 39(6):710–714

Isradipine in Hypertension Study Group (1989) A multicenter evaluation of the safety and efficacy of isradipine and atenolol in the treatment of hypertension. Am J Med 86:119–123

Johnston DL, Lesoway R, Humen DP, Kostuk WJ (1985) Clinical and hemodynamic evaluation of propranolol in combination with verapamil, nifedipine and diltiazem in exertional angina pectoris a placebo-controlled, double-blind, randomized, crossover study. Am J Cardiol 55:680–687

Jones CR, Rae AP, Been M, de Vane PJ, Jamieson RR, Hornung RS, Hillis WS (1985) Electrophysiological effects of felodipine in combination with metoprolol. Drugs 29 [Suppl 2]: 81–86

138   E. Fritschka, M. Wehr

Julius S (1988) Amlodipine in hypertension: an overview of the clincial dossier. J Cardiovasc Pharmacol 12 [Suppl 7]:S27–S33

Kanniainen E, Lilja M, Juustila H, Pasanen A, Jounela AJ (1990) Nicardipine in combination with other antihypertensive drugs calcium antgonist and prazosin have no additive antihypertensive effect? Cor Vasa 32(2):126–133

Kazda S, Knorr A (1990) Calcium antagonists. In: Ganten D, Mulrow PJ (eds) Pharmacology of antihypertensive therapeutics. Springer, Berlin Heidelberg New York Tokyo (Handbook of experimental pharmacology, vol 93, pp 335–336

Kindermann W, Widmann W, Rieder TH, Kullmer TH (1987) Physical fitness during antihypertensive treatment results of combined treatment with a calcium antagonist and a beta blocker. Fortschr Med 105:75–81

Kiowski W, Bolli P, Erne P, Muller FB, Hulthen UL, Buhler FR (1989) Mechanisms of action and clinical use of calcium antagonists in hypertension. Circulation 80[Suppl]:IV136–IV144

Kirch W, Stenzel J, Dylewicz P, Hutt HJ, Santos SR, Ohnhaus EE (1986) Influence of nisoldipine on haemodynamic effects and plasma levels of digoxin. Br J Clin Pharmacol 22:155–159

Kloke HJ, Huysmans FT, Wetzels JF, Sluiter HE, Kleinbloesem CH, Koene RA (1989) Antihypertensive effects of nitrendipine and cilazapril alone, and in combination in hypertensive patients with chronic renal failure. Br J Clin Pharmacol 27[Suppl 2]:289S–296S

Koibuchi Y, Sakai S, Miura S, Ono T, Shibayama F, Ohtsuka M (1989) Suppression of atheronesis in cholesterol-fed rabbits treated with nilvadipine, a new vasoselective calcium entry blocker. Atherosclerosis 79(2–3):147–155

Kolloch R, Stumpe KO, Overlack A (1985) Blood pressure, heart rate and AV-conduction responses to nicardipine in hypertensive patients receiving atenolol. Br J Clin Pharmacol 20[Suppl 1]:130S–134S

Kostuk WJ, Pflugfelder P (1987) Comparative effects of calcium entry-blocking drugs, beta-blocking drugs, and their combination in patients with chronic stable angina. Circulation 75:V114–V121

Krikler DM (1987) Calcium antagonists for chronic stable angina pectoris. Am J Cardiol 59:95B–100B

Lawton WJ, Fitz AE, Anderson EA, Sinkey CA, Coleman RA (1990) Effect of dietary potassium on blood pressure, renal function, muscle sympathetic nerve activity, and forearm vascular resistance and flow in normotensive and borderline hypertensive humans. Circulation 81:173–184

MacGregor GA, Pevahouse J, Capuccio FP, Markandu ND (1975) Nifedipine, diuretics and sodium balance. J Hypertens 5 [Suppl 4]:S127–S131

Maclean D, Mitchell ET, Wilcox RG, Walker P, Tyler HM (1988) Amlodipine and captopril in moderate-severe essential hypertension. J Hum Hypertens 2:127–132

Magagna A, Abdel-Haq B, Pedrinelli R, Salvetti A (1986) Does chlorthalidone increase the hypotensive effect of nifedipine? J Hypertens 4 [Suppl 5]:S519–S521

Man in't Veld AJ (1989) Calcium antagonists in hypertension. Am J Med 86(4A):6–14

Marlettini MG, Salomone T, Agostini D, Trisolino G, Trabatti M, Musiani M, De Novellis M (1986) Long-term treatment of primary hypertension with verapamil. Curr Ther Res 39:59–65

Massie BB, McCarthy ER, Ramanathan KB, Weiss RS, Anderson M, Eidelson BA (1987) Diltiazem and propranolol in mild to moderate essential hypertension as monotherapy or with hydrochlorothiazide. Ann Int Med 107:150–157

McInnes GT, Findlay I, Murray GD, Dargie HJ (1984) Calcium antagonists and betablockers. In: Reid JL, Pickup AJ (eds) Calcium antagonists and the treatment of hypertension. Royal Society of Medicine, London, pp 69–75

McMahon FG (1986) Comparison of nitrendipine with propranolol and its use in combined cardiovascular therapy. Am J Cardiol 58:8D–11D

Mimran A, Ribstein J (1986) Effect of nifedipine in hypertension not controlled by converting enzyme inhibitor and diuretic. Postgrad Med J 62 [Suppl I]:135–138

Moser M (1987) Calcium entry blockers for systemic hypertension. Am J Cardiol 59:115A–121A

Murphy MB, Scriven AJI, Dollery CT (1983) Efficacy of nifedipine as a step 3 antihypertensive drug. Hypertension 5 [Suppl II]:II118–II121

Myers MG, Leenen FH, Burns R, Frenkel DC (1986) Nifedipine tablet vs hydralazine in patients with persisting hypertension who receive combined diuretic and beta-blocker therapy. Clin Pharmacol Ther 39:409–413

Nagaoka A, Shibota M (1989) Natriuretic action of manidipine hydrochloride, a new calcium channel blocker, in spontaneously hypertensive rats. Jpn J Pharmacol 51:299–301

Nager F (1990) Therapy of angina pectoris – state of the art. Schweiz Rundsch Med Prax 79:267–276

Nicholson JP, Resnick LM, Laragh JH (1989) Hydrochlorothiazide is not additive to verapamil in treating essential hypertension. Arch Intern Med 149:125–128

Ogilvie RI (1985) Effect of nifedipine and propranolol on blood flow, venous compliance and blood pressure in essential hypertension. Can Med Ass J 132:1137–1141

Packer M, Meller J, Medina N, Yushak M, Smith H, Holt J, Guererro J, Todd QD, McAllister RG, Gorlin R (1982) Hemodynamic consequences of combined beta adrenergic and slow calcium channel blockade in man. Circulation 65:660–668

Pedersen OL, Krusell LR, Sihm I, Jespersen LT, Thomsen K (1989) Long-term effects of isradipine on blood pressure and renal function. Am J Med 86:15–18

Persson B, Wysocki M, Andersson OK (1989) Long-term renal effects of isradipine, a calcium entry blocker, in essential hypertension. J Cardiovasc Pharmacol 14:22–24

Poulter N, Thompson AV, Sever PS (1986) Do diuretics enhance the hypotensive effect of nifedipine? A double-blind cross-over trial in black hypertensive patients. J Hypertens 4:792–793

Reid JL, Pasanisi F, Meredith PA, Elliott HL (1985) Clinical pharmacological studies on the interaction between alpha-adrenoceptors and calcium antagonists. J Cardiovasc Pharmacol 7 [Suppl 6]:S206–S209

Resnick LM (1989) Calcium metabolism in the pathophysiology and treatment of clinical hypertension. Am J Hypertens 2:179S–185S

Ribeiro JM (1987) The long-term use of slow release verapamil either alone or associated with a diuretic in systemic arterial hypertension. In: Fleckenstein A, Laragh JH (eds) Hypertension – the next decade verapamil in focus. Churchill Livingston, Edinburgh, pp 317–320

Rosenthal T (1988) Calcium antagonists in the treatment of severe refractory hypertension. J Cardiovasc Pharmacol 12 [Suppl 6]:S93–S97

Rupoli L, Fruscio M, Gradnik R, Chianca R, Leonetti G, Zanchetti A (1989) Cardiovascular and renal effects of single administration of three different doses of isradipine in hypertensive patients. Dose-response curves of the different effects. Am J Med 86:65–66

Semafuko WE, Morris DJ (1990) Effect of high calcium diet and nitrendipine on the development of high blood pressure in adrenalectomised spontaneously hypertensive rats treated with aldosterone. J Hum Hypertens 4:165–167

Sever PS, Poulter NR (1987) Calcium antagonists and diuretics as combined therapy. J Hypertens [Suppl] 5:S123–S216

Silber S (1989) Z Kardiol 78 [Suppl 2]:160–174 (discussion 1)

Silke B, Verma SP, Frais MA, Reynolds G, Jackson N, Taylor SH (1985) Haemodynamic analysis of the effects of nicardipine and metoprolol alone and in combination in coronary artery disease. Eur Heart J 6:930–938

Silke B, Verma SP, Midtbo KA, Muller P, Frais MA, Reynolds G, Taylor SH (1986) A haemodynamic study of the effects of combined slow-calcium channel blockade (nisoldipine) and beta-blockade (metoprolol) in coronary heart disease. Int J Cardiol 13:231–241

Sloan RW (1989) Alternative first-line therapies in geriatric hypertension. Geriatrics 44:61–64

Sole MJ (1989) The actions and role of calcium entry blockers in hypertension cardiac considerations. Clin Invest Med 12:294–299

Wathen CG, MacLeod D, Tucker L, Muir AL (1986) Felodipine as a replacement for minoxidil in the treatment of severe hypertension. Eur Heart J 7:893–897

Weber MA (1989) Clinical pharmacology of centrally acting antihypertensive agents. J Clin Pharmacol 29:598–602

Zezulka AV, Gill JS, Beevers DG (1987) The effect of bendroflumethiazide added to nifedipine in patients with hypertension. J Clin Pharmacol 27:41–45

6 Probleme bei der Behandlung mit Kalziumantagonisten
Überblick für die Praxis

Unerwünschte Wirkungen

Von den subjektiven Nebenwirkungen imponieren für die Kalziumantagonisten, besonders die des Nifedipintyps, am stärksten Flush, Kopfschmerzen und Schwindel.

Die objektiven Nebenwirkungen umfassen bei den Kalziumantagonisten des Nifedipintyps: Tachykardie, Hypotonie und Beinödeme, bei den Antagonisten des Verapamil- und Diltiazemtyps: Beinödeme, Hypotonie, Bradykardie und AV-Überleitungsstörungen.

Die Häufigkeit der Nebenwirkungen ist mit der anderer herzrhythmus- oder blutdruckregulierender Substanzen vergleichbar (s. Tabellen 2 und 3).

Bei kritischen Patienten kann ein sog. Reboundphänomen nach plötzlichem Absetzen des Kalziumantagonisten beobachtet werden.

Intoxikationsprobleme

Intoxikationen mit Kalziumantagonisten, besonders gefürchtet solche mit Verapamil, sind meist suizidaler Genese. Als Detoxikationsmaßnahmen stehen nur die Magenspülung, das Enteroklysma und eventuell eine Plasmapherese zur Verfügung.

Therapeutisch stehen intensivmedizinische Maßnahmen mit Gabe von Kalzium, Isoprenalin und Dopamin im Vordergrund (s. auch Übersicht im Text). Bei Intoxikationen mit Verapamil und Diltiazem kann die Anlage eines passageren Schrittmachers notwendig werden.

Die Therapie einer Intoxikation mit Kalziumantagonisten besteht aus:

- rascher Detoxikation mit Magenspülung, forcierter Diarrhö und in äußersten Notfällen eventueller Plasmapheresetherapie,
- eventueller Anlage eines passageren Schrittmachers,
- intensivmedizinischer Überwachung,
- vorsichtiger Substitution von Kalzium,
- Gabe von Sympathomimetika:
  - Isoprenalin zur Verbesserung des zellulären Kalziumeinstroms
  - Dopamin, Dobutamin, Noradrenalin zur Verbesserung des Kreislaufs.

Arzneimittelinteraktionen

Zwischen Kalziumantagonisten und anderen Medikamenten bestehen nur wenige, klinisch relevante Interaktionen. Es handelt sich um wirkungsverstärkende Interaktionen mit Digoxin, Theophyllin, Lithium, Phenytoin und Cyclosporin A (s. Tabelle 4). Umgekehrt können Ranitidin, Cimetidin und Chinidin die Wirkung der Kalziumantagonisten verstärken, während z. B. Rifampicin die Wirkung des Verapamils abschwächt (s. Tabelle 5). Pharmakodynamische Interaktionen bestehen mit anderen Medikamenten des gleichen Wirkprofils (s. Tabelle 6).

Kontraindikationen

Die wichtigsten Kontraindikationen hier in Stichworten:

Diltiazem-/Verapamiltyp	*Nifedipintyp*	*Nimodipin*
Sinusknotensyndrom	Kreislaufschock	Generalisiertes Hirn-
Sinuatrialer Block	Systolische Hypotonie	ödem
AV-Block 2. und 3. Grades	Herzinfarkt mit	Erhöhter Hirndruck
Vorhofflimmern/-Flattern	Herzinsuffizienz	
bei Präexzitationssyndrom		
Kardiogener Schock		
Komplizierter Herzinfarkt		

In Schwangerschaft und Stillzeit ist nur Verapamil unter strengster Indikationsstellung anwendbar.

Probleme bei der Behandlung mit Kalziumantagonisten

G. Bönner

Unerwünschte Wirkungen

Wirkungsspezifische Nebenwirkungen

Die wirkungsspezifischen Nebenwirkungen basieren auf der Hemmung des zellulären Kalziumeinstroms und sind in der Regel dosisabhängig. Man kann 2 Gruppen von wirkungsspezifischen Nebenwirkungen unterscheiden, eine Gruppe, die allen Kalziumantagonisten zugeordnet werden kann, und eine Gruppe, die jeweils nur für die einzelnen Kalziumantagonistentypen charakteristisch ist.

Allgemeine Nebenwirkungen: Der größte Anteil der unerwünschten Wirkungen der Kalziumantagonisten basiert auf subjektiven Beschwerden der Patienten, die z. T. als äußerst unangenehm beschrieben werden, oft aber keinen eigentlichen Krankheitswert besitzen. Für die Bewertung dieser subjektiven Nebenwirkungen der Kalziumantagonisten und für eventuelle therapeutische Konsequenzen ist es wichtig zu wissen, daß gerade die subjektiven Nebenwirkungen oft unter einer längerfristigen Behandlung deutlich zurückgehen. Lediglich die peripheren Ödeme können mit der Dauer der Behandlung zunehmen (Kiowski et al. 1990). Problematischer wird es bei den kardialen Nebenwirkungen, die u. U. doch eine erhebliche Gefährdung des Patienten darstellen und nicht unbedingt einen spontanen Rückgang unter fortlaufender Therapie zeigen. Prinzipiell bilden sich aber alle Nebenwirkungen nach Absetzen des Kalziumantagonisten rasch wieder zurück und verschwinden ohne Residuen.

Bezüglich der Häufigkeit der Nebenwirkungen gehen die Angaben in der Literatur weit auseinander. Zum Teil wurde über Häufigkeiten bis zu annähernd 50% berichtet. Das Hauptproblem dieser Angaben war und ist es, daß die Nebenwirkungsrate in den verschiedenen Studien bei völlig unterschiedlichen Fallzahlen und Studienprotokollen erhoben wurden. So wurden oft nur ausgewählte kleine Kollektive untersucht, bei denen dann die Nebenwirkungsrate besonders groß war. Mit zunehmender Fallzahl geht die Nebenwirkungsrate jedoch deutlich zurück. In großen Kollektiven sind heute die prozentualen Häufigkeiten der Nebenwirkung der Kalziumantagonisten absolut vergleichbar mit denen anderer Pharmaka und oft sogar auch vergleichbar mit reinen Placebobehandlungen. Die Quote der Behandlungsabbrüche wegen nicht tolerierbarer Nebenwirkungen ist ebenfalls nicht höher als bei anderen Herz-Kreislauf-Pharmaka und liegt je nach Untersuchung zwischen 1 und 5% (Bussmann u. Hopf 1985).

Tabelle 1. Wichtigste Nebenwirkungen der verschiedenen Kalziumantagonisten im Vergleich (!!! häufig; !! manchmal; ! selten; (!) sehr selten; – tritt im Regelfall nicht auf)

Subjektive Symptome	Nifedipin	Verapamil	Diltiazem
Schwindel	!!	!	(!)
Kopfschmerzen	!!!	!	!
Flush	!!!	!	(!)
Übelkeit	(!)	!	(!)
Obstipation	(!)	!	(!)
Objektive Symptome			
Angina pectoris	!	–	–
Tachykardie	!!	–	–
Hypotonie	!!!	!	!
Beinödeme	!!!	!	!!
Bradykardie	–	!!	!!
AV-Überleitungsstörung	–	!!	!!
Herzinsuffizienz	–	!	(!)

Die allgemeinen Nebenwirkungen (Tabelle 1) basieren im wesentlichen auf der Hemmung der glatten Muskulatur durch den Kalziumantagonismus. Hieraus resultieren 2 Gruppen von Nebenwirkungen, einmal infolge der direkten Vasodilatation und zum anderen infolge der Hemmung der glatten Muskulatur der Hohlorgane.

Die Gefäßerweiterung kann bei den Patienten zu sehr verschiedenen Symptomen führen, die aber für die einzelne Person nicht vorhersehbar sind. Am häufigsten treten als direkte Folge der Gefäßerweiterung im Kopfbereich Kopfschmerzen und Hautrötung mit Hitzegefühl (Flush) auf. Im Bereich der Nasenschleimhaut kann die Vasodilatation zu einer lästigen Schleimhautschwellung mit Atembehinderung führen. Kommt es durch die Gefäßerweiterung zu einem zu starken Blutdruckabfall, so können mit der dann eintretenden Hypotonie vermehrt Schwindel, Müdigkeit und Schwäche auftreten. Als sekundäre Folgen eines zu starken Blutdruckabfalls werden gelegentlich akut einsetzende Herzschmerzen im Sinne einer Angina pectoris, Tinnitus bei Durchblutungsstörungen der Ohren, eine intermittierende Verschlechterung einer evtl. schon vorbestehenden Niereninsuffizienz oder ein Rückgang der zerebralen Durchblutung mit lokalen Ausfallserscheinungen beobachtet. Die Blutdruckreaktionen auf die Kalziumantagonisten sind deutlich dosisabhängig und können meist schon durch Verminderung der Dosierung behoben werden. Eine vorsichtige Dosierung der Kalziumantagonisten zu Beginn einer Therapie hilft somit entscheidend, die durch die Blutdrucksenkung bedingten Beschwerden auf ein Minimum zu reduzieren.

Mit der Vasodilatation werden auch 2 weitere Nebenwirkungen der Kalziumantagonisten in Verbindung gebracht, Menorrhagien und nicht ganz seltenen periphere Ödeme. Letztere entstehen vermutlich durch einen erhöhten präkapillären intravasalen Druck, der es zuläßt, daß unverhältnismäßig viel Wasser aus dem Gefäß ins Interstitium abgepreßt werden kann. Daß an der Entstehung der peripheren Ödeme auch eine renale Natriumretention über ein aktiviertes Renin-Angiotensin-Aldosteron-System beteiligt ist, wie es zeitweilig diskutiert wurde (Opie 1986), ist unwahrscheinlich, da die Kalziumantagonisten per se schon leicht natriuretisch wirken. Für die Behandlung dieser Nebenwirkung sind somit auch Diuretika nicht ideal. Vielmehr erscheint es sinnvoll, diese Symptome allein durch physikalische Maßnahmen zu beherrschen wie Stützstrümpfe und Lauftraining. Besonders langes Stehen wirkt sich auf die peripheren Ödeme unter Kalziumantagonisten ungünstig aus.

Die Menorrhagien werden nicht nur durch die uterale Gefäßerweiterung ausgelöst, sondern auch durch die Tonuserniedrigung des Uterus gefördert. Als weitere Beschwerden im Urogenitaltrakt werden Blasenentleerungsstörungen vorgetragen, die allein auf der Relaxation der glatten Muskulatur der Harnblase beruhen. Die Schwächung der Blasenmuskulatur kann besonders für männliche Patienten zum Problem werden, wenn sie bereits aufgrund einer Prostatahypertrophie eine Harnabflußstörung haben. Bezüglich des Magen-Darm-Traktes wird gelegentlich über Beschwerden wie Übelkeit, Erbrechen, Sodbrennen bei gastroösophagealem Reflux oder Obstipation bei Tonusverminderung des Darmes geklagt.

Nifedipin und andere Dihydropyridinderivate: Die allgemeinen Nebenwirkungen der Kalziumantagonisten gelten uneingeschränkt auch für alle Kalziumantagonisten des Nifedipintyps, wobei aber die Betonung auf den Nebenwirkungen liegt, die durch die Vasodilatation ausgelöst werden (Tabelle 1). Die wichtigsten Neben-

Tabelle 2. Nebenwirkungsprofil der Kalziumantagonisten vom Nifedipintyp (Dihydropyridinderivate) und relative Häufigkeit in Prozent. Die Auswertung erfolgte auf der Basis folgender publizierter Studien: Ebner u. Donath 1980; Cheymol u. Weissenburger 1981; Antmann et al. 1980; Midtbø et al. 1986; Olivari et al. 1979; Guazzi et al. 1977; Anderton et al. 1988; Subramanian et al. 1981; Ohnmeiss u. Nazzari 1986; Macdonald u. Leger 1987; Duffy u. Macdonald 1987; Arrigo u. Consolo 1987; Marley 1989; Gill et al. 1986; Heagerty et al. 1988; Lewis 1983; Cagatay et al. 1987; Dünschede et al. 1986; Deck et al. 1984; Russell 1988; Weber 1987; Jain et al. 1984; Tourkantonis u. Lasaridis 1986; Kiowski et al. 1990; Esper et al. 1987; Mroczek et al. 1988; Corsing et al. 1987; Zachariah et al. 1988; Wolf u. Corsing 1991; Rüegg u. Nelson 1989; Sunstedt et al. 1989; de Keyser et al. 1989; Hamilton 1987; Italian-Belgian Isradipin Study Group 1989; Parker et al. 1988; Taylor et al. 1987; Wiener et al. 1987; Heinzl 1989; Murray et al. 1986; Dubois et al. 1987; Forette et al. 1989

Symptom	Nifedipin (n = 13298) [%]	Nitrendipin (n = 5412) [%]	Nisoldipin (n = 1549[a]) [%]	Isradipin (n = 1935) [%]	Nicardipin (n = 29275) [%]
Schwindel	4,1	2,2	3,2	7,0	k.A.[b]
Kopfschmerzen	10,2	8,9	5,9	12,9	3,8
Flush/Hitze	9,6	6,2	4,4	8,9	7,3
Übelkeit	2,7	0,6	0,8	2,0	< 0,1
Obstipation	< 0,1	< 0,1	< 0,1	0,6	< 0,1
Angina pectoris	0,2	< 0,1	< 1,0	1,6	k.A.[b]
Tachykardie	0,4	1,1	1,5	0,4	k.A.[b]
Hypotonie	0,8	< 0,1	< 0,5	< 0,1	k.A.[b]
Beinödeme	5,1	3,3	1,5	10,9	7,3
Bradykardie	< 0,1	< 0,1	< 0,1	< 0,1	< 0,1
AV-Blöcke	< 0,1	< 0,1	< 0,1	< 0,1	< 0,1
Herzinsuffizienz	< 0,1	< 0,1	< 0,1	0,8	< 0,1

[a] Nur für Indikation KHK.
[b] Keine Angaben

wirkungen und ihre Häufigkeit, kalkuliert aus den bisher publizierten klinischen Studien, sind in Tabelle 2 aufgelistet.

Die Angaben über die relative Häufigkeit einer unerwünschten Wirkung sind zum Teil schwierig zu bewerten, da sie nicht nur wie bereits erwähnt durch verschiedene Faktoren wie Patientenkollektiv, Studiendesign – abgefragt oder spontan berichtet – (Marley 1989), Studienumfang oder Dosierung, Dosisintervall und Therapiedauer erheblich beeinflußt werden, sondern oft auch keine zuverlässigen Informationen über den Schweregrad der unerwünschten Wirkungen geben. Hier kann es unter Umständen hilfreich sein, zusätzlich zur Häufigkeit der Nebenwirkungen auch die Zahl der durch sie bedingten Therapieabbrüche (sog. Drop-Outs) zu betrachten. Vergleicht man zum Beispiel die Nebenwirkungsraten von Nifedipin und Nitrendipin (s. Tab. 2), so fällt auf, daß in den großen Mischkollektiven eine annähernd gleiche Häufigkeit von unerwünschten Wirkungen auftritt. Vergleicht man hingegen die nebenwirkungsbedingten Therapieabbrüche unter diesen beiden Pharmaka, so stellt man fest, daß unter Nifedipin (9911 Patienten) die Abbruchrate mit 10,0% (Arrigo und Consolo 1987, Duffy und Macdonald 1987, Gill et al. 1986, Gless 1986, Goto 1986, Heagerty et al. 1988, Kuramoto 1989, Macdonald und Leger 1987, Marley 1989, Ritchie et al. 1988, Sagues Gabarro et al. 1988, Witchitz und Serradimigni 1989) fast doppelt so hoch ist wie die unter Nitrendipin (5535 Patienten) mit 5,5% (Corsing et al. 1987, Dünschede et al. 1986, Esper et al. 1987, Kiowski et al. 1988, Wolf und Corsing 1991, Wolf und Corsing 1991 a, Zachariah et al. 1988). Diese unterschiedlichen mittleren Abbruchraten, wie sie sich aus den jeweils zitierten Studien ergaben, sind auffallend und weisen darauf hin, daß die unerwünschten Wirkungen, die unter Nitrendipin zwar genauso häufig auftreten wie unter Nifedipin (s. Tab. 2), sich aber in ihrem Schweregrad und damit auch ihrer klinischen Bedeutung offensichtlich unterscheiden, nämlich unter Nitrendipin deutlich geringer ausgeprägt als unter Nifedipin.

Durch die starke Vasodilatation unter Dihydropyridinkalziumantagonisten geht besonders beim Nifedipin der Flush mit einer extremen Überwärmung der Haut einher, die der Patient als unangenehm empfindet und die daher gelegentlich zum Abbruch der Therapie führen kann.

Desweiteren kann es unter Nifedipin und anderen Kalziumantagonisten vom Nifedipintyp durch die rasche und wirkungsvolle Vasodilatation zu übermäßigen Blutdruckabfällen und dadurch zu einer überschießenden Aktivierung des sympathischen Nervensystems kommen, was sich klinisch in Form einer Tachykardie bemerkbar macht. Diese Beschleunigung der Herzfrequenz mit eventueller Steigerung des Herzminutenvolumens führt nicht selten zu lästigen Palpitationen. Bei Patienten mit koronarer Herzkrankheit kann die Tachykardie zu einer intermittierenden Verschlechterung der koronaren Perfusion führen und dadurch einen Angina-pectoris-Anfall auslösen. In Extremfällen können durch die Aktivierung des Sympathikus auch ein Tremor (Bosso et al. 1986) oder höhergradige Herzrhythmusstörungen (Torsade des pointes) ausgelöst werden (Grayson u. Kennedy 1982). Durch Gabe eines β-Blockers kann dieser Zustand in der Regel aber sofort durchbrochen werden.

In seltenen Fällen kann es bei Patienten mit Sinusknotensyndrom durch die fehlende autonome Gegenregulation zu einer paradoxen Reaktion auf Nifedipin mit Bradykardie bis hin zur Asystolie kommen (Furlanello et al. 1980).

Kalziumantagonisten vom Verapamil- und Diltiazemtyp: Die Kalziumantagonisten vom Verapamil- und Diltiazemtyp haben eine deutlich geringer ausgeprägte vasodilatierende Wirkung als die vom Nifedipintyp. Insofern stehen auch die Nebenwirkungen, die in der Vasodilatation begründet sind, nicht im Vordergrund. Von Bedeutung sind eher die negativ-chronotropen, negativ-dromotropen und negativ-inotropen Effekte dieser Kalziumantagonisten (s. Tabelle 1). Die wichtigsten Nebenwirkungen und ihre Häufigkeit in klinischen Studien sind in Tabelle 3 aufgelistet.

Die Hemmung des Sinusknotens kann so ausgeprägt sein, daß die hierdurch bedingte Bradykardie zum Abbruch der Therapie führen muß. In Ausnahmefällen und bei gefährdeten Patienten wie alte Patienten mit Sinusknotensyndrom kann die Gefahr einer Asystolie aufgrund eines Sinusstillstandes drohen. Besonders ungünstig mag in diesem Zusammenhang die Kombination von intravenösen (und selten auch oralen) Gaben von Verapamil und β-Blockern oder Digitalisglykosiden sein, die durchaus bei Herzrhythmusstörungen, Hypertonie oder koronarer Herzkrankheit zum therapeutischen Prinzip gehören kann (Braunwald 1984). Dies gilt in der Regel nicht für die Behandlung einer Tachyarrhythmia absoluta. In allen anderen Fällen sollte aber vor einer solchen intravenösen Kombinationstherapie erwogen werden, ob die gleichen Therapieziele nicht auch mit einer Kombination mit Dihydropyridinderivaten erreicht werden können (Jones et al. 1985; Nelson et al. 1984).

Die Störung der AV-Überleitung ist problematisch und kann besonders beim älteren Patienten zur Ausbildung eines AV-Blocks 2. oder 3. Grades führen.

Tabelle 3. Nebenwirkungsprofil der Kalziumantagonisten vom Verapamil- (Phenylalkylamine) und Diltiazemtyp (Benzothiazepine) und relative Häufigkeit in Prozent. Die Auswertung erfolgte auf der Basis folgender publizierter Studien: Wolf 1987; Russel 1988; Cassagnes et al. 1980; Kilborn et al. 1979; Hossack 1982; Lewis 1983; Pool et al. 1985; Raftos 1980; Cheymol u. Weissenburger 1981; Subramanian u. Raftery 1981; Midtbø et al. 1986

Symptom	Verapamil (n = 8531) [%]	Gallopamil (n = 31537) [%]	Diltiazem (n = 406) [%]
Schwindel	2,2	0,1	1,2
Kopfschmerzen	2,3	1,6	1,5
Flush	0,3	0,4	1,8
Übelkeit	2,0	2,3	1,2
Obstipation	1,9	2,1	0,5
Angina pectoris	< 0,1	0,1	< 0,1
Tachykardie	< 0,1	0,1	< 0,1
Hypotonie	4,0	2,0	< 0,1
Beinödeme	0,3	0,1	2,4
Bradykardie	3,9	0,5	2,0
AV-Blöcke	0,1	0,3	1,2
Herzinsuffizienz	< 0,1	< 0,1	0,5

Besondere Vorsicht ist geboten, wenn schon vor Beginn der Therapie Zeichen einer AV-Überleitungsstörung wie ein AV-Block 1. Grades oder bifaszikuläre Blöcke vorhanden sind. Bei Vorhofflimmern kann eine Bradyarrhythmia absoluta induziert werden. Die Hemmung der AV-Überleitung durch Verapamil oder Diltiazem ist beim WPW-Syndrom mit Vorhofflimmern nicht unbedingt von Vorteil, da hierdurch die antegrade Leitung über das Kent-Bündel gefördert und eine Kammertachykardie oder gar ein Kammerflimmern induziert werden kann (Mc Govern et al. 1986).

Bei Verapamil und weniger ausgeprägt bei Gallopamil und Diltiazem kommt es in seltenen Fällen durch ihre negativ inotrope Wirkung zur Verschlechterung der Ventikelfunktion des Herzens mit Anstieg des enddiastolischen Füllungsdrucks (Millard et al. 1982; Braunwald 1984; Biamino et al. 1982). Eine noch nicht erkannte Herzinsuffizienz kann so klinisch manifest werden, eine vorbestehende Herzinsuffizienz in äußerst seltenen, eher extremen Fällen bis hin zum Lungenödem dekompensieren. Durch eine Kombination mit anderen negativ-inotropen Substanzen wie Antiarrhythmika oder β-Blocker kann diese Nebenwirkung verstärkt werden (Koch 1980).

Substanzspezifische Nebenwirkungen

Die substanzspezifischen Nebenwirkungen treten äußerst selten auf und wurden z. T. nur in Einzelfällen beobachtet. Im Regelfall sind die Störungen nach Absetzen des Kalziumantagonisten reversibel und bedürfen keiner spezifischen Therapie.

Für Diltiazem wurde eine generalisierte Lymphadenopathie berichtet, die sich nach Unterbrechung der Therapie vollständig zurückbildete (Scolnick u. Brinberg 1985). Auch Geschmacks- und Geruchsstörungen wurden unter Diltiazem beobachtet (Berman 1985). Desweiteren liegen Berichte vor, in denen eine Beziehung zwischen Arthralgien, beziehungsweise Akathisien, und einer Diltiazemtherapie diskutiert werden (Hedner 1986).

Für Nifedipin liegen Hinweise auf eine schmerzlose Parotitis sowie Geschmacks- und Geruchsstörungen vor (Bosch et al. 1986; Levenson u. Kennedy 1985). Selten werden myoklonische Dystonien, akute Psychosen und Libidoverlust unter Nifedipin beobachtet (DeMedina et al. 1986; Kahn 1986; Luderschmidt 1987).

Für Verapamil wurden ganz selten myoklonische Dystonien beobachtet, ohne daß eine Ursache für diese Nebenwirkung aufgedeckt werden konnte (Hicks u. Abraham 1985).

Unspezifische Nebenwirkungen

Allergische Hautveränderungen: Zu den unspezifischen Nebenwirkungen zählen in erster Linie allergische Hautveränderungen, die mit insgesamt weit unter 1% aller Nebenwirkungen klinisch nur von untergeordneter Bedeutung sind. So wurde bei allen Kalziumantagonisten über Pruritus, Erytheme, Urtikaria und Exantheme berichtet (Hedner 1986). In Ausnahmefällen wurde unter Nifedipin auch über Erythromelalgien berichtet (Fisher et al. 1983; Brodmerkel 1983).

Unspezifische Hepatopathie: Eine unspezifische, evtl. auf allergischer Reaktion beruhende Hepathopathie wurde nach allen Kalziumantagonisten beobachtet (Brodsky et al. 1981; Hare u. Horowitz 1986; Kimbel 1983; Zawada et al. 1987). Die entzündlichen Veränderungen der Leber normalisierten sich stets nach Absetzen der Medikation, Übergänge in eine chronische Leberentzündung fanden sich nicht.

Gynäkomastie, Gingivahyperplasie: Bei allen Kalziumantagonisten sind inzwischen Gynäkomastien (Arzneitelegramm 1986) und Gingivahyperplasien beobachtet worden, ohne daß bisher die Ursachen für diese Nebenwirkungen geklärt werden konnten. Die Gingivahyperplasie war in den meisten Fällen reversibel und ging teilweise mit Blutungen bei Gingivitis einher (Übersicht bei Hedner 1986). Sie wurde in der überwiegenden Zahl der Fälle nach 1- bis 18monatiger Therapie mit Nifedipin gesehen (Silvestri et al. 1988; Barak et al. 1987; Lederman et al. 1984; Butler et al. 1987), sie wurde aber auch unter Diltiazem (Giustiniani u. Robustelli 1987; Colvard et al. 1986) und Verapamil (Cucchi u. Guigni 1988; Ramon et al. 1984) beobachtet.

Stoffwechselinteraktionen: Bezüglich der Stoffwechselveränderungen unter Kalziumantagonisten gibt es bis heute keine klaren Befunde. So wurde über negative Einflüsse auf den Zuckerstoffwechsel als auch über absolute Zuckerstoffwechselneutralität berichtet. Die negativen Berichte umfaßten eine Verschlechterung der Glukosetoleranz unter Nifedipin (Charles et al. 1981) und einen Anstieg der Blutglukose (Bhatnagar et al. 1984; Zezulka et al. 1984). Als Ursache für eine solche Verschlechterung des Glukosemetabolismus wurde eine verminderte Insulinsekretion unter Kalziumantagonisten als auch eine verstärkte Sympathikusaktivität, besonders unter Nifedipin, diskutiert (Hedner 1986). Im Gegensatz zu diesen Untersuchungen konnte eine Zuckerstoffwechselneutralität letztlich in einer größeren Zahl von Untersuchungen beobachtet werden (Pool et al. 1985; Abadie und Passa 1984; Parent et al. 1989; Zawada et al. 1987; Trost u. Weidmann 1987, 1988; Bonetti et al. 1979). In einer einzigen Studie (Riegel et al. 1986) konnte sogar ein Rückgang der Serumglukose unter Nifedipin festgestellt werden. Im Überblick aller Studien ergibt sich letztlich kein sicherer Hinweis auf einen negativen Effekt der Kalziumantagonisten auf den Zuckerstoffwechsel, so daß diese Präparate auch heute noch als zuckerstoffwechselneutral eingestuft werden können.

Auch im Hinblick auf den Fettstoffwechsel kann zumindest eine Neutralität der Kalziumantagonisten postuliert werden. So fanden zahlreiche Studien keine meßbare Änderung der Lipidkonzentrationen im Blut (Samuel et al. 1988; Midtbø et al. 1986; Trost u. Weidmann 1987, 1988; Lewis et al. 1986). In wenigen Studien wurde sogar über einen günstigen Einfluß der Kalziumantagonisten auf den Fettstoffwechsel berichtet, entweder mit einem Anstieg des HDL-Cholesterins (Pool et al. 1985; Midtbø et al. 1988; Rauramaa et al. 1988) oder einem Abfall des LDL-Cholesterins (Rauramaa et al. 1988).

Einschränkend muß zu allen diesen Stoffwechselbefunden gesagt werden, daß die Studien z. T. nicht primär zur Evaluierung der Stoffwechseleffekte der Kalziumantagonisten angelegt waren, z. T. sich auf zu kleine Patientengruppen stützten oder gar mit unzulänglichem Design (ohne Kontrollen, nicht doppeltblind, ohne Leerphase) durchgeführt wurden. Somit kann man bei kritischer Betrachtung aus diesen Daten lediglich eine weitgehende Stoffwechselneutralität der Kalziumantagonisten ableiten. Vor- oder Nachteile bezüglich des Zucker- oder Fettstoffwechsels lassen sich aus diesen Studien nicht sicher nachweisen.

Absetzphänomen (Reboundphänomen)

In der Regel wird das Absetzen der Kalziumantagonisten von den meisten Patienten gut toleriert, und ein generelles Ausschleichen aus der Therapie ist nicht erforderlich.

In Einzelfällen wurden aber, besonders bei Patienten mit koronarer Herzkrankheit, Absetzphänomene beobachtet. Die Häufigkeitsangaben schwanken zwischen 0 (Frishman et al. 1982) und 38% (Freedman et al. 1982), je nach Größe der Studie und Erkrankungsgrad der Patienten. Die Absetzphänomene können bei fast allen Kalziumantagonisten auftreten und wurden bisher für Nifedipin (Gottlieb et al. 1984; Schick et al. 1982), Verapamil (Subramanian et al. 1983; Freedman et al. 1982), Diltiazem (Subramanian et al. 1983; Kozeny et al. 1986) und Nisoldipin (Mehta u. Lopez 1986) beschrieben. Die Hauptprobleme des Absatzphänomens sind Angina-pectoris-Anfälle bei Patienten mit koronarer Herzkrankheit innerhalb der ersten 48 h nach Absetzen des Kalziumantagonisten. In Einzelfällen ist im Zusammenhang mit einer abrupten Beendigung der Kalziumantagonistentherapie auch das Auftreten eines frischen Myokardinfarkts beobachtet worden (Mehta u. Lopez 1986). Als Ursache für die Verschlechterung der koronaren Herzkrankheit nach Absetzen der Kalziumantagonisten ist am ehesten das Wiederauftreten von Koronarspasmen anzunehmen, da in morphologischen Untersuchungen keine neuen Gefäßabbrüche im Sinne eines thrombotischen Verschlusses beobachtet werden konnten (Kozeny et al. 1986). Kritische Blutdruckanstiege sind eher selten und spielen erfahrungsgemäß keine Rolle bei Beendigung der Therapie mit Kalziumantagonisten.

Intoxikationsprobleme

Eine unkorrekte Einnahme von Kalziumantagonisten kann gelegentlich zu einer Überdosierung führen, bei der es aber nur selten zu klinisch relevanten Störungen kommt. Wenn eine Überdosierung Symptome verursacht, so handelt es sich um Befunde, die den üblichen Nebenwirkungen entsprechen (s. S. 143 und 147).

Problematischer wird es, wenn es sich um Intoxikationen mit weit überhöhten Dosen handelt. Bisher wurden Intoxikationen für Nifedipin (bis 0,9 g), Verapamil (bis 9,6 g), Diltiazem (bis 10,8 g) und Gallopamil (bis 7,0 g) mitgeteilt (Strubelt 1989). Diese werden meist im Zusammenhang mit Suiziden beobachtet und sind klinisch schwierig zu beurteilen und u. U. aufwendig zu therapieren. So sind denn auch Kalziumantagonistenintoxikationen mit letalem Ausgang beobachtet worden (keine bei Nifedipin, mindestens 6 bei Verapamil und eine bei Diltiazem; Mayer et al. 1985; Strubelt 1989). Aus den bekannten Fällen läßt sich als niedrigste letale Konzentration von Verapamil im Blut ein Wert von 1,5 mg/l ableiten (Chan et al. 1987; Thomson u. Pannel 1981; Weller u. Wolf 1986). Bei Diltiazem war die letale Konzentration bei 15 mg/l gelegen (Wiese et al. 1988). Klinische Symptome einer Intoxikation mit Kalziumantagonisten sind:

- Kreislaufdepression mit schwerer Hypotension und
  - zerebraler Minderperfusion mit Bewußtseinsverlust und Krämpfen,
  - renaler Minderperfusion mit akutem Nierenversagen,
- Bradykardie bis hin zur Asystolie (Verapamil- und Diltiazemtyp)
- Tachykardie (Nifedipintyp)
- AV-Überleitungsstörung bis zum AV-Block 3. Grades,
- Herzinsuffizienz,
- Hypokaliämie mit Herzrhythmusstörungen,
- Hyperglykämie bei gestörter Insulinsekretion,
- metabolische Azidose.

Die Hauptproblematik der Intoxikation besteht in der Depression des Kreislaufs und der kardialen Funktion. So treten schwere Hypotonien als auch ausgeprägte Bradykardien, atrioventrikuläre Überleitungsstörungen und Linksherzversagen auf. In Extremfällen mit Dosen von Kalziumantagonisten im Grammbereich werden dann auch die klinischen Endstadien erreicht, wie Schock mit Bewußtseinsverlust, generalisierte Krampfanfälle, Asystolie und Lungenödem. Dies gilt letztlich für alle Hauptklassen der Kalziumantagonisten wie Verapamil (Mayer et al. 1985; Herrington et al. 1986), Nifedipin (Herrington et al. 1986) und Diltiazem (Chaffman u. Brodgen 1985; Wiese et al. 1988). Als sekundäre Schäden gesellen sich zu diesen Hauptsymptomen je nach Schwere der Vergiftung noch eine metabolische Azidose, eine Hyperglykämie, eine Hypokaliämie mit ventrikulären Rhythmusstörungen und/oder eine globale Hypoxie hinzu.

Entsprechend diesen schweren und vital gefährlichen Symptomen muß die Therapie der Kalziumantagonistenintoxikation rasch und konsequent durchgeführt werden. Im wesentlichen unterscheiden sich die Erst- als auch die folgenden intensivmedizinischen Behandlungsmaßnahmen nicht entscheidend von den allgemein gültigen Therapierichtlinien, denn spezifische Detoxikationsmaßnahmen sind für die Kalziumantagonisten nicht bekannt. An erster Stelle der Therapie steht somit immer noch die sofortige Detoxikation mit Magenspülung und induzierter Diarrhö, die wegen der häufig verordneten Retardpräparate auch noch nach einem längeren zeitlichen Abstand zur Intoxikation angebracht sind. Eine forcierte Diurese oder eine Hämodialyse beziehungsweise Hämoperfusion sind für Nifedipin und Verapamil wenig erfolgversprechend, da die Kalziumantagonisten durch ihre hohe Eiweißbindung nicht dialysabel sind. In extremen Fällen

kann aber eine Plasmapheresebehandlung indiziert sein, da so der große, eiweiß-
gebundene Anteil der Kalziumantagonisten rasch aus der Zirkulation eliminiert
werden kann (Mayer et al. 1985).

Neben den üblichen intensivmedizinischen Maßnahmen zur Aufrechterhaltung
der vitalen Funktionen kann die Anlage eines passageren Schrittmachers wegen
einer drohenden Bradykardie oder Asystolie erforderlich werden. Die Schrittma-
cheranlage ist als prophylaktische Maßnahme auch in den Fällen zu erwägen, bei
denen wegen maligner Herzrhythmusstörungen oder Tachykardien eine antiar-
rhythmische Therapie erforderlich wird.

Die Therapie einer Intoxikation mit Kalziumantagonisten besteht aus:

- rascher Detoxikation mit Magenspülung, forcierter Diarrhö und in äußersten Notfällen eventueller Plasmapheresetherapie,
- eventueller Anlage eines passageren Schrittmachers,
- intensivmedizinischer Überwachung,
- vorsichtiger Substitution von Kalzium,
- Gabe von Sympathomimetika:
  - Isoprenalin zur Verbesserung des zellulären Kalziumeinstroms
  - Dopamin, Dobutamin, Noradrenalin zur Verbesserung des Kreislaufs.

Die Pharmakotherapie umfaßt im wesentlichen 3 Schritte. Als erste Maßnahme
bietet sich die Gabe von Kalzium an, z.B. als 1–2 g Kalziumglukonat langsam
intravenös. Kalzium kann besonders bei den leichten Vergiftungen als schnell
wirkendes Antidot angesehen werden (Lipman et al. 1982; Morris u. Goldschlager
1983). Der Serumkalziumgehalt soll hierbei im hochnormalen Bereich (evtl. sogar
50–100% über den Normwert) eingestellt werden. Gelingt es durch die Kalzium-
substitution nicht, die klinische Situation zu verbessern, so muß durch Gabe von
Isoprenalin beziehungsweise Orciprenalin versucht werden, den Einstrom von
Kalziumionen in die Zellen zu steigern. Hierfür empfehlen sich eine Initialgabe
von 0,2 mg Isoprenalin langsam intravenös gefolgt von einer Dauerinfusion von
0,5 µg/min (Strubelt 1989). Im weiteren Verlauf können dann Sympathomimetika
wie Dopamin, Dobutamin, Adrenalin und Noradrenalin in üblichen Dosierungen
eingesetzt werden, die nicht nur der Kreislaufdepression entgegenwirken, sondern
auch die kardialen Effekte der Kalziumantagonistenintoxikation (negative Inotropie, negative Dromotropie und negative Chronotropie) antagonisieren können
(Strubelt 1984).

Die Prognose der Kalziumantagonistenintoxikation ist aufgrund der Dunkelzif-
fer der nicht erfaßten, erfolgreichen Suizide schlecht abzuschätzen. Die beobachtete Letalität ist aber für Intoxikationen mit Verapamil (5–18%) deutlich höher
als für Nifedipin (Herrington et al. 1986; Strubelt 1989). Entscheidend für die
Prognose ist aber sicherlich die gründliche Detoxikation und die rasche Behebung
einer eventuellen Kreislaufdepression.

Arzneimittelinteraktionen

Kalziumantagonisten können auf unterschiedliche Weise mit anderen Medikamenten interferieren. Zur besseren Übersicht sollen die Wechselwirkungen in solche auf pharmakokinetischer Basis und in solche auf pharmakodynamischer Basis unterschieden werden.

Einfluß von Kalziumantagonisten auf die Pharmakokinetik anderer Substanzen

Kalziumantagonisten hemmen den oxidativen Leberstoffwechsel und können so die hepatische Clearance anderer Substanzgruppen deutlich stören (Bauer et al. 1986). Neben dem hepatischen Stoffwechsel bietet auch die hohe Affinität zu den Serumproteinen einen Ansatz für pharmakokinetische Interaktionen zwischen Kalziumantagonisten und anderen Substanzen (Pieper u. Miller 1984). Besonders zu erwähnen sind in diesem Zusammenhang die Interaktionen zwischen Verapamil und Diltiazem einerseits und Theophyllin, Lithium, Phenytoin und Propranolol andererseits (Tabelle 4). In allen diesen Fällen kommt es durch die Kombination mit Kalziumantagonisten zu einer meßbaren Erhöhung der Plasmakonzentrationen der anderen Pharmaka (Kirch et al. 1990). Bezüglich der Digoxinerhöhung unter Kalziumantagonisten sind noch keine klaren Ergebnisse erhoben worden. Als Mechanismus der Interaktion werden entweder renaltubuläre oder intestinale Störungen der Digoxinsekretion diskutiert (Belz et al. 1983; Schäfer et al. 1985). Für Digitoxin liegen deutlich weniger Untersuchungen vor. Eine Interaktion zwischen Digitoxin und Kalziumantagonisten fand sich bisher nur für Verapamil mit langsam steigenden Plasmakonzentrationen des Digitoxins bei gering verminderter Ganzkörperclearance (Kuhlmann 1985). Die Wirkung von Chinidin wird durch eine Reduktion der metabolischen Clearance ebenfalls verstärkt (Trohmann et al. 1986). Interaktionen mit Antikoagulanzien wie Cumarinen, Thrombozytenaggregationshemmer und Heparin sind bisher nicht sicher dokumentiert. Betont werden muß auch die Interaktion zwischen den Kalziumantagonisten und Cyclosporin A bei transplantierten Patienten. So ist unter Verapamil, Diltiazem und Nicardipin ein Anstieg der Cyclosporinkonzentration im Blut mit Verschlechterung der Nierenfunktion beobachtet worden, während für Nifedipin solche Effekte nicht beschrieben wurden (Bourbigot et al. 1986; Grino et al. 1986). In einer neueren, allerdings kleinen, randomisierten, einfachblinden placebokontrollierten Cross-over Studie an nieren- und herztransplantierten Patienten konnte keine klinisch relevante Interaktion zwischen Kalziumantagonisten und Cyclosporin A beobachtet werden (Roy et al. 1989).

Einfluß anderer Substanzen auf die Pharmakokinetik von Kalziumantagonisten

Der überwiegende Anteil der Kalziumantagonisten wird in der Leber verstoffwechselt. Daher wird der Metabolismus der Kalziumantagonisten am deutlichsten durch solche Substanzen beeinflußt, die das hepatische mikrosomale Monooxyge-

Tabelle 4. Einfluß der Kalziumantagonisten auf die Pharmakokinetik anderer Substanzen. *Ver* Verapamil, *Dil* Diltiazem, *Nif* Nifedipin, *Fel* Felodipin, *Gal* Gallopamil, *Nit* Nitrendipin, *Nis* Nisoldipin, *Nic* Nicardipin, *Isr* Isradipin. (Mod. nach Kirch et al. 1990)

Kalziumantagonist	Beeinflußte Substanz	Mechanismus
Wirkungsverstärkung		
Ver, Dil	Antipyrin, carbamazepin, Prazosin, Adriamycin, propranolol	Hemmung der hepatischen Oxidation
Ver, Dil, Fel	Metoprolol	
Ver, Dil, Nic, Isr	Cyclosporin A	
Ver, Nif, Dil, Isr	Theophyllin	
Nif, Ver, Isr	Propranolol, Atenolol	Verbesserte intestinale Absorption, Reduktion der renalen Clearance
Nif, Ver	Phenytoin	Interaktion an Eiweißbindung
Ver, Dil	Propranolol	
Nif, Ver, Dil, Gal, Fel, Nit, Nis, Nic	Digoxin	Verminderung der renalen oder intestinalen Sekretion
Ver, Dil	Digitoxin	Reduktion der metabolischen Clearance
Ver	Chinidin	
Ver, Dil	Lithium	Unbekannt
Wirkungsabschwächung		
Nif, Isr	Chinidin	Steigerung der metabolischen Clearance

nasesystem hemmen oder stimulieren (Tabelle 5). So ist zum Beispiel bekannt, daß Rifampicin den Metabolismus von Verapamil stimuliert, während Cimetidin oder Ranitidin die metabolische Clearance von Nifedipin erniedrigt. Unter Zytostatika kann es gelegentlich zu einer verminderten enteralen Resorption von Verapamil kommen (Kirch et al. 1990). Chinidin kann die Wirkung der Kalziumantagonisten, besonders des Verapamils, verstärken und zu überschießenden Blutdruckabfällen führen (Maisel et al. 1985).

Pharmakodynamische Interaktionen zwischen Kalziumantagonisten und anderen Pharmaka

Die Gefahr einer pharmakodynamischen Interaktion ist prinzipiell dann gegeben, wenn 2 Substanzen mit annähernd gleichem Wirkprofil verabreicht werden (Tabelle 6). Die am meisten gefürchtetste Interaktion dieser Art ist die Kardiodepression bei kombinierter Therapie von β-Blockern oder Antiarrhythmika mit Kalziumantagonisten bevorzugt vom Verapamil- beziehungsweise Diltiazemtyp, die sich in extremer Bradykardie, AV-Blockierungen oder Herzinsuffizienz äußern kann (Piepho et al. 1987; Kirch et al. 1988). Hypotonien können aus der Kombination von allen Antihypertensiva, Nitraten, Narkotika wie Fentanyl und

Tabelle 5. Einfluß anderer Substanzen auf die Pharmakokinetik der Kalziumantagonisten. *Ver* Verapamil, *Dil* Diltiazem, *Nif* Nifedipin, *Fel* Felodipin, *Nit* Nitrendipin, *Nic* Nicardipin, *Isr* Isradipin. (Mod. nach Kirch et al. 1990)

Beeinflussende Substanz	Kalziumantagonist	Mechanismus
Wirkungsverstärkung		
Ranitidin, Cimetidin	Ver, Dil, Nif, Nit, Fel, Isr, Nic	Hemmung der hepatischen Oxidation
Propranolol, Atenolol, Metoprolol, Acebutolol	Nif, Nit	Reduktion der Leberdurchblutung
Chinidin	Ver	Verminderte Eiweißbindung
Wirkungsabschwächung		
Rifampicin, Sulphinpyrazon	Ver, Isr	Induktion der hepatischen Oxidation
Phenytoin	Isr	Induktion der hepatischen Oxidation
Zytostatika	Ver	Reduktion der gastrointestinalen Resorption

trizyklischen Antidepressiva mit allen Kalziumantagonisten, besonders denen der Dihydropyridingruppe, resultieren (Jee u. Opie 1984). Bekanntermaßen schwächen Indometacin und Acetylsalicylsäure die blutdrucksenkende Wirkung von Verapamil und Nifedipin ab, worin aber keine spezifische Interaktion zu sehen ist, sondern ein generelles Phänomen der Prostaglandinsynthesehemmer. Positive hämodynamische Interaktionen wurden aufgrund experimenteller Untersuchungen zwischen Diltiazem und Amrinon postuliert (Dagher et al. 1989).

Kontraindikationen

Die wesentlichen Kontraindikationen der Kalziumantagonisten leiten sich aus ihren Nebenwirkungen und Arzneimittelinterferenzen ab. Aufgrund der unterschiedlichen Wirkprofile sind auch die Kontraindikationen für die einzelnen Untergruppen der Kalziumantagonisten different. Unterschieden werden Kalziumantagonisten vom Diltiazem- und Verapamiltyp, Kalziumantagonisten vom Nifedipintyp und Nimodipin. Im folgenden sollen die Kontraindikationen für die bereits zugelassenen Kalziumantagonisten besprochen werden. Die Gegenanzeigen der noch in Prüfung befindlichen Substanzen werden je nach Gruppenzugehörigkeit mit großer Wahrscheinlichkeit denen der Referenzsubstanzen ähnlich sein.

Tabelle 6. Pharmakodynamische Interaktionen zwischen Kalziumantagonisten und anderen Pharmaka. *Ver* Verapamil, *Dil* Diltiazem, *Nif* Nifedipin, *Nit* Nitrendipin, *Nic* Nicardipin, *Isr* Isradipin. (Mod. nach Kirch et al. 1990)

Kombinationsmedikament	Kalziumantagonist	Effekt
Wirkungsverstärkung		
Salbutamol, Terbutalin	Nif	Steigerung der Bronchodilatation
β-Blocker	Ver, Dil, Isr, Nic	Bradykardie, AV-Block, Herzinsuffizienz
Lithium	Ver, Dil	Gesteigerte neurotone Effekte
Antihypertensiva	Nif, Ver, Nit, Isr, Nic	Gesteigerte Blutdrucksenkung
Antiarrhythmika	Ver, Dil, Isr, Nic	Bradykardie, Asystolie, AV-Block, Herzinsuffizienz
Nitrate	Nif, Ver, Nit	Gesteigerte Blutdrucksenkung
Trizyklische Antidepressiva	Nic, Isr	Gesteigerte Blutdrucksenkung
Wirkungsabschwächung		
Acetylsalicylsäure, Indometazin	Nif, Ver, Nit	Abschwächung der Blutdrucksenkung
Koffein	Nif	Gegenseitige Wirkungsminderung

Diltiazem, Verapamil, Gallopamil, Tiapamil

Hauptproblem dieser Kalziumantagonisten ist die negativ-chronotrope, inotrope und dromotrope Wirkung auf das Myokard. Hieraus leiten sich folgende Gegenanzeigen ab:

- Sinusknotensyndrom,
- sinuatrialer Block,
- AV-Block 2. und 3. Grades,
- Vorhofflimmern/-flattern bei Präexitationssyndrom,
- kardiogener Schock und
- frischer Myokardinfarkt mit Herz-Kreislauf-Komplikationen.

Eine eingeschränkte Indikation ist gegeben bei
- AV-Block 1. Grades,
- Sinusbradykardie,
- systolischer Hypotonie,
- manifester Herzinsuffizienz und
- eingeschränkter Leberfunktion.

Besondere Vorsicht ist bei der intravenösen Applikation dieser Kalziumantagonisten geboten, wenn parallel dazu β-Blocker (akut oder chronisch) verabreicht werden. Die Gefahr einer Bradykardie ist hier besonders groß. Eine kritische Abwägung der Therapie mit Kalziumantagonisten dieser Gruppe ist auch bei einer Porphyrie notwendig, da es tierexperimentelle Hinweise auf eine Verschlechterung dieses Krankheitsbildes unter Kalziumantagonisten gibt.

Schwangerschaft und starker Kinderwunsch sind Kontraindikationen für die Kalziumantagonisten Diltiazem und Gallopamil (2. und 3. Trimenon der Schwangerschaft unter strengster Indikation möglich), auch wenn z. Z. keine negativen Ergebnisse aus tierexperimentellen Untersuchungen vorliegen. Verapamil hingegen kann unter strenger Indikationsstellung in der Schwangerschaft verordnet werden, da nach langjährigen Erfahrungen an Schwangeren die Entwicklung einer Embryopathie durch Verapamil in therapeutischen Dosen als unwahrscheinlich anzusehen ist.

Die *Stillzeit* gilt im Regelfall für alle diese Kalziumantagonisten aus Sicherheitsgründen als Kontraindikation. Bei dringendem Bedarf kann Verapamil aber auch in der Stillzeit unter strengster Indikationsstellung verordnet werden.

Nifedipin, Nitrendipin, Nisoldipin, Nicardipin, Isradipin

Hauptproblem dieser Kalziumantagonisten kann eine stark blutdrucksenkende Wirkung mit ausgeprägter reflektorischer Tachykardie und Sympathikusaktivierung werden. Hieraus leiten sich folgende Gegenanzeigen ab:
- Kreislaufschock,
- systolische Hypotonie und
- akuter Myokardinfarkt mit Herzinsuffizienz.

Eine eingeschränke Indikation besteht bei
- instabiler Angina pectoris,
- ausgeprägter Einschränkung der Leberfunktion und
- hämodynamisch relevanter Aortenklappenstenose.

Bei instabiler Angina pectoris kann die Steigerung des Sympathikotonus und die damit verbundene Reflextachykardie die myokardiale Durchblutung weiter verschlechtern und so evtl. einen Infarkt induzieren. Auch bei einer Leberfunktionsstörung ist von dem Gebrauch der Kalziumantagonisten vom Nifedipintyp Abstand zu nehmen, da durch Kumulation der Substanzen eine unkalkulierbare Wirkungssteigerung eintreten kann. Eine kritische Abwägung der Therapie mit Kalziumantagonisten dieser Gruppe ist auch bei einer Porphyrie notwendig, da es tierexperimentelle Hinweise auf eine Verschlechterung dieses Krankheitsbildes unter Kalziumantagonisten gibt. Bei schwerer Niereninsuffizienz und Dialysetherapie sollte der Einsatz der neueren Kalziumantagonisten noch mit Vorsicht erfolgen, da noch keine ausreichenden Therapieerfahrungen vorliegen. Bisherige pharmakokinetische Untersuchungen lassen aber einen normalen Einsatz der

Kalziumantagonisten ohne Dosisreduktion bei chronischer Niereninsuffizienz erwarten.

Schwangerschaft und Stillzeit sind Kontraindikationen für die Kalziumantagonisten dieser Gruppe, da entweder in toxikologischen Untersuchungen Embryopathien bei Ratten, Mäusen, Kaninchen und Affen beobachtet wurden (Nifedipin, Nitrendipin, Nisoldipin) oder noch keine ausreichenden Erfahrungen zur Schwangerschaft vorliegen (Isradipin, Nicardipin).

Nimodipin

Hauptproblem dieses Kalziumantagonisten ist seine negative Auswirkung auf den Hirndruck und ein evtl. auftretendes Hirnödem. Hieraus leiten sich die Gegenanzeigen
– generalisiertes Hirnödem und
– stark erhöhter Hirndruck

ab. Auch für Nimodipin ist eine kritische Abwägung der Therapie im Falle einer Porphyrie notwendig, da es tierexperimentelle Hinweise auf eine Verschlechterung dieses Krankheitsbildes unter Kalziumantagonisten gibt.

Schwangerschaft, Stillzeit und starker Kinderwunsch gelten aus Sicherheitsgründen als Kontraindikationen für Nimodipin, auch wenn z. Z. keine negativen Ergebnisse aus tierexperimentellen Untersuchungen vorliegen.

Literatur

Abadie E, Passa P (1984) Diabetogenic effects of nifedipine. Br Med J 289:438
Anderton JL, Vallance BD, Stanley NN, Crowe PF, Mittra B, Perks WH (1988) Atenolol and sustained release nifedipine alone and in combination in hypertension – a randomized, double-blind, cross-over study. Drug 35 [Suppl 4]:22–26
Antman E, Muller J, Goldberg S, MacAlpin R, Rubenfire M, Tabatznik B, Liang C, Heupler F, Achuff S, Reichek N, Geltman E, Kerin NZ, Neff RK, Braunwald E (1980) Nifedipine therapy for coronary-artery spasm. N Engl J Med 302:1269–1273
Arrigo F, Consolo F (1987) Long-term treatment of essential hypertension with slow-release nifedipine. Curr Therapeut Res 41:651–664
Arzneitelegramm (1986) Gynäkomastie und Nifedipin. Arzneitelegramm 4:32
Barak S, Engelberg IS, Hiss J (1987) Gingival hyperplasia caused by nifedipine. J Periodontol 58:639–642
Bauer LA, Stenwall M, Horn JR, Davis R, Opheim K, Greene L (1986) Changes in antipyrine and indocyanine green kinetics during nifedipine, verapamil, and diltiazem therapy. Clin Pharmacol Ther 40:239–242
Belz GG, Doering W, Munkes R, Matthews J (1983) Interaction between digoxin and calcium antagonists and antiarrhythmic drugs. Clin Pharmacol Ther 33:410–417
Berman JL (1985) Dysomia, Dysgeusia and Diltiazem. Ann Intern Med 102:717
Bhatnagar SK, Amin MMA, Al-Yusuf AR (1984) Diabetogenic effects of nifedipine. Br Med J 289:19

Biamino G, Oeff M, Prokein E, Schröder R (1982) Verhalten von Hämodynamik und Koronardurchblutung nach intravenöser Gabe von Diltiazem bei koronarer Herzerkrankung. In: Bender F, Greeff K (eds) Calciumantagonisten zur Behandlung der Angina pectoris, Hypertonie und Arrhythmie. Excerpta Medica, Amsterdam, pp 94–105

Bonetti A, del Prato C, Orlandini G, Zuliani U (1979) Influenza della somministrazione acuta di un calcio-antagonista (nifedipina) sul metabolismo glico-lipidico. Gazeta Arteriosclerol 4:287–289

Bosch X, Campistol JM, Botey A, Cases A, Revert LL (1986) Nifedipine-induced parotitis. Lancet II:467

Bosso JV, Gazzara PC, Rosati M (1986) Tetany associated with nifedipine. N Engl J Med 315:584–585

Bourbigot B, Guiserix J, Airiau J, Bressollette L, Morin JF, Cledes J (1986) Nicardipine increases cyclosporin blood levels. Lancet I:1447

Braunwald E (1984) Heart disease – A textbook of cardiovascular medicine. Saunders, Philadelphia

Brodmerkel GJ (1983) Nifedipine and erythromelalgia. Ann Intern Med 99:415

Brodsky SJ, Cutler SS, Weiner DA, Klein MD (1981) hepatotoxicity due to treatment with verapamil. Ann Intern Med 94:490–491

Bussmann WD, Hopf R (1985) Kalziumantagonisten in der Therapie der koronaren Herzerkrankung. Inn Med 12:255–258

Butler RT, Kalkwarf KL, Kaldahl WB (1987) Drug-induced gingival hyperplasia: phenytoin, cyclosporine, and nifedipine. J Am Dent Assoc 114:56–60

Cagatay M, Frost N, Weiss KH, Wiesner K (1987) Assessment of longterm efficacy and tolerability of nisoldipine by the clinical data pool. In: Hugenholtz PG, Meyer J (eds) Nisoldipine 1987. Springer, Berlin Heidelberg New York Tokyo, pp 201–209

Cassagnes J, Lamaison D, Palcoux MC, Lusson JR, Fanget M, Gachy B, Teyssoneyre B, Jallut H (1980) Traitement dy syndrome de menace par le diltiazem. Therapie 35:465–473

Chaffman M, Brodgen RN (1985) Diltiazem – a review of its pharmacological properties and therapeutic efficacy. Drugs 29:387–454

Chan LFT, Chhuy LH, Crowley RJ (1987) Verapamil tissue concentrations in fatal cases. J Analyt Toxicol 11:171–174

Charles S, Ketelslegers JM, Buysschaert M, Lambert AE (1981) Hyperglycaemic effect of nifedipine. Br Med J 283:19–20

Cheymol G, Weissenburger J (1981) Les effets indsirables des medicaments inhibant les mouvements du calcium. Therapie 36:135–142

Colvard MD, Bishop J, Weissman D, Gargiulo A (1986) Cardizem induced gingival hyperplasia: a report of two cases. Periodontal Case Reports 8:67–68

Corsing C, Varchmin G, Stoepel K (1987) Once-daily nitrendipine: Therapy in long-term patients with essential hypertension (mild to moderate), Efficacy, and tolerance. J Cardiovasc Pharmacol 99 (Suppl. 4):S136–S139

Cucchi G, Giugni R (1988) Gengivite ipertrofica da diltiazem. Minerva Cardioangiol 36:509–510

Dagher E, Dumont L, Chartrand C (1989) Positive hemodynamic interaction between amrinone and diltiazem in anesthetized dogs. Can J Physiol Pharmacol 67:1092–1097

Deck K, Stoepel K, Leibowitz D, Taylor R, Vanow S (1984) Some aspects of the clinical pharmacology of nitrendipine. In: Scriabine A, Vanov S, Deck K (eds) Nitrendipine. Urban & Schwarzenberg, Baltimore, pp 397–407

De Medina A, Biasinin O, Rivera A, Sampera A (1986) Nifedipine and myoclonic dystonia. Ann Intern Med 104:125

Dubois C, Blanchard D, Loria Y, Moreau M (1987) Clinical trial of a new antihypertensive drug, nicardipine: Efficacy and tolerance in 29, 104 patients. Curr Ther Res 42:727–736

Duffy J, Macdonald G (1987) The antihypertensive efficacy of nifedipine alone and in combination in general practice. Curr Med Res Opin 10:566–572

Dünschede HB, Corsing C, Schmitz H (1986) Langzeitbehandlung der Hypertonie mit Nitrendipin. In: Distler A (ed) Calcium-Antagonisten in der Hochdrucktherapie, Schattauer, Stuttgart, S183–S190

Ebner F, Donath M (1980) Mode d'action et efficacit de làdalate. Conc Med 102 [Suppl 21]: 22–28

Esper RJ, Machado RA, Esper RC, Baglivo HP, Menna J (1987) Dose Assessment and long-term effectiveness of nitrendipine in the treatment of mild to moderate hypertensive patients. J Cardiovasc Pharmacol 9 [Suppl 4]:S164–S168

Fisher JR, Padnick MB, Olstem S (1983) Nifedipine and erythromelalgia. Ann Intern Med 98:671–672

Forette F, McClaran J, Hervy MP, Bouchacourt P, Henry JF (1989) Nicardipine in elderly patients with hypertension: A review of experience in France. Am Heart J 117:256–261

Freedman SB, Richmond DR, Kelly DT (1982) Long-term follow-up of verapamil and nitrate treatment for coronary artery spasm. Am J Cardiol 50:711–715

Frishman WH, Charlap S, Goldberger J, Kimmel B, Stroh J, Dorsa F, Allen L, Strom J (1985) Comparison of diltiazem and nifedipine for both angina pectoris and systemic hypertension. Am J Cardiol 56:41H–46H

Furlanello F, Disertori M, Vergara G, Del Favero A (1980) Study on the electrophysiological effects of nifedipine in man. In: Puech P, Krebs R (eds) 4th International Adalat Symposium. Excerpta Medica, Amsterdam, pp 227–235

Gill JS, Zezulka AV, Beevers M, Beevers DG (1986) An audit of nifedipine in a hypertension clinic. J Clin Hosp Pharmacy 11:107–116

Giustiniani S, Robustelli F (1987) Hyperplastic gingivitis during diltiazem therapy. Int J Cardiol 15:247–249

Gless KH (1986) Antihypertensive Kombinationstherapie mit Reserpin. Therapiewoche 36:3253–3259

Goto Y (1986) Clinical investigation of a long-acting formulation of nifedipine in essential hypertension. In: Kelly DT (1986) II. Asian Pacific Adalat Symposium, ADIS press Auckland, pp 174–181

Gottlieb SO, Ouyang P, Achuff SC, Baughman KL, Traill TA, Mellits ED, Weisfeldt ML, Gerstenblith G (1984) Acute nifedipine withdrawal: Consequences of preoperative and late cessation of therapy in patients with prior unstable angina. J Am Coll Cardiol 4:382–388

Grayson HA, Kennedy JD (1982) Torsades de pointes and nifedipine. Ann Intern Med 97:144

Grino JM, Sabate I, Castelao AM, Alsina J (1986) Influence of diltiazem on cyclosporin clearance. Lancet I:1387

Guazzi M, Olivari MT, Polese A, Fiorentini C, Magrinin F, Moruzzi P (1977) Nifedipine – a new antihypertensive with rapid action. Clin Pharmacol Ther 22:528–532

Hamilton BP (1987) Treatment of essential hypertension with PN 200–110 (isradipine). Am J Cardiol 59:141B–145B

Hare DL, Horowitz JD (1986) Verapamil herpatotoxicity: a hypersensitivity reaction. Am Heart J 111:610–611

Heagerty Am, Swales J, Baksi A, Maclean D, Saltissi S, Curram JB, North PM (1988) Nifedipine and atenolol singly and combined for treatment of essential hypertension: comparative multicentre study in general practice in the United Kingdom. Brit Med J 296:468–472

Hedner T (1986) Calcium channel blockers: Spectrum of side effects and drug interactions. Acta Pharm Toxicol 58 [Suppl 2]:119–130

Heinzl S (1989) Nisoldipin – Ein koronarselektiver Calciumantagonist. Arzneimitteltherapie 7 [Suppl 5]:1–16

Herrington DM, Insley BM, Weinmann GG (1986) Nifedipine overdose. Am J Med 81:344–346

Hicks CB, Abraham K (1985) Verapamil and myoclonic dystonia. Ann Intern Med 103:154

Hossack KF (1982) Conduction abnormalities due to diltiazem. New Engl J Med 307:953–954

Italian-Belgian Isradipine Study Group (1989) Multicenter evaluation of the safety and efficacy of isradipine in hypertension. Am J Med 86 [Suppl 4A]:94–97

Jain AK, McMahon FG, Ryan JR, Maronde R, Vlachakis N, Mroczek W (1984) Efficacy and safety of nitrendipine in patients with severe hypertension: a multiclinic study. J Cardiovasc Pharmacol 6 [Suppl 7]:S1053–S1059

Jee LD, Opie LH (1984) Nifedipine for hypertension and angina pectoris: interactions during combination therapy. In: Opie LH (ed) Calcium antagonists and cardiovascular disease. Raven, New York, pp 339–346

Jones CR, Rae AP, Been M, deVane PJ, Jamieson RR, Hornung RS, Hillis WS (1985) Electrophysiological effects of felodipine in combination with metoprolol. Drugs 29 [Suppl 2]:81–86

Kahn JK (1986) Nifedipine-associated acute psychosis. Am J Med 81:705–706

Keyser P de, Bouv J, Clement D, Degraef R, Meurant JP, Rorive G, van Thillo J (1989) Isradipine in essential hypertension: the Belgian General Practitioners' Study. Am J Med 86 [Suppl 4A]:103–109

Kilborn JR, Battellochi S, Larribaud J, Morselli PL (1979) Preliminary clinical report on diltiazem in French patients suffering from angina. In: New drug therapy with a calcium antagonist. Excerpta Medica, Amsterdam, pp 129–140

Kimbel KH (1983) Unerwünschte Wirkungen von Kalziumantagonisten. In: Magometschnigg D (ed) Kalziumantagonisten in der Therapie der arteriellen und pulmonalen Hypertonie. Uhlen, Wien, pp 135–140

Kiowski W, Bertel O, Braun H (1990) Antihypertensive Monotherapie mit Nitrendipin in der Praxis. Therapiewoche 40:61–65

Kiowski W, Bertel O, Braun H (1988) Antihypertensive monotherapy with nitrendipine in general practice. J Cardiovasc Pharmacol 12(Suppl. 4):S149–S153

Kirch W, Santos SR, Geller M, Mönig H, Stenzel J, Ohnhaus EE (1988) Influence of nitrendipine and verapamil on plasma levels, urinary excretion, and beta-blocking effect of metoprolol. Cardiovasc Drugs Ther 2:205–209

Kirch W, Kleinbloesem CH, Belz GG (1990) Drug interactions with calcium antagonists. Pharmacol Ther 45:109–136

Kirkendall WM (1988) Comparative Assessment of first-line agents for treatment of hypertension. Am J Med 84 [Suppl 3B]:32–41

Koch G (1980) Beta-receptor and calcium blockade in ischemic heart disease: effects on systemic and pulmonary hemodynamics and on plasma catecholamines at rest and during exercise. In: Puech P, Krebs R (eds) 4th International Adalat Symposium. Excerpta Medica, Amsterdam, pp 131–142

Koshy A, Hadengue A, Lee SS, Jiron MI, Lebrec D (1987) Possible deleterious hemodynamic effect of nifedipine on portal hypertension in patients with cirrhosis. Clin Pharmacol Ther 42:295–298

Kozeny GA, Ragona BP, Bansal VK, Hurleg RM, Dixon DW, Vertuno LL, Hano JE (1986) Myocardial infarction with normal results of coronary angiography following diltiazem withdrawal. Am J Med 80:1184–1186

Kuhlmann J (1985) Effects of verapamil, diltiazem, and nifedipine on plasma levels and renal excretion of digitoxin. Clin Pharmacol Ther 38:667–673

Kuramoto K (1989) Double-blind studies of calcium antagonists in the treatment of hypertension in Japan. J Cardiovasc Pharmacol 13(Suppl. 1):29–35

Lederman D, Lumerman H, Reuben S, Freedman P (1984) Gingival hyperplasia associated with nifedipine therapy. Oral Surg 57:620–622

Levenson JL, Kennedy K (1985) Dysomia, dysgeusia and nifedipine. Ann Intern Med 102:135–136

Lewis GRJ (1986) Long-term results with verapamil in essential hypertension and its influence on serum lipids. Am J Cardiol 57:35D–38D

Lewis JG (1983) Adverse reactions to calcium antagonists. Drugs 25:196–222

Lipman J, Jardine I, Roos C, Dreosti L (1982) Intravenous calcium chloride as an antidote to verapamil-induced hypotension. Intensive Care Med 8:55–57

Luderschmidt C (1987) Nebenwirkungen von Calciumantagonisten. Dtsch Med Wochenschr 112:279

Lydtin H, Trenkwalder P (1988) Calciumantagonisten. Arzneimittelinteraktionen bei der Therapie mit Calcium-Antagonisten. Springer, Berlin Heidelberg New York Tokyo, pp 242–248

Macdonald G, Leger PBST (1987) Lack of a relationship between age and the antihypertensive effects of nifedipine tablets in patients up to 70 years of age. Brit J Clin Practice 41:659–662

Maisel AS, Motulsky HJ, Insel PA (1985) Possible additive competition of alpha-adrenergic receptors. New Engl J Med 312:167–170

Marley JE (1989) Safety and efficacy of nifedipine 20 mg tablets in hypertension using electronic data collection in general practice. J Royal Soc Med 82:272–275

Mayer U, Buhl N, Sachs H, Sigl H (1985) Tödliche Vergiftung mit Verapamil in Retard-Form. Dtsch Med Wochenschr 110:1293–1296

McGovern B, Garan H, Ruskin JN (1986) Precipitation of cardiac arrest by verapamil in patients with Wolff-Parkinson-White syndrome. Ann Intern Med 104:791–794

Mehta J, Lopez LM (1986) Calcium-blocker withdrawal phenomenon: Increase in affinity of alpha$_2$-adrenoceptors for agonist as a potential mechanism. Am J Cardiol 58:242–246

Midtbø K, Hals O, Lauve O, Van der Meer J, Storstein L (1986) Studies on verapamil in the treatment of essential hypertension: a review. Br J Clin Pharmacol 21:165S–171S

Midtbø K, Lauve O, Hals O (1988) No metabolic side effects of long-term treatment with verapamil in hypertension. Angiology 12:1025–1029

Millard RW, Lathrop DA, Grupp G, Ashraf M, Grupp I, Schwartz A (1982) Differential cardiovascular effects of calcium channel blocking agents: Potential mechanisms. Am J Cardiol 49:499–505

Morris DL, Goldschlager N (1983) Calcium infusion for reversal of adverse effects of intravenous verapamil. J Amer Med Ass 249:3212–3213

Mroczek WJ, Burris JF, Allenby KS (1988) Nitrendipine in severe hypertension. Hypertension 11 [Suppl 1]:I225–I228

Murray TS, Langan J, Coxhead PF, Levinson N (1986) Long-term effects of nicardipine in the treatment of essential hypertension. Br J Clin Pharmacol 22:249S–257S

Nelson GIC, Silke B, Ahuja RC, Hussain M, Forsyth D, Taylor SH (1984) The effect on left ventricular performance of nifedipine and metoprolol singly and together in exercise-induced angina pectoris. Eur Heart J 5:67–79

Ohnmeiss H, Nazzari M (1986) Side effects of calcium antagonists. Am J Nephrol 6 [Suppl 1]: 81–86

Olivari MT, Barturelli C, Polese A, Fiorentini C, Moruzzi P, Guazzi MD (1979) Treatment of hypertension with nifedipine, a calcium antagonistic agent. Circulation 59:1056–1062

Opie LH (1986) Fluid retention with nifedipine in antihypertensive therapy. Lancet II:1456

Parent R, Chiasson JL, Larochelle P (1989) Hemodynamic and endocrine effects of acute and chronic administration of nifedipine. J Clin Pharmacol 29:107–111

Parker JO, Enjalbert M, Bernstein V (1988) Efficacy of the calcium antagonist isradipine in angina pectoris. Cardiovasc Drugs Ther 1:661–664

Pieper JA, Miller JH (1984) Serum protein binding interactions between propranolol and calcium channel blockers. Drug Intell Clin Pharm 18:492 No. 8

Piepho RW, Culbertson VL, Rhodes RS (1987) Drug interactions with the calcium-entry blokkers. Circulation 75 [Suppl V]:V181–V194

Pool PE, Seagren SC, Salel AF (1985) Effects of diltiazem on serum lipids, exercise performance and blood pressure: randomized, double-blind, placebo-controlled evaluation for systemic hypertension. Am J Cardiol 56:86H–91H

Raftos J (1980) Verapamil in the long-term treatment of angina pectoris. Med J Aust 2:78–80

Ramon Y, Behar S, Kishon Y, Engelberg IS (1984) Gingival hyperplasia caused by nifedipine – a preliminary report. Int J Cardiol 5:195–204

Rauramaa R, Taskinen E, Seppänen K, Rissanen V, Salonen R, Venäläinen JM, Salonen JT (1988) Effects of calcium antagonist treatment on blood pressure, lipoproteins, and prostaglandins. Am J Med 84 [Suppl 3B]:93–96

Riegel W, Hörl WH, Heidland A (1986) Long-term effects of nifedipine on carbohydrate and lipid metabolism in hypertensive hemodialyzed patients. Klin Wochenschr 64:1124–1130

Ritchie LD, Vandenburg MJ, Harrington L, MacGregor A (1988) Lowdose, slow-release nifedipine in hypertension: a multicenter primary care study. J Cardiovasc Pharmacol 12 (Suppl. 6):S193–S194

Roy LF, East DS, Browning FM, Shaw D, Ogilvie RI, Cardella C, Leenen FH (1989) Short-term effects of calcium antagonists on hemodynamics and cyclosporine pharmacokinetics in heart-transplant and kidney-transplant patients. Clin Pharmacol Ther 46:657–667

Rüegg PC, Nelson DJ (1989) Safety and efficacy of isradipine, alone and in combination, in the treatment of angina pectoris. Am J Med 86 [Suppl 4A]:70–74

Russell RP (1988) Side effects of calcium channel blockers. Hypertension 11 [Suppl 2]:II42–II44

Samuel P, Kirkendall W, Schaefer EJ, Chin B, Schoenfeld BH, Gonasun LM, Lieberman S (1988) Effects of isradipine, a new calcium antagonist, versus hydrochlorothiazide on serum lipids and apolipoproteins in patients with systemic hypertension. Am J Cardiol 62:1068–1071

Schäfer SG, Schuhmann G, Doering W, Fichtl B (1985) Influence of quinidine on the intestinal secretion of digoxin and digitoxin in guinea pigs. Chem Biol Interact 55:203–213

Schick EC, Liang C, Heupler FA, Kahl FR, Kent KM, Kerin NZ, Noble RJ, Rubenfire M, Tabatznik B, Terry RW (1982) Randomized withdrawal from nifedipine: Placebo-controlled study in patients with coronary artery spasm. Am Heart J 104:690–697

Sagues Gabarro F et grupo de Trabajo (1988) Estudio abierto para volorar la eficacia y tolerancia de la nifedipina de accion prolongada en el tratamiento de la hipertension arterial esencial levemoderada. Med Clin (Barc) 91:493–495

Scolnick B, Brinberg D (1985) Diltiazem and generalized lymphadenopathy. Ann Intern Med 102:558

Silvestri E, Veraldi S, Piferi M, Sala F, Bencini L, Marini D (1988) Iperplasia gengivale da difenilidantoina, ciclosporina a e nifedipina. Minerva Stomatol 37:189–192

Strubelt O (1984) Antidotal treatment of the acute cardiovascular toxicity of verapamil. Acta Pharmacol 55:231–237

Strubelt O (1989) Vergiftungen durch Verapamil und andere Calciumantagonisten. Dtsch Med Wochenschr 114:1623–1627

Subramanian VB, Raftery EB (1981) The role of verapamil in chronic stable angina and hypertension. 30th Annual Scientific Session, American College of Cardiology, March 15–19, San Francisco

Subramanian VB, Bowles MJ, Davies AB, Khurmi NS, Raftery EB (1981) Double blind comparison of verapamil and nifedipine in chronic stable angina. Circulation 64 [Suppl IV]:150

Subramanian VB, Bowles MJ, Khurmi NS, Davies AB, O'Hara MJ, Raftery EB (1983) Calcium antagonist withdrawal syndroms: objective demonstration with frequency-modulated ambulatory ST-segment monitoring. Br Med J 286:520–521

Sundstedt CD, Rüegg PC, Keller A, Waite R (1989) A multicenter evaluation of the safety, tolerability, and efficacy of isradipine in the treatment of essential hypertension. Am J Med 86 [Suppl 4A]:98–102

Taylor SH, Jackson NC, Allen J, Pool PE (1987) Efficacy of a new calcium antagonist PN 200–110 (isradipine) in angina pectoris. Am J Cardiol 59:123B–129B

Thomson BM, Pannell LK (1981) The analysis of verapamil in postmortem specimens by HPLC and GC. J Analyt Toxicol 5:105–109

Tourkantonis A, Lasaridis A (1986) Der antihypertensive Effekt von Nitrendipin in verschiedenen Altersgruppen. In: Distler A (ed) Calcium-Antagonisten in der Hochdrucktherapie, Schattauer, Stuttgart, S205–S219

Trohmann RG, Estes DM, Castellanos A, Palomom AR, Myerburg RJ, Kessler KM (1986) Increased quinidine plasma concentrations during administration of verapamil: a new quinidine verapamil interaction. Am J Cardiol 57:706–707

Trost BN, Weidmann P (1987) Effects of calcium antagonists on glucose homeostasis and serum lipids in non-diabetic and diabetic subjects: a review. J Hypertens 5 [Suppl 4]:S81–S104

Trost BN, Weidmann P (1988) Metabolic effects of calcium antagonists in humans, with emphasis on carbohydrate, lipid, potassium, and uric acid homeostases. J Cardiovasc Pharmacol 12 [Suppl 6]: S86–S92

Weber MA (1987) A one-year experience with the calcium channel blocking agent, nitrendipine, in patients with essential hypertension: Report of a multicenter study. J Cardiovasc Pharmacol 9 [Suppl 4]:S182–S189

Weller JP, Wolf M (1986) Eine tödliche Verapamil-Vergiftung. Beitr Gerichtl Med 44:271–275

Wiese J, Klug E, Schneider V, Tenczer J, Beyer KH (1988) Tödliche Diltiazemvergiftung. Z Rechtsmed 100:271–276

Winer N, Thys-Jacobs S, Kumar R, Davidson WD, Grayson M, Harris C, Walker D, Itskovitz H, Gonasun L (1987) Evaluation of isradipine (PN 200–110) in mild to moderate hypertension. Clin Pharmacol Ther 42:442–448

Witchitz S, Serradimigni (1989) Lisinpril versus slow-release nifedipine in the treatment of mild to moderate hypertension: a multicentre study. J Hum Hypertension 3:29–33

Wolf A, Corsing C (1991) Zur antihypertensiven Wirksamkeit und Verträglichkeit von Nitrendipin. Therapiewoche, im Druck

Wolf A, Corsing C (1991 a) Zur antihypertensiven Wirksamkeit und Verträglichkeit von Nitrendipin, 2. Mitteilung. Zeitschr Allgemeinmedizin, im Druck

Wolf E (1987) Nutzen und Risiko einer antianginösen Therapie mit Gallopamil in der täglichen Praxis. Therapiewoche 37:2372–2380

Zachariah PK, Brobyn R, Kann J, Levy B, Margolis R, McMahon FG, Reeves R, Sperling DC, Sweet D, Zager P, Zellner SR (1988) Comparison of quality of life on nitrendipine and propranolol. J Cardiovasc Pharmacol 12 (Suppl. 4):S29–S35

Zawada ET, Williams L, McClung DE, TerWee JA, Horning J, McNultry R, Thomas M, Simmons J (1987) Renal-metabolic consequences of antihypertensive therapy with diltiazem versus hydrochlorothiazide. Miner Electrolyte Metab 13:72–77

Zezulka AV, Gill JS, Beevers DG (1984) Diabetogenic effects of nifedipine. Br Med J 289:437–438

Sachverzeichnis